白正学
张俐佳
尹晓东
王巨超
/主编/

名中医治肿瘤经方验案集

中医古籍出版社
Publishing House of Ancient Chinese Medical Books

图书在版编目（CIP）数据

名中医治肿瘤经方验案集 / 白正学等主编 . -- 北京 : 中医古籍出版社 , 2025.5

ISBN 978-7-5152-2837-2

Ⅰ . ①名…　Ⅱ . ①白…　Ⅲ . ①肿瘤－中医临床－经验－中国－现代　Ⅳ . ① R273

中国国家版本馆 CIP 数据核字 (2024) 第 089257 号

名中医治肿瘤经方验案集

白正学　张俐佳　尹晓东　王巨超　主编

责任编辑　王　梅　赵月华

封面设计　LUCKY

出版发行　中医古籍出版社

社　　址　北京市东城区东直门内南小街 16 号（100700）

电　　话　010-64089446（总编室）010-64002949（发行部）

网　　址　www.zhongyiguji.com.cn

印　　刷　廊坊市靓彩印刷有限公司

开　　本　710mm × 1000mm　1/16

印　　张　23

字　　数　390 千字

版　　次　2025 年 5 月第 1 版　2025 年 5 月第 1 次印刷

书　　号　ISBN 978-7-5152-2837-2

定　　价　98.00 元

《名中医治肿瘤经方验案集》编委会

主编

白正学 河北省武安市中医院

张俐佳 黑龙江中医药大学附属第一医院

尹晓东 中国中医科学院广安门医院西单门诊部

王巨超 浙江大学第一附属医院嵊州分院

（嵊州市人民医院中西医结合肿瘤科）

副主编

杨子庆 杭州市拱墅区人民中西医结合医院

王晨莉 北京市鼓楼中医医院

段兵权 重庆市江津区中医院

孙运国 贤和堂（山东）药业有限公司

杜志宏 文水杜志宏中医诊所

邱　敏 重庆市中医院

乔丽莉 舟山市妇幼保健院

王凤春 呼和浩特市蒙医中医医院

于树忠 长春康达医院有限责任公司

孙鸿昌 河南中医药大学

段　晓 河南中医药大学

前言

肿瘤，古称“积聚”“癥瘕”，是威胁人类健康的重要疾病之一。随着现代医学的飞速发展，肿瘤的治疗手段日益丰富，但中医药在肿瘤治疗中的独特优势不可忽视。中医治疗肿瘤，强调整体观念与辨证论治，通过望、闻、问、切四诊合参，结合患者的体质、病情及环境因素，制订个性化的治疗方案。中医药在肿瘤治疗中的作用不仅体现在直接抑制肿瘤生长，更在于调节机体阴阳平衡，增强正气，减轻放疗、化疗的毒副作用，提高患者的生活质量。

本书旨在汇集当代中医及中西医结合领域肿瘤名家的学术思想与临床经验精华，为肿瘤科医生及中医爱好者提供一部实用性强、易于学习的参考书。书中精选了大量名医验案，涵盖了头颈部肿瘤、胸部肿瘤、消化系统肿瘤、泌尿及生殖系统肿瘤、骨及软组织肿瘤、造血及淋巴系统肿瘤、皮肤肿瘤等多种常见肿瘤类型，同时还特别收录了肿瘤并发症及放疗、化疗的毒副作用的诊断与治疗经验。

本书的特色在于，每个医案后均附有详细的按语，深入剖析该医案的辨证思路、用药特点及治疗精髓，帮助读者更好地理解名医的独到之处，起到画龙点睛的作用。此外，书中还特别加入了肿瘤的预防与护理内容，强调“未病先防，既病防变”的中医理念，为患者提供全方位的健康指导。

本书的编写，力求理论与实践相结合，既注重学术思想的传承，又强调临床经验的实用性。希望通过本书的出版，能够为广大肿瘤医生提供有益的参考，助力中医肿瘤诊疗水平的提升，同时也为肿瘤患者带来更多的希望与福音。

由于编者水平有限，书中难免存在不足之处，恳请广大读者批评指正，以便再版时进一步完善。

编　者

2025 年 2 月

目录

目录

第一章 头颈部肿瘤

第一节 脑瘤

脑瘤又称为颅内肿瘤，包括颅内各种组织的原发性肿瘤和身体其他部位转移到颅内的继发性肿瘤，在中医古代医籍中见于头痛、真头痛、头风、癫痫、中风、眩晕、厥逆、痿证等疾病。此病可见于任何年龄，好发年龄为 30 ～ 50 岁。发病率约占全身各部位肿瘤的 1.8%，在儿童中因为其他肿瘤相对较少，发病率相对较高，约 7%。在一般的尸体解剖材料中，脑瘤约占 1.3%～ 20%，其中以胶质瘤居多（约 30.4%），脑膜瘤、垂体瘤、神经鞘瘤、颅咽管瘤等的比例依次降低。

一、辨证论治

1. 痰湿内阻

头痛昏蒙，恶心呕吐痰涎，或伴有喉中痰鸣，身重肢倦，纳呆食少。舌淡胖，苔白腻，舌底脉络未见明显色紫或增粗，脉滑或弦滑。

治法：软坚散结，涤痰利湿。

主方：夏枯草膏合涤痰汤加减。

常用药：夏枯草 30g，昆布 30g，海藻 30g，象贝 12g，胆南星 10g，制半夏 10g，淡竹茹 10g，陈皮 10g，茯苓 30g，生薏苡仁 30g，熟薏苡仁 30g，石菖蒲 15g，守宫 4 条，红花 10g。

加减：若舌底脉络增粗、舌质有瘀斑者加赤芍、川芎各15g，水红花子30g；口苦干渴有热象者加黄芩、焦栀子各10g；呕吐者以生姜擦舌后送服中药；头痛明显者加全蝎3g研末冲服。

2. 血瘀气滞

头痛剧烈，呈持续性或阵发性加剧，痛有定处，固定不移，面色晦暗，肢体偏瘫，大便干。舌质紫暗或有瘀点、瘀斑，舌底脉络色紫、增粗或迂曲，苔薄白，脉细涩而沉。

治法：活血消肿，祛瘀化积。

主方：脑瘤饮合三棱煎丸加减。

常用药：三棱30g，莪术30g，川芎15g，赤芍30g，水红花子30g，白花蛇舌草30g，茯苓30g，生薏苡仁30g，熟薏苡仁30g，守宫4条，全蝎5g（后下），蜈蚣1条，六味地黄丸12g（包）。

加减：呕吐者加旋覆花10g（包），代赭石30g；视物不清加决明子30g，青葙子30g，枸杞子10g；夜寐不安者加夜交藤30g，茯神10g，龙齿15g（先煎）。

3. 火炽毒盛

头痛头胀，如锥如刺，烦躁易怒，呕吐频作，或呈喷射状，面红耳赤，口苦尿黄，大便干结。舌红，苔黄或白而干，脉弦数。

治法：泻火解毒，清肝散结。

主方：龙胆泻肝汤加减。

常用药：龙胆草9g，黄芩9g，栀子9g，炒柴胡5g，地黄12g，泽泻15g，车前子30g（包煎），大黄9g（后下），白花蛇舌草30g，半边莲30g，莪术30g，守宫4条，薏苡仁30g，甘草6g。

加减：呕吐甚者加旋覆花10g（包煎），代赭石30g，姜竹茹12g，姜黄连2g，石决明30g（先煎）。另吞羚羊角粉，日服3次，每次3g。

4. 肝肾阴虚

头痛隐隐，时作时止，耳鸣眩晕，视物不清，肢体麻木，大便偏干，小便短赤。舌质红，少苔，脉细数或虚细。

治法：滋补肝肾，祛风通窍。

主方：杞菊地黄丸加减。

常用药：枸杞子10g，菊花10g，熟地黄12g，山茱萸10g，山药12g，牡丹皮10g，茯苓15g，泽泻10g，川芎15g，龟甲12g，僵蚕10g。

加减：头痛甚者加全蝎 5g，莪术 30g；视物不清或复视者另服石斛夜光丸，日服 3 次，每次 2g；大便干结者加大黄 6g（后下）。

5. 气阴两虚

多见于手术后或放疗、化疗以后，症见体怠乏力，短气自汗，口干舌燥，饮食减少，大便干结，或有盗汗，面色不华。舌淡苔薄，或舌红苔剥，脉细弱或虚数。

治法：益气养阴，健脾和胃。

主方：加味四君子汤合益胃汤加减。

常用药：炒党参 15g，黄芪 15g，白术 12g，茯苓 12g，甘草 3g，白扁豆 15g，沙参 24g，麦冬 12g，地黄 12g，玉竹 10g，麦芽 30g，神曲 12g（包），冰糖 10g（冲）。

加减：神疲倦怠、口干引饮者以人参 15g，西洋参 15g，枫斗 15g 煎汤代茶；自汗、盗汗加糯稻根 30g，煅龙骨、煅牡蛎各 30g（先煎）；纳呆者加砂仁 3g（后下），佛手 10g；大便干者去冰糖加蜂蜜，以润肠通便。

二、常用方药

颅内肿瘤的分型较为复杂，根据中药的抗肿瘤药理作用及临床辨证应用的效果，下列药物可供选用。

1. 常用中草药

蛇六谷、三棱、夏枯草、赤芍、川芎、守宫等。

2. 常用中成药

（1）安宫牛黄丸：由牛黄、郁金、水牛角、黄连、栀子、朱砂、雄黄、冰片、麝香、珍珠等组成，有豁痰开窍的功效。成人病重体实者每服 1 ～ 2 粒，凉开水送服，不效者可酌情再服，每日 2 ～ 3 次，小儿 1.5g（半粒）；昏迷不能服用时，可将本品化开，鼻饲给药，适用于各型中见有窍闭神昏、颈项强直者。

（2）六味地黄丸：由地黄、山茱萸、山药、泽泻、茯苓、牡丹皮组成，有滋补肝肾的功效，成人每次 3g，日服 3 次，适用于各种癌症的中后期及术后、放疗、化疗后体虚及肾虚者。

三、中药外敷（涂）

（1）金剪刀草 120g，洗净加食盐少许捣烂，敷于肿瘤相应部位，厚 0.5 ～ 1.0cm，24 ～ 36 小时换药一次。适用于各种颅内肿瘤。

（2）地龙 30 条，冰片 1g，麝香 0.5g，共为小丸，每次 1 丸纳入鼻中，每日 1 ～ 2 次。适用于脑恶性胶质瘤头痛较甚者。

（3）川芎 15g，郁金 10g，赤芍 10g，荆芥穗 15g，薄荷叶 15g，芒硝 15g，乳香 3g，没药 3g，樟脑 1.5g，共研为细末，用少许搐鼻，适用于听神经瘤。

（4）三生饼外敷：生南星 10g，生白附子 10g，生乌头 10g，共为细末，用葱白连根须 7 茎，生姜 15g，切碎捣如泥，入药末拌匀，用白布包好，置蒸笼上蒸透，然后用手拍成薄饼状，敷贴在痛处。

四、针灸

如原发性脑肿瘤和转移性脑肿瘤出现偏瘫，除给予手术、放疗及化疗外，还可以按中风偏瘫的治疗方案，给予适当的针灸治疗，以促进肢体功能恢复。

常用穴位：合谷、曲池、肩髃、足三里、阳陵泉、三阴交、环跳、殷门、委中、昆仑等。

治法：①针灸：在上述穴位中，每次选用 5 ～ 6 个穴位，用平补平泻法，或加灸，每日 1 次。②电针：在针刺得到针感后，在针上连接脉冲电流，利用电流对穴位的刺激达到治疗作用。每次电针治疗时间以 10 ～ 20 分钟为宜，每日 1 次。③穴位注射：在上述穴位中注入当归注射液或川芎注射液或丹参注射液或麝香注射液等，每穴位注入 0.25 ～ 0.5mL，每天 1 次，以活血通络、恢复肢体功能。以上治法，每个疗程 7 ～ 10 日，连续 2 ～ 3 个疗程。

五、食疗

因高盐饮食易致水钠潴留，增高颅内压，脑肿瘤患者饮食宜清淡、低盐、营养丰富。平时可常食核桃仁、薏苡仁，以养脑补肾、健脾化湿，或食西瓜、冬瓜等利尿。脑手术后，患者气血均伤，饮食以补气养血为主，可选用山药粉、藕粉、枸杞子、当归、桂圆肉等健脾益气养血。放疗后，热毒伤阴，饮食宜滋阴清热，多选用新鲜蔬菜、水果，如大白菜、小白菜、白萝卜、梨汁、甘蔗汁、荸荠汁、冬瓜、西瓜等；忌食辛辣刺激之品，以免化热生火，更伤津液。化疗后，骨髓受抑制，存在消化障碍，宜健脾、和胃、补肾，可食用葛根、山药、薏苡仁、枸杞子、桂圆、生姜、核桃仁等。同时还可辨证施食相关药膳方。由于核桃仁与大脑沟回相似，平时可多食核桃仁（生、熟均可），每日 100 ～ 150g，以补肾健脑、滋阴润便、降低颅内压。

1. 瘀毒内结

夏菊红花饮：用夏枯草、薏苡仁各 30g，菊花 15g，川红花 10g，加清水适量，同煎，饮服。

2. 肝肾阴虚

莲子甲鱼：取甲鱼 1 只（500g 左右），猪瘦肉 200g，白莲子 75g，香菇、米酒各 10g，鸡蛋 1 个。先将甲鱼宰杀（在颈下开刀，但不割断头），入开水内泡洗干净，取下甲壳，取出内脏，洗净待用。猪肉剁碎，香菇切丁，加上蛋液、葱末、姜末、淀粉、米酒、盐、酱油、味精等调料，拌匀后放入甲鱼腹内，将八成熟的莲子摆在肉馅上面，在甲鱼周围也摆上两圈莲子，上笼蒸 1 小时，出笼勾芡后即可食用。

3. 痰湿阻络

海猫汤：用瘦肉 100g，猫爪草 30g，海马 1 对，加清水适量煎服。

4. 脾肾阳虚

核桃芡实乌鸡汤：用核桃肉 100g，芡实 50g，乌鸡 1 只。先将乌鸡宰杀，去除内脏，斩件，加核桃肉、芡实和适量清水同煎约 90 分钟，加盐适量，饮汤。

六、预防和护理

颅内肿瘤的预后与其病理类型关系密切，早期诊断、早期治疗以及采取合理的疗法是提高患者生存率和生活质量的关键。在颅内肿瘤中，神经胶质瘤根据其恶性程度，其自然病程一般在 3 个月至 1 年内不等，术后的复发率较高。脑干部肿瘤因为其解剖部位的特殊性，虽然目前已开展了 CT 定向显微激光手术，使脑干外科治疗取得了突破性的进展，但部分患者在缓解症状后仍然有很高的复发率。通过中医药的调治，加以功能锻炼、心理疗法，可以显著提高患者的生活质量，延长生存期。

一是益肾填髓防复发。《灵枢·海论》记载："脑为髓之海。"清代王清任《医林改错》记载："精汁之清者化而为髓，由脊骨上行入脑，名曰脑髓。盛脑髓者，名曰髓海。"肾主骨、生髓，所以治疗髓海之症，当以益肾填髓为主，一般可选六味地黄丸、左归丸等方，使用时根据患者的具体情况，或加以温阳，或加以活血、祛湿之品。现代医学实验证明，地黄、黄精、墨旱莲、菟丝子、山药、灵芝等能增加T淋巴细胞的比值，桑寄生、何首乌、枸杞子、女贞子、地黄、淫羊藿等有促进淋巴细胞转化的功能。

二是养生调摄防复发。肿瘤患者体质多较为虚弱，易于感邪，故应随气温的变化及时增减衣物，注意居室通风，生活有规律。

三是畅情志，坚信念。七情的变化虽然对各脏的损伤有所侧重，但都对心有影响，而心与脑又有着密切的联系，所以不良情绪不利于肿瘤的康复；肾与脑的关系紧密，焦虑、恐惧伤肾，肾元受戕，髓无以生，又会加速脑瘤的复发或转移。《黄帝内经》云"恬惔虚无……精神内守"，就是说人们要保持精神愉快、乐观，充满信念，克服悲观失望或急躁焦虑的心理，坚定战胜疾病的信心。

四是调饮食，富营养。肿瘤患者的体质多较差，脾胃运化能力减弱，所以饮食不宜过多、过饱和多食不易消化的油腻厚味之品，要注意摄入丰富的蛋白质、氨基酸、高维生素类食物，保证足够的热量；也可以选择一些有利于排毒和解毒的食物，如绿豆、赤小豆、冬瓜、西瓜、洋白菜、菜花、甘蓝等。

五是强身体，增正气。患者应该根据自已的病情、体质和耐受情况选择合适的锻炼方式，如气功、太极拳、保健体操、散步、慢跑、八段锦、易筋操、五禽戏等。《荀子·天论》云："养备而动时，则天不能病。"华佗曾云："动摇则谷气得消，血脉流通，病不得生，譬犹户枢，终不朽也。"这样在功能上和精神上都能起到很好的调理作用，增强体质，调理气血，平衡阴阳和脏腑的功能，从而达到扶正的目的。

（北京光明中医学院知医堂肿瘤科：杨建宇　李彦知　史金花　范竹雯　魏素红）

◎ 医案1

刘某，女，49岁，2011年1月12日初诊。2008年6月行脑胶质瘤手术，2009年下半年复发，一年前行第二次手术，放疗、化疗各20余次，就诊时继续放疗中。刻下：左上肢肿胀疼痛，左侧肢体活动不利，眠差，难以入睡，纳尚可，便调。舌红，苔少，脉沉细。甲状腺功能减退，促甲状腺激素偏高，目前正在口服优甲乐。西医诊断：脑膜瘤术后。中医诊断：脑瘤。处方：枸杞子 15g，菊花 10g，地黄 10g，山药 10g，山茱萸 10g，泽泻 30g，茯苓 10g，桑椹 10g，蒲黄（包）10g，蜂房 5g，浙贝母 10g，山慈姑 9g，五味子 5g，僵蚕 9g，全蝎 5g，三七 5g，蜈蚣 2 条，小白花蛇 1 条，何首乌 10g，灵磁石 30g，猪苓 30g，九香虫 5g，牛膝 10g，甘草 10g。14 剂，水煎服，2 日 1 剂。一剂药煎汁 400 ～ 500mL，每次服用 100 ～ 125mL，每日早晚各服用 1 次。

按：脑胶质瘤术后，颅脑放射治疗易引起脑水肿，可致患者继发癫痫、抽搐。就中医理论而言，射线热毒灼伤真阴，肝肾不足，肝风内动，挟痰浊蒙蔽清窍，患者舌红苔少，故本例属肝肾不足、肝阳化风所致风痰瘀阻经络，而见半身肢体活动不利。以此反推之，治疗中固本之法，当以滋肝养肾、健脑生髓为主，故选杞菊地黄丸为基本方，合加味慈桃丸化裁，以清肝息风、益水涵木，勿使肝阳偏亢而出现肝风内动。同时，加味慈桃丸可健脑益髓、扶正解毒。方中并适当予以化痰祛浊、通络解毒之法。

（医案来源：中国中医科学院广安门医院　孙桂芝）

◎ 医案 2

陈某，男，54 岁，2009 年 1 月 12 日初诊。患者于 2004 年 2 月发现左侧眼睛肿大，CT 及 MR 检查均提示为“额窦脑膜瘤”，遂行左额窦根治术。术后病理示“脑膜瘤”。术后一直坚持治疗，左侧眼睛肿大未见明显缓解，并逐渐加重。2008 年 11 月 5 日查鼻窦 CT 示：左额窦骨质破坏、硬化，腔内软组织瘤。遂于 11 月 13 日再行“左前颅底肿瘤切除术 + 颅骨成形术”。病检示：（左前颅底）脑膜瘤（血管型）侵犯骨组织。刻下：活动后稍气促，左眼睑下垂，稍肿胀，左眼视力下降，活动欠灵活，鼻窦处无压痛，纳眠可，二便调。舌红，苔白腻，脉弦滑。西医诊断：左额窦脑膜瘤（血管型）二次术后。中医诊断：脑瘤。辨属痰湿内阻证，治以祛湿化痰、散结开窍为法。处方：桔梗 10g，甘草 6g，地龙 10g，钩藤（后下）15g，石菖蒲 15g，守宫 6g，蜈蚣 3 条，土鳖虫 6g，龙葵 30g，麦冬 15g，泽泻 15g，云苓 25g。水煎服，每日 1 剂。

2009 年 2 月 2 日二诊：患者上方加减服 20 余剂，诸症稍减，口干，余无明显不适。舌红，苔薄白，脉弦滑。遵前法，增祛瘀散结之力。处方：

地龙 10g，钩藤（后下）15g，石菖蒲 15g，守宫 6g，蜈蚣 3 条，山慈姑 15g，僵蚕 10g，菊花 15g，栀子 15g，八月札 15g，泽泻 15g，桃仁 10g，甘草 6g。水煎服，每日 1 剂。

2009 年 2 月 9 日三诊：患者上方服 7 剂后，晨起稍口干，余无明显不适。方用四逆散加减：柴胡 15g，白芍 15g，枳壳 15g，甘草 6g，黄芩 10g，地龙 10g，守宫 6g，土鳖虫 6g，钩藤 15g，泽泻 15g，山慈姑 15g，半枝莲 15g。水煎服，每日 1 剂。

患者此后坚持 2 周复诊一次，情况稳定。2009 年 9 月 15 日外院 MR 检查示：左侧额部脑膜瘤术后改变，未见明确复发；左侧筛窦内异常信号：大小约 3.7cm×1.0cm×2.0cm，考虑为囊肿。左眼睑肿胀较前明显好转，无头痛头晕，继续以健脾化湿、祛瘀散结、通络开窍为法巩固疗效。随访至 2013 年 5 月，患者发病 9 年余，术后以中医药治疗 4 年余，症状改善，情况稳定，生活基本如常人，KPS 评分 90 分。

按：脑膜瘤是起源于脑膜和脑膜间隙的衍生物，发病率占颅内肿瘤的 19.2%，男性多于女性，病程较短，发病高峰在 45 岁左右，儿童少见。凡颅内富于蛛网膜颗粒与蛛网膜绒毛之处，皆是脑膜瘤的好发部位。其不同的位置、大小及生长速度导致临床表现的多样性和复杂性，常见症状有头痛、恶心、呕吐、癫痫、视盘水肿等。手术切除是目前根治颅内大型脑膜瘤的首选方法。颅底中线结构周围的大型脑膜瘤，位置深，与颅底重要神经、血管关系密切，手术难度大，死亡率、致残率高。此例患者患左额窦脑膜瘤（血管型），虽经历两次手术，切除病灶后得以控制病情进展，但生存质量仍差。初诊时症见：活动后稍气促，左眼睑下垂，稍肿胀，左眼视力下降，眼球活动欠灵活，舌红，苔白腻，脉弦滑。综合四诊，辨属痰湿内阻证。痰浊内阻清窍，与瘀血、毒邪相互抟结而成肿瘤；肿块积于脑中，阻碍脑络，清窍失养而致视物模糊，可见视力下降；然脾为生痰之源，脾虚则痰湿不化，风痰夹湿得以上犯脑窍，眼睑属脾，脾虚不举则眼睑下垂；痰浊与热邪蕴结眼睑，则见肿胀。治当以祛湿化痰、散结开窍为法，而治痰不离益气健脾，故方中重用云苓健脾益气，复加泽泻以增淡渗利湿之功，此为顾护脾运之法；复加钩藤平肝息风，石菖蒲化湿开窍，土鳖虫、地龙、守宫、蜈蚣等虫类药搜风通络，龙葵清热解毒、利水消肿，桔梗散结化痰并载药上行，麦冬养阴以防燥湿太过，甘草调和诸药。用药丝丝入扣，以期标本兼治。2009 年 2 月 2 日就诊时诸症稍减，可见药已中的，故遵前法，增祛瘀散结之力。后以疏肝健脾、息风涤痰、祛瘀散结为法随证加减，患者症状得以明显改善，生活如常人，可证中医药在脑瘤术后防止复发、提高患者生存质量方面起到了重要的作用。

（医案来源：广州中医药大学第一附属医院　林丽珠）

第二节　眼部肿瘤

眼部肿瘤就其所生部位可分为外眼部肿瘤（眼睑、眼眶等）和内眼部肿瘤（视网膜母细胞瘤等）。眼部肿瘤的早期不易觉察，斜视和视力不良为早期症状，继之瞳孔稍扩大，瞳孔内可见黄白色反射，俗称猫眼。中晚期肿瘤可浸润邻近组织和向远处转移，出现相应症状。本节仅讨论常见眼部恶性肿瘤。

一、辨证论治

（一）眼睑恶性肿瘤

1. 痰蕴湿阻

眼睑内生硬结，推之不动，与皮肤粘连，周围血管围绕，缓慢增大，闭眼时该处隆起，眼睑有重负感。舌淡苔白，脉滑。

治法：化痰祛湿散结。

主方：化坚二陈汤加减。

常用药：半枝莲 30g，陈皮 12g，制半夏、茯苓、荷叶各 9g，甘草、僵蚕、黄连各 6g。方中陈皮、制半夏、茯苓、僵蚕化痰散结，半枝莲、荷叶、黄连清解湿毒，甘草调和诸药。全方合用，共奏化痰祛湿散结之功。

2. 痰热互结

眼睑内生硬结，按之疼痛，睑部皮肤微红，甚则出现溃疡，伴有恶臭。舌红苔黄，脉滑数。

治法：清热化痰散结。

主方：清气化痰汤。

常用药：瓜蒌仁、黄芩、杏仁、枳实、茯苓各 30g，胆南星、法半夏、陈皮各 15g，八月札 10g。方中瓜蒌仁、黄芩、杏仁、茯苓、胆南星、法半夏清热化痰，枳实、陈皮、八月札行气散结。全方合用，共奏清热化痰散结之功。

3. 心脾热盛

眼睑硬结，溃烂出血，灼热疼痛，口舌生疮，心烦，失眠，口苦咽干，小便短黄。舌红苔黄，脉数有力。

治法：清心泻脾散结。

主方：导赤散合清热泻脾散加减。

常用药：石膏 30g，地黄 20g，栀子 15g，木通、竹叶、黄连、黄芩、茯苓、灯心草、僵蚕各 10g，甘草、全蝎各 5g。方中石膏、地黄、栀子、木通、竹叶、黄连、黄芩、灯心草清热解毒，泻心脾之火，茯苓、僵蚕、全蝎化痰散结，甘草调和诸药。全方合用，共奏清心泻脾散结之功。

（二）眼眶恶性肿瘤

1. 热毒上壅

眼部灼热疼痛、红肿，视物模糊，或睑胞肿胀，或内眦流泪，身热口渴，尿黄。舌质红，苔黄，脉弦细。

治法：清热明目，解毒散结。

主方：仙方活命饮加减。

常用药：白花蛇舌草 30g，金银花、蒲公英、穿山甲（先煎）、菊花各 15g，陈皮、当归尾、赤芍、白芷、天花粉、皂角刺、车前子（包煎）各 10g，制乳香、制没药各 5g。

加减：如瘀阻较甚、头痛剧烈、舌质暗红有瘀点、脉细者，加川芎、三棱、莪术各 10g；内热盛者，加大黄（后下）6g。

2. 眼络瘀滞

眼疼痛，睑缘有赘生物，质硬，固定，口干舌燥。舌有瘀斑，脉细涩。

治法：化瘀通络。

主方：桃红四物汤加减。

常用药：石见穿 30g，穿山甲（先煎）、茺蔚子各 15g，赤芍、当归各 10g，桃仁、红花、川芎、地黄各 9g，甘草 6g。

加减：如眼部疼痛剧烈、瘀阻较甚者，加白芷、三棱、莪术各 10g；眼内渗物钙化、痰瘀互结者，加牡蛎（先煎）15g，昆布 10g。

（三）视网膜母细胞瘤

1. 肝火上炎

视力下降，眼球硬胀，头痛目痛，心烦易怒，耳鸣重听，面红胁胀，口苦口干。舌红、苔燥黄，脉弦数。

治法：疏肝解郁，泻火解毒。

主方：当归龙荟丸加减。

常用药：当归 10g，黄芩、黄柏、八月札各 6g，龙胆草、炒栀子、黄连各 3g。

2. 痰湿蕴结

双眼逐渐外突，眼睑肿胀而硬，眼球活动受限，视物复视，神疲乏力，脘闷纳少。舌淡而胖，苔白腻，脉濡或滑。

治法：利湿化痰，软坚散结。

主方：苓甘五味姜辛汤加减。

常用药：半边莲 15g，橘红、青礞石各 12g，茯苓、干姜、夏枯草各 10g，半夏 9g，甘草、五味子各 6g，细辛 1g。

3. 肝肾阴虚

眼部放疗中，局部红肿，干涩难耐，口干咽干。舌红有裂纹、光剥无苔，脉细数。

治法：滋补肝肾，解毒降火。

主方：杞菊地黄丸加减。

常用药：地黄、山药、茯苓、枸杞子、石斛各 15g，山茱萸、泽泻、牡丹皮、僵蚕、连翘各 10g，菊花、黄芩各 9g，全蝎 5g。

二、常用中成药

（1）西黄丸：由牛黄、麝香、乳香、没药组成，具有清热解毒、活血消肿的功效。该药为糊丸，每瓶 3g，约 10 粒，每次 3g，日服 2 次，温开水或黄酒送服。适用于眼部恶性肿瘤。

（2）六神丸：由麝香、牛黄、冰片、珍珠、蟾酥、雄黄组成，具有解毒、祛瘀、消肿、开窍的功效。每次 5 ～ 10 粒，日服 2 ～ 3 次。适用于眼部恶性肿瘤。

（3）小金丹：由白胶香、草乌、五灵脂、地龙、乳香、没药、当归、香墨等组成，具有化痰散瘀通络的功效。每支2g，每次1支，日服2～3次。适用于眼部恶性肿瘤。

三、单方验方

（1）猕猴桃汤：猕猴桃250g，猕猴桃根120g，狗肉500g，鸡蛋2个或猪肉适量。每日用猕猴桃、狗肉炖汤。服后，再用猕猴桃根和鸡蛋或猪肉炖汤服用。30日为1个疗程。具有活血通络消肿的功效，适用于眼部恶性黑色素瘤。

（2）鹤藤汤：半枝莲、白花蛇舌草、仙鹤草各90g，七叶莲、藤梨根各45g，白英、玄参、山豆根各30g，水煎服。具有解毒消肿的功效，适用于睑板腺癌。

（3）抗癌Ⅲ号：白花蛇舌草、半枝莲、仙鹤草各90g，七叶莲、白英、藤梨根各45g，玄参、山豆根各30g。每日1剂，水煎2次，每次煎1小时。将两次滤液浓缩至500mL，加红糖180g，分3日服完。可连服2～3个月，直到肿块缩小或消失为止。具有解毒化瘀的功效，适用于睑板腺癌。

（4）菊藻方：党参、海藻、三棱、莪术、黄芪、银花、山豆根、山慈姑、漏芦、黄连各100g，重楼75g，制马钱子50g，制蜈蚣50g，马蔺子75g，紫草25g，熟大黄15g。上药共研细末，用紫石英1000g，煅红，置于2000mL黄醋水中，冷却后过滤，以此醋为丸，如梧桐子大，每日2～3次，每次25～30粒。热毒壅盛者加服黄芩、银花、川楝子、千里光、夏枯草、地黄、山豆根等汤剂。具有清热解毒、活血消肿的功效，适用于眼睑基底细胞癌。

（5）蝎蜈煎：夏枯草30g，蕤仁、僵蚕、半枝莲、玄参、白花蛇舌草各15g，法半夏、陈皮各10g，全蝎9g，蜈蚣2g。每日1剂，水煎，分3次服。具有清热解毒、活血消肿的功效，适用于眼眶恶性肿瘤。

（6）藻昆汤：夏枯草、海藻、昆布、土茯苓、石韦、牡蛎、三棱、莪术各15g。随证加减。每日1剂，水煎服。具有解毒、化痰的功效，适用于眼眶恶性肿瘤。

（7）龙胆泻肝汤加减：野菊花30g，重楼20g，龙胆草、黄芩、栀子、木通、地黄、车前子、山豆根、夏枯草各10g，柴胡6g，黄连3g。水煎服，每日1剂，分2次服。具有清热祛湿、解毒消肿的功效，适用于眼眶恶性肿瘤。

（8）杞菊地黄汤、钩藤息风饮加减：藤梨根 20g，银花 20g，地黄、山茱萸、菊花、枸杞子、钩藤、僵蚕各 10g，薄荷 6g，全蝎 3g。水煎服，每日 1 剂，分 2 次服。具有滋阴通络的功效，适用于视网膜母细胞瘤。

四、其他疗法

（一）中药外敷（涂）

（1）拔毒钉：又名五虎丹钉剂。取五虎丹 1.3g，洋金花 1g，熟薏苡仁 1.3g，共捣烂，搓成每支长 4cm、中间直径 0.3cm 的棱状药钉 5 支，阴干后每支重 0.72g，每支含五虎丹 0.26g。视肿瘤大小、深浅的部位，插入 1～3 支，外贴普通膏药保护。五虎丹由水银、牙硝、明矾、青矾各 120g，食盐 60g，按降丹法炼制。适用于眼睑基底细胞癌。

（2）红升丹：又名三仙丹。取水银 30g，白矾 24g，火硝 21g，按升丹法炼制，研末待用。每次以少许撒于创面，外贴普通膏药保护。每 2～3 天换药 1 次。适用于眼睑基底细胞癌。

（3）提脓丹：取红升丹 2g，熟石膏粉 2g，冰片 0.5g，混合研细末，撒于疮面，以普通膏药覆盖。每 1～2 日换药 1 次。适用于眼睑基底细胞癌。

（4）改良皮癌净：三氧化二砷 1g，穿山甲 1g，黄芩素 1g，药用炭 3～6g。将穿山甲粉碎成粗粉，和三氧化二砷同置锅内煅烧，至冒白烟后离火放冷，研末，加入黄芩素及药用炭细粉，混合均匀，用经灭菌的芝麻油调成糊剂。外用，用药前可先涂搽 1～2 日一般消炎药膏（如磺胺软膏等），待癌肿皮肤表面洁净无痂后，再涂搽本品，注意勿触及周围健康皮肤。适用于眼睑恶性黑色素瘤。

（5）砒石帖：用砒石、头发、指甲、发面制成外用敷药，局部涂敷，治疗 10 例眼睑癌瘤，9 例治愈，愈后眼睑位置正常，功能良好。观察时间最长者为 4 年 5 个月，无 1 例复发，瘤体脱落最早者为涂药后 18 日，最晚者为 3 个月 5 日。

（6）松脂末：白芷、芝麻油各 120g，黄芪、细辛、当归、杏仁、防风、松脂、黄蜡各 30g。上药共为细末，煎成膏，外敷太阳穴处。适用于眼眶恶性肿瘤。

（7）阿魏化坚膏：蟾酥丸药末一料，蜈蚣 5 条。研匀，将太乙膏 750g，重汤炖化，离火，入前药末，搅冷为度。用时以重汤炖化，用红绢摊贴患处，半个月一换。适用于眼眶恶性肿瘤。

（8）翠云锭：杭粉五两、铜绿一两、轻粉一钱，共研末，用黄连一两、川米百粒、水一碗，煎半，去渣，再熬去二分和药作锭，阴干磨涂，治烂弦风眼。适用于视网膜母细胞瘤。

（二）食疗

1. 眼睑恶性肿瘤

（1）痰蕴湿阻，可服海蜇荸荠羹：取荸荠60g，海蜇头60g。先将海蜇头洗去盐分，与洗净之荸荠共同煎汤，按个人喜好，可适量放些冰糖服用。

（2）痰热互结，可服橄榄罗汉果汤：取橄榄30g，罗汉果1个，混合后置于清水中，煮沸，用文火煎30分钟，饮汤水。

（3）心脾热盛，可服灶心土竹叶茶：取灶心土20g，竹叶20g，加水煎汤，去渣取汁，代茶频饮，每日1剂。

2. 眼眶恶性肿瘤

（1）热毒上壅，可服石上柏汤：石上柏100g，瘦猪腿肉250g，将石上柏全草洗净，猪腿瘦肉洗净，切成不大不小的块儿，然后一起放入锅中，加入适量水（以浸没为度），煮沸后转慢火煮2小时，滤取汤汁，取肉去渣，即可服食，喝汤。每日2次，每次100mL，猪肉亦可蘸酱油食用。

（2）眼络瘀滞，可服三七炖鸽肉：取三七10g，肉用鸽1只，先将三七捣碎，放入洗净的鸽腹内，隔水炖至肉熟透，加盐、味精等调味料，即可服食。

3. 视网膜母细胞瘤

（1）肝火上炎，可服商陆粥：先将商陆5g用水煎汁、去渣，后加入粳米50g煮粥。

（2）痰湿蕴结，可服水鱼圆肉苡仁汤：取水鱼1只，桂圆肉15g，薏苡仁30g，加适量水后先武火后文火炖熟，加盐调味服食。

（3）肝肾阴虚，可服枸杞子银耳汤：枸杞子15g，银耳10g，冰糖（或白糖）、鸡蛋清各适量。将枸杞子、银耳洗净，同置锅中，加水适量，文火煮沸，放入冰糖、白糖和鸡蛋清，煮沸后，撇去浮沫，稍煮片刻即可服食。

五、预防与护理

1. 预防

饮食避免辛辣刺激。

积极治疗眼部疾患，消除慢性刺激。

2. 护理

保持眼部清洁，避免风沙等不良刺激。

避免情绪激动和悲伤哭泣。

（北京光明中医学院知医堂肿瘤科：李彦知　杨建宇　范竹雯　史金花）

第三节　舌癌

舌癌为口腔颌面部常见的恶性肿瘤之一。舌癌的发病率占全身恶性肿瘤的 0.8% ～ 1.5%，占头颈部恶性肿瘤的 5% ～ 7.8%，占口腔癌的 32.3% ～ 50.6%。该病发生年龄以 40 ～ 60 岁居多，30 岁以下甚少，男性发病稍高于女性，约为 1.35 : 1。舌癌的好发部位为舌游动部，半数以上发生于舌中 1/3 的边缘部，其余依次为舌根、舌背、舌底及舌尖部。舌癌转移率较高，早期多发生患侧颈部淋巴结转移，如病变累及舌背或越过舌体中线，可以向对侧颈淋巴结转移。晚期可血行转移，多转移至肺部。舌癌的病因未明。舌癌病理大体类型有菜花型、溃疡型、结节浸润型。病理类型大多数为分化好的鳞状细胞癌，约占 95.5%，其余为腺癌等。该病属中医学“舌岩”“舌蕈”“舌疳”“舌菌”等范畴。

一、辨证论治

以下分证为舌癌演变之概况，所列分证之间并无严格界线。其常证治疗总以清热解毒、散结攻实为主，尤其是邪盛正不衰之初期、中期。然而该病的发生与正虚有关，病程日久易损正，故论治变证在祛邪之时，应加强护正，致祛邪而不伤正。苦寒之品易伤脾胃，须时时注意顾护以正脾胃之气。

（一）常证

1. 火毒瘀结

病初舌侧缘小硬结，伴有糜烂、溃疡，一般无明显症状，合并感染时伴灼痛、流涎、口干臭、烦躁、便秘、溲赤。舌质红或红紫，苔薄黄，脉细弦。

治法：清心泻火，解毒散结。

主方：导赤散加减。

常用药：地黄 20g，黄连 6g，川木通 6g，甘草 6g，淡竹叶 12g，栀子 12g，山豆根 10g，麦冬 15g，赤芍 15g，牡丹皮 15g，车前草 15g, 半枝莲 15g，红藤 30g，白花蛇舌草 30g，夏枯草 30g。

加减：疼痛甚者，加白芷、川芎以活血止痛；溃疡出血者，加仙鹤草、白茅根以止血；大便干结者，加大黄、枳实以通便泻热。

2. 火毒炽盛

舌癌硬结增大，灼痛难忍，可见糜烂、溃疡、容易出血，面颊、耳部亦痛，舌体活动困难，妨碍饮食言语，涎唾量多、臭秽，饮冷痛减。舌质暗红，苔黄厚或黄腻，脉弦数。

治法：清热泻火，解毒消肿。

主方：黄连解毒汤加减。

常用药：黄连 6g，黄芩 12g，黄柏 12g，桃仁 12g，山豆根 12g，栀子 12g，甘草 12g，野菊花 15g，牡丹皮 15g，赤芍 15g，蒲公英 30g，半枝莲 30g，白花蛇舌草 30g，红藤 30g，仙鹤草 30g，薏苡仁 30g，夏枯草 30g。

加减：火毒炽盛甚者，加重楼、虎杖、蒲公英以泻火解毒；咽喉疼痛者，加山豆根、桔梗、射干、麦冬、玄参以滋阴降火、清咽利喉。

3. 火毒伤阴

舌癌硬结增大，可见糜烂、溃疡、容易出血，灼痛难忍，舌体活动困难，面颊、耳部亦痛，妨碍饮食言语，口干饮冷，大便干结。舌质暗红，苔薄黄或无苔，脉弦数或细数。

治法：养阴泻火，解毒散结。

主方：甘露饮加减。

常用药：黄芩 12g，炙枇杷叶 12g，茵陈 15g，熟地黄 15g，赤芍 15g，天冬 15g，麦冬 15g，枳实 15g，石斛 15g，生地黄 20g，栀子 12g，川木通

10g，甘草 6g，淡竹叶 12g，半枝莲 30g，白花蛇舌草 30g，夏枯草 30g。

加减：溃疡出血者，加仙鹤草、白茅根以止血；阴虚不足、虚火内生甚者，加知母、玄参以滋阴降火；大便干结者，加大黄、枳实以通便泻热。

（二）变证

1. 火毒窜结

舌菌大如泛莲，溃疡明显，口秽恶臭，饮食困难，舌短不能伸缩，触之易出血；甚则透舌穿腮，颈及颌下淋巴结肿大，质硬，活动度差，有触痛。舌质暗红、紫，苔黄或黄糙，脉弦滑数。

治法：理气消结，解毒泻火。

主方：海藻玉壶汤加减。

常用药：海藻 15g，黄芩 15g，昆布 15g，浙贝母 15g，白芥子 15g，赤芍 15g，法半夏 15g，牡蛎 30g（先煎），黄连 6g，半枝莲 30g，白花蛇舌草 30g，红藤 30g，猫爪草 30g，夏枯草 30g。

加减：颈及颌下肿块疼痛甚者，加白芷、川芎以活血止痛；火毒炽盛甚者，加重楼、虎杖、蒲公英以泻火解毒；溃疡出血者，加仙鹤草、白茅根、地榆以止血；阴虚不足、虚火内生甚者，加知母、玄参以滋阴降火。

2. 火毒窜骨

舌体肿大满口或溃疡明显，易于出血，舌伸缩不能开口，饮食困难，口气臭秽，毒窜颌骨而疼痛难忍，或颈及颌下肿块累累。舌质暗红，苔薄黄，脉弦或弦数。

治法：通痹止痛，解毒散结。

主方：身痛逐瘀汤加减。

常用药：秦艽 10g，川芎 15g，羌活 15g，桃仁 12g，红花 12g，甘草 6g，没药 10g，五灵脂 10g，细辛 6g，蜈蚣 2 条，骨碎补 30g，续断 30g，白花蛇舌草 30g，红藤 30g，夏枯草 30g。

加减：毒窜颌骨疼痛甚者，加蜂房、制川乌（先煎）、制草乌（先煎）以祛风止痛；火毒炽盛甚者，加重楼、虎杖、蒲公英以泻火解毒；颈及颌下肿痛甚者，加赤芍、夏枯草、猫爪草、浙贝母、白芥子以加强散结之力；溃疡出血者，加仙鹤草、白茅根以止血；大便干结者，加大黄、枳实以通便泻热。

3. 正虚邪实

形体消瘦，神疲倦怠，气短乏力，纳食困难，大便稀溏或干结。舌体肿大或溃疡明显，涎唾量多臭秽，颈及颌下肿块或颌骨疼痛难忍。舌质暗淡，苔黄糙或无苔，脉弱或细数。

治法：扶正祛邪，解毒散结。

主方：金水六君煎加减。

常用药：当归 20g，熟地黄 20g，生地黄 20g，法半夏 12g，茯苓 15g，甘草 6g，陈皮 10g，白术 20g，党参 20g，黄芪 20g，半枝莲 30g，白花蛇舌草 30g。

加减：阴虚不足、虚火内生甚者，加沙参、天冬、石斛、知母、玄参以滋阴降火，或以知柏地黄丸为主方加减；出血较甚，加仙鹤草、地榆以止血；火毒窜骨痛甚者，加细辛、蜈蚣、骨碎补以解毒止痛。

二、常用中成药

1. 六神丸

口服，每次 10 ～ 20 粒，每日 3 次，或用 3 ～ 5 粒研细后敷于溃疡面。用于热盛火毒瘀结证。

2. 西黄丸

口服，每次 3g，每日 2 次。用于热毒壅盛证。

三、中药外敷（涂）

1. 珍珠冰硼散

将药散吹撒于舌癌溃疡面，适用于舌癌溃疡。

2. 双料喉风散

将药散适量外敷于舌溃疡面及患处，适用于舌癌表面糜烂、咽喉肿痛等。

四、针灸

根据病情可应用体针、耳针、穴位激光等进行综合治疗。

五、预防与护理

1. 预防

养成口腔卫生习惯，不吸烟、少饮酒，治疗龋齿等牙齿疾病。

积极治疗舌黏膜长期溃疡、白斑和外伤。

该病强调早发现、早诊断、早治疗。

2. 护理

（1）情志调节方面：舌癌患者经手术或放疗后造成舌体功能障碍，饮食和语言困难，产生悲观消极、恐惧厌世的心理。医务工作者与患者家属紧密配合，多关心、爱护、体贴患者，帮助患者解除思想顾虑，进行积极的情志调节，避免忧思郁怒，树立战胜癌症的信心和决心。

（2）中医中药调养方面：舌癌患者多有热毒壅盛或阴虚内热，加之手术后或放疗后放射线热邪侵入，耗伤津液，出现口干咽燥、舌质干涸无津，影响食欲，进食困难，长期则出现气血亏虚之证。必须配合益气养阴、增液生津、扶正培本之中药，佐以调畅气血。药用太子参、玄参、麦冬、天花粉、地黄、黄芪、女贞子、黄精、阿胶，适量应用清热解毒抗癌的中药如石上柏、白花蛇舌草、重楼、半枝莲等。

（3）饮食调摄方面：舌癌患者应选择营养丰富且容易消化吸收的食物，少吃多餐。放疗时可食用甘蔗、苹果、香蕉、菠萝等；化疗时可常食用白扁豆、莲子、山药、龙须菜、薯蓣鸡子黄粥等。

（重庆市肿瘤医院：李配富；重庆市中医院：胡陵静）

◎ 医案1

张某，男，52岁，2012年12月5日初诊。患者于当年8月9日因“右侧舌根反复溃疡伴疼痛半年”就诊于某口腔医院，活组织病理检查提示“右侧舌根上皮鳞状细胞癌”，于8月13日行右侧舌根肿物扩大切除术及右侧颈部淋巴结清扫术。术后放疗33次。既往有高血压病史8年，口服氨氯地平，血压130/80mmHg，患高尿酸血症5年。刻下：舌体麻木，溃疡，偶有破溃出血，伸舌困难，口干，饮水呛咳，右侧颜面浮肿，心悸失眠，纳差，眠可，大便3日一行。舌质淡红，苔薄，脉沉细。中医诊断：舌疳；证属气血亏耗，阴津不足，癌毒内蕴。治法：补益气血，养阴生津，解毒抗癌。方以八珍汤合沙参麦冬汤加减。处方：白术15g，山药15g，枳壳

15g，茯苓 15g，沙参 10g，石斛 10g，赤芍 12g，玄参 10g，土茯苓 20g，草河车 15g，莪术 9g，白英 15g，黄芪 30g，太子参 15g，女贞子 15g，肉苁蓉 20g，覆盆子 15g，炙甘草 6g，三七粉 3g（冲服）。30 剂，每日 1 剂，水煎服。配合口服贞芪扶正胶囊。

患者每个月复诊 1 次，初期治疗以补养气血、扶正培元为主。3 个月后患者正气渐复，症状、舌、脉渐好，增强抗癌解毒之力，同时口服西黄解毒胶囊，每次 0.5g，每日 3 次，舌体麻木破溃好转，其他一般状态良好，继续维持治疗。

按：本案患者经手术、放疗后，耗气伤血，气不煦之，血不濡之，气血不能上荣濡养舌体，故见舌体麻木，伸舌困难，舌质淡红；气虚推动无力，津液停聚颜面，故见颜面浮肿。放疗火毒，虽能消灭癌毒邪气，但其本身又能耗阴损津，造成热毒浸淫，加之舌癌本属心脾火毒炽盛，两热相合，更使人体阴液被伤，故出现口干、便干等；火毒壅聚于舌，舌络受灼，故见溃疡、出血。故治疗当以补养气血、滋阴生津为主，兼以清火解毒抗癌。方中黄芪、白术、山药、太子参、茯苓、草河车、女贞子等健脾益气，补血养血，恢复人体免疫功能，增强正气抗邪之力；沙参、石斛、玄参、山药、覆盆子、肉苁蓉养阴生津，滋肾补精；赤芍、三七凉血活血化瘀；土茯苓、莪术、白英解毒抗癌。诸药合用，使气血得补，阴津得滋，癌毒得解，临床症状得到改善。3 个月后，患者正气逐渐恢复，诸症明显缓解，遂增强抗癌祛邪之力，继续调治。

（医案来源：中国中医科学院广安门医院　朴炳奎）

◎ 医案 2

林某，女，34 岁，2016 年 12 月 1 日初诊。2016 年 5 月因“发现舌体肿物 2 年，肿物增大伴疼痛 4 个月”行左半舌切除术。刻下：口干甚，面生暗疮，痰少，胃纳可，二便调。舌质暗、苔白，脉细。查体：左半舌阙如，咽部稍充血，双扁桃体不大，面颊部可见散在暗疮。中医诊断：舌癌术后，证属肺经风热。治法：清肺泄热，生津养阴。处方：桑白皮 15g，地骨皮 15g，黄芩 15g，麦冬 15g，玄参 15g，龙脷叶 10g，毛冬青 15g，五爪龙 20g，夏枯草 15g，猫爪草 15g，浙贝母 10g，穿山甲（先煎）30g，甘草 6g。14 剂。

2016 年 12 月 14 日二诊：患者口干好转不明显，咽稍痛、稍红，痰少，胃纳，二便调。舌暗红、苔白，脉细。在原方的基础上去龙脷叶、穿山甲，加地黄 15g，桔梗 10g，陈皮 6g，瓜蒌仁 15g。7 剂。

2016 年 12 月 21 日三诊：患者口干好转不明显，咽稍红，无咽痛，痰黄，胃纳可，二便调。舌淡暗、苔白，脉细。在上方的基础上去瓜蒌仁、毛冬青。7 剂。

2017 年 1 月 4 日四诊：患者咽干，咽稍红，痰微黄，胃纳可，二便调。舌淡红、苔白，脉细。在上方的基础上加浙贝母 10g。7 剂。

2017 年 1 月 25 日五诊：患者咽干，咽稍潮红，痰黄，咬唇，胃纳，二便调。舌质稍红，苔白，脉细滑。在上方的基础上去玄参、麦冬、地黄、陈皮，加瓜蒌仁 10g，龙脷叶 10g，赤芍 15g，灯心草 2g。7 剂。

2017 年 2 月 15 日六诊：患者口干，咽稍潮红，痰多，胃纳可，二便调。舌质稍红、苔白，脉弦细滑。在上方基础上去赤芍、灯心草，加法半夏 10g，陈皮 6g，连翘 15g。7 剂。同时予银连含漱液 1 瓶，含漱；平消胶囊 2 瓶，口服。

2017 年 3 月 1 日七诊：患者口干已明显好转。

按：患者舌癌术后出现口干症状。术中使用高频电凝刀切除左侧舌体，而电凝刀相当于一种热损伤，术中不可避免地对唾液腺造成不可逆的灼伤，从而引起唾液质和量的改变。因此，电凝刀对机体相当于热毒入侵，火热耗伤津液，就会表现出津液耗伤、热毒瘀滞的症状，如腺体损伤，津液分泌不足，日久甚至有气阴两虚的表现。泻白散源自宋代钱乙《小儿药证直诀》，由桑白皮、地骨皮、粳米、甘草组成，目前常被应用于治疗肺炎、小儿麻疹初期或支气管炎等辨证属肺中伏火郁热者。王士贞教授是广州中医药大学第一附属医院耳鼻喉科医生，悬壶岭南 40 余载，在长期的临床实践中，擅长运用古方、经方治疗耳鼻咽喉科疾病。王教授认为，但凡证属肺经热盛之耳鼻咽喉科疾患均可运用泻白散加减，常被运用于治疗风热外袭，肺经受邪，肺热上攻咽喉而致喉痹、乳蛾、喉喑，或鼻咽癌而致咽干咽痛，或咽喉病手术后余邪未清者。舌癌术后会出现口干、咽痛、面部暗疮、痰多等不适，检查见咽部充血，舌质淡暗、苔白，脉细。中医辨证为热毒痰瘀，津液耗伤，常选用桑白皮、地骨皮、黄芩清肺热，沙参、地黄、玄参养阴生津，五爪龙益气养阴，猫爪草、夏枯草、浙贝母、瓜蒌仁化痰散结，毛冬青、穿山甲活血化瘀通络，甘草调和诸药。诸药合用，共奏清热滋阴、化痰活血之功。有研究显示，上述诸药可减轻火热毒邪对唾液腺的损伤，并可改善唾液腺的血液循环，减轻细胞水肿，加速黏膜细胞新陈代谢，并有保护唾液腺的功能，促进唾液分泌。

（医案来源：广州中医药大学第一附属医院　王士贞）

第四节　喉癌

喉癌是对发生于喉部恶性肿瘤的统称，为头颈部常见恶性肿瘤之一，男女发病率之比为（2～10）：1，多发于40～70岁。在病理分类上，鳞癌占90%，腺癌占1%～2%，肉瘤罕见。原发于声门上区或声门下区的肿瘤预后较差，发于声带区的预后较好。瘤块累及声门上或声门下者称全喉癌，病属晚期。从该病大体形态上分，有溃疡型、结节型、菜花型和包块型。该病中医学病名为“喉百叶”。

一、辨证论治

1. 风热犯肺

声音嘶哑，咳嗽痰黄，痰中带血丝，口燥咽干或咽喉疼痛，吞咽不利，纳呆，溲黄。舌质红、苔薄黄，脉洪数。

治法：疏风清热，解毒开音。

主方：清咽利喉汤加减。

常用药：金银花15g，防风10g，天花粉15g，连翘12g，黄芩12g，当归12g，玄参15g，桔梗10g，栀子10g，冬凌草20g，马兜铃10g，甘草12g，山豆根6g。

2. 痰结湿聚

声音嘶哑，咽喉疼痛，颈部肿核，恶心腹胀，大便溏泻，白带黄黏。舌质淡、体胖有齿痕，脉沉滑。

治法：健脾燥湿，化痰散结。

主方：导痰汤加减。

常用药：法半夏、陈皮、白术、枳实、制天南星、杏仁、浙贝母、桃仁、葶苈子各10g，茯苓、薏苡仁、半枝莲、白花蛇舌草各30g，大枣10枚。

3. 肝气郁结

咽喉疼痛，声音嘶哑，咳声低弱，神疲乏力，口苦咽干，吞咽不利，妨碍饮食，头晕目眩，胸胁胀痛。舌淡、苔薄黄，脉弦。

治法：疏肝解郁，清泻肝火。

主方：丹栀逍遥散加减。

常用药：牡丹皮、栀子、当归、白芍、茯苓、白术各10g，柴胡、薄荷（分两次后下）各6g，半枝莲15g，生姜5g，白花蛇舌草30g。

4. 虚火燔灼

声音嘶哑甚则失声，咽喉疼痛，口渴咽干，夜间尤甚，心烦气急，形体消瘦，溲黄便干，舌体瘦小或有裂纹，舌质红，苔少或花剥，脉细弦而数。

治法：滋阴清热，解毒利咽。

主方：知柏地黄汤合百合固金汤加减。

常用药：地黄15g，知母15g，黄柏12g，牡丹皮15g，山茱萸12g，泽泻12g，茯苓20g，麦门冬15g，玄参15g，百合15g，桔梗10g，锦灯笼15g，青果15g，鳖甲30g。

5. 痰瘀毒聚

声音嘶哑，咽喉疼痛，吞咽不利，颈部肿块，气急咳嗽，痰中带血丝且秽臭难闻。舌质暗红或舌有瘀斑，苔黄而燥，脉滑数。

治法：化痰消瘀，解毒散结。

主方：会厌逐瘀汤加减。

常用药：桔梗10g，地黄15g，玄参15g，当归15g，柴胡10g，枳壳10g，赤芍30g，甘草10g，莪术15g，金银花15g，穿山甲15g，浙贝母10g，僵蚕10g，石见穿15g。

6. 气阴两虚

倦怠乏力，心悸气短，自汗盗汗，声嘶气急，饮食不下，颈部包块增大，咽干口渴不欲饮，形瘦体弱，溲黄便难。舌淡少苔，脉沉细无力。

治法：益气养阴，化毒开音。

主方：大补阴丸合薯蓣丸加减。

常用药：黄柏12g，知母15g，熟地黄15g，龟甲15g，山药10g，当归15g，川芎10g，白术15g，人参10g，茯苓20g，桔梗10g，柴胡10g，威灵仙15g，鬼箭羽15g。

二、常用中成药

（1）六神丸：每次 10 粒，每日 3 次，含化，也可开水送服，适用于各类喉癌。

（2）西黄丸：每次 3g（每瓶装 3g，约 10 粒），每日 2 次，温开水或黄酒送服，对各类喉癌有效。

（3）铁笛丸：每次 6g，每日 2 次，温开水送服，适用于气血亏损、虚火上炎的喉癌。

（4）紫雪散：每次口服 5g，每日 2 次，适用于喉癌烦躁口干者。

（5）梅花点舌丹：每次 2 ～ 3 粒，每日 2 次，先饮水一口，将药放舌上，以口麻为度，再用温黄酒或温开水送服，适用于各类喉癌。

三、药物外治

（1）锡类散：由牛黄、青黛、珍珠、生硼砂、西瓜霜、生寒水石等组成。具有清热利咽、消肿止痛的功效，适用于各种喉癌。本药为散剂，用时含服，每次 0.5g，每日 3 次。

（2）喉症散：青黛、冰片、硼砂、石膏、象牙屑、人中白、天花粉、玄明粉、青果炭共研细末备用。具有解毒祛腐的功效。用时可涂于喉癌放疗后口腔溃疡处，每日数次。

（3）消瘤碧玉散（《医宗金鉴》）：硼砂、冰片、胆矾共研细末。具有清热利咽、敛疮止痛的作用，适用于各种喉癌。每次 0.1 ～ 0.3g，点搽患处或吹喉。

（4）八宝珍珠散（《医宗金鉴》）：牛黄、麝香、珍珠、冰片、硼砂、儿茶、青黛、全蝎（烧炭存性）、肉桂粉、川贝母、琥珀末、鱼腥石（微煅）、黄连、黄柏、人中白等共研细末。具有清热解毒、敛疮止痛的功效。用时每次 0.1 ～ 0.3g，每日 3 次，用管吹入喉内患处。

（5）中药蒸熏法：射干 15g，蜂房 15g，硼砂 1.5g，山豆根 15g，水煎至 50mL 时，加入冰片 0.5g，用超声雾化器雾化吸入。适用于喉癌伴有喉部疼痛者，每日 2 次。

四、推拿

取风池、合谷、胞中，采用按、摩、擦、拿、摇等手法，可达到扶正固本、理气止痛作用。

五、针灸

（1）体针疗法：取合谷、支沟（均双侧）快速进针，得气后中度刺激，运针2分钟，留针5分钟。每日1次，疼痛甚者可加次治疗。

（2）耳针疗法：取肾上腺透咽喉、颈透平喘、神门透交感，留针5分钟，每日1次。

六、预防与护理

1. 预防

（1）注意用喉卫生，讲话时间不要过长，嗓音不要过高，少吃辛辣刺激性食物。

（2）戒烟，因吸烟者患喉癌的危险度是不吸烟者的10～30倍。

（3）减少饮酒量。

（4）喉角化症、喉白斑有恶变倾向，应积极治疗，定期复查。

2. 护理

（1）喉癌术后更应注意保护喉部，忌烟酒，减少局部刺激。

（2）全喉切除术后，要积极进行发声训练以重建语言功能。

（3）定期复查。

（陕西中医学院附属医院肿瘤科：王希胜　王克穷）

◎ 医案1

张某，女，57岁，2004年11月11日初诊。患者喉癌根治术后1个月，咽中异物感严重，咽痒，痒时必欲咳痰但无痰，口腔时泛白色粉末状物，失眠，心烦，乏力严重，消瘦，畏寒，纳差，便燥，用中西医多种疗法，效果差。近2周上述症状明显加重，并出现喑哑。体温36.2℃，脉搏56次/分钟，心律不整。刻下：精神萎靡，体形消瘦，舌淡，苔白厚干，脉沉涩结。中医诊断：虚劳病，辨证属肺肾气阴两虚为主，兼虚寒、肝郁，治宜补益肺肾，兼温阳疏肝。处方：浙贝母5g，川贝母5g，鳖甲10g，炒麦芽10g，莱菔子5g，黄芪10g，茯苓20g，地黄10g，制附子5g，瓜蒌10g，桔梗15g，竹茹10g，百合30g，莲子心10g，柴胡5g，黄芩5g，薄荷10g，甘草10g。

2004年11月18日复诊：患者喑哑、乏力症状减轻，大便正常。上方为主加减调治。

2005年3月17日复诊：患者声音恢复正常，除体质尚虚弱外，余症消失，体重增加5kg。脉搏72次/分钟，律整。改清心莲子饮代茶善后。

2009年因眩晕来诊，知未复发。

按：①患者癌毒阻滞气机，津液输布不畅，聚而为痰浊。痰浊与癌毒交结于喉，肺失宣发肃降，表现为咽中异物感，咽痒，口腔时泛白粉末状物，喑哑，故选用浙贝母、川贝母、鳖甲、瓜蒌、莱菔子、桔梗化痰软坚散结，开宣肺气。②素体脏腑亏虚、功能紊乱，致癌因素乘虚而入，癌毒盘踞于内日久，耗伤人体气血津液，脏腑失于濡养，机能下降，表现为乏力严重、消瘦、畏寒、纳差、便燥。故选用地黄、百合、竹茹、莲子心养阴润肺、益肾宁心，黄芪、茯苓、甘草益气扶正，麦芽消食和胃，附子温阳散寒、通行经脉。③癌毒痰浊阻滞日久，气机阻滞，肝失疏泄，心神受扰，表现为失眠、心烦，故选用柴胡、黄芩、薄荷疏肝解郁。全方合用以滋补肺肾、温阳疏肝、软坚化痰散结。

本病例组方突破传统“十八反”观念，大胆创新，在治疗中取得奇效，同时未出现明显毒副作用。究其原因有：①从疾病本身看，喉癌属于沉疴顽疾，为使邪气速去，取其相激而增强药效。仲景应用甘遂半夏汤攻逐水饮，其中甘遂和甘草配伍就是很好的例证。②从组方角度看，全方组方严谨，兼顾扶正祛邪，标本兼治，符合患者病理特点，体现了有是证用是方的原则。③从药物配伍角度看，本方应用附子、瓜蒌、贝母同时倍用甘草，甘草味甘，有调和诸药、缓急解毒之效，故能调和药性。④从药物剂量看，本方采用小剂量附子配贝母、瓜蒌，中病即止，防止大量应用引起不良反应。

（医案来源：长春中医药大学附属医院吉林省中医院　金东明）

◎ 医案2

张某，男，73岁，2017年6月7日初诊。当年3月5日行声门型喉癌术（包括颈部淋巴结清扫），病理示“中分化鳞状细胞癌，有2枚淋巴结癌细胞浸润”。有高血压病史20余年，服用2种降压药物；糖尿病史2年，口服长效降糖药。刻下：喉部手术伤口处分泌物较多，自觉局部有痰黏着感，颈部皮肤绷紧感，阵发性咳嗽，有黄痰，口渴欲饮，食欲不振，便结。舌红，苔黄腻，脉弦滑。辨证属痰热交结，阻于咽喉，肺气失宣。治拟清热化痰、解毒宣肺。方选消瘰丸合小陷胸汤、《千金要方》苇茎汤加减。处方：瓜蒌皮 15g，法半夏 10g，黄连 3g，夏枯草 10g，浙贝母 10g，玄参 10g，黛蛤散（包煎）10g，北杏仁 10g，桃仁 10g，牛蒡子 15g，急性子 10g，芦根 15g，冬瓜子 15g，黄芩 10g，桔梗 6g，甘草 3g。每日 1 剂，水煎服。

二诊：患者服 14 剂药后，咳嗽已缓解，痰量减少而质转稀、易咯吐，大便每日 1 次、较为通畅，舌苔薄黄。前法有效，考虑患者年高，阴液易损，故守方去牛蒡子、急性子，加南沙参 15g、麦冬 15g。

以此方加减治疗 2 个月，患者诸症缓解，舌淡红，苔薄白，脉细。后予培土生金为主，兼清余邪，方选参苓白术散合六君子汤加减，定期随访，患者病情平稳。

按：喉癌病位在喉，喉连气管，内通于肺，属呼吸关隘。肺主一身之气，司呼吸，肺气充沛，宣降有度，则喉气充足，发音洪亮。若邪阻于肺，肺失宣降，喉失发声功能，则“金实不鸣”；若肺气受损，阴津不足，不能维持喉的正常功能，则为“金破不鸣”。本案患者初诊时，手术伤口分泌物较多、咳嗽痰黄、舌质红、苔黄腻、脉弦滑，邪实为盛，属“金实不鸣”，治当以祛邪为主，故选消瘰丸合小陷胸汤、《千金要方》苇茎汤清热化痰散结。痰本津液所聚而成，痰虽消而津液已伤，待痰邪渐去之时，还应顾及肺之阴津，故渐加沙参、麦冬等品以滋养肺阴。待邪去七八分时，转顾脏腑正常功能为主，调动自身抗病能力以求自行修复，本案患者本已年高，又经手术，正气耗损，肺主呼吸功能亦受影响，日久则子耗母气，故以培土生金之法调理善后，杜绝生痰之源，保持肺气清肃，以防病情复发或转移。

（医案来源：南京中医药大学附属医院　彭海燕）

第五节　甲状腺癌

甲状腺癌是头颈部较常见的恶性肿瘤，占全身恶性肿瘤的 1% ～ 2%。该病以女性发病较多，男女发病比例约为 1∶2 ～ 3，发病年龄多在

25 ～ 65 岁，以青年和老年人多见。甲状腺癌的病因目前尚不清楚，主要与放射线损伤、缺碘与高碘、内分泌紊乱、遗传因素等关系密切。其病理类型主要有乳头状腺癌、滤泡癌、髓样癌和未分化癌四种类型。该病除未分化癌外，一般预后良好，平均 5 年生存率高达 83.2% ～ 95.6%。该病中医学病名为“瘿瘤”。

一、辨证论治

1. 肝郁痰凝毒聚

颈部单发瘿肿，质硬、固定，时发作痛。舌质淡，苔白腻，脉弦滑。

治法：理气消瘿，解毒散结。

主方：海藻玉壶汤加减。

常用药：柴胡 10g，郁金 10g，海藻 15g，昆布 15g，陈皮 10g，半夏 12g，浙贝母 15g，青皮 12g，夏枯草 20g，黄药子 12g，牡蛎 30g，猫爪草 15g。

2. 气滞血瘀凝结

颈前肿物坚硬如石，固定不移，胸闷气憋，呼吸、吞咽困难，心烦易怒，头晕目眩。舌质紫暗，苔白腻，脉弦细。

治法：理气化痰，行瘀散结。

主方：通气散坚丸加减。

常用药：当归 15g，川芎 10g，海藻 15g，丹参 30g，莪术 10g，白英 20g，胆南星 10g，穿山甲 10g，夏枯草 20g，干蟾皮 3g，龙葵 30g。

3. 毒热蕴结

颈前肿物凹凸不平，发展迅速，灼热作痛，连及头颈，声音嘶哑，呼吸、吞咽不适，咳吐黄痰，小便短赤，大便干。舌质绛，苔黄，脉弦数。

治法：清热解毒，散结消瘿。

主方：清肝芦荟丸加减。

常用药：黛蛤散 30g，芦荟 10g，青皮 10g，猪牙皂 10g，草河车 20g，山豆根 20g，鱼腥草 20g，白花蛇舌草 20g，瓜蒌 20g，天花粉 20g，野菊花 20g。

4. 正虚毒恋

颈部瘿肿，固定疼痛，肢倦乏力，形体消瘦，精神不振，心悸气短，纳差，或手术及放疗、化疗后局部复发。舌质暗淡，苔白，脉沉细无力。

治法：益气养血，温阳解毒。

主方：扶正解毒汤加减。

常用药：太子参 30g，夏枯草 15g，玄参 15g，黄芪 20g，草河车 15g，当归 10g，赤芍 15g，白芍 15g，白术 10g，白芷 6g，鹿角霜 10g。

二、常用中成药

（1）五海瘿瘤丸（蜜丸）：每次 1 丸，日服 3 次。适用于瘿瘤痰瘀互结证。

（2）内消瘰疬丸（水丸）：每次 6 ～ 9g，日服 2 次。适用于瘿瘤痰火互结证。

（3）小金丹：每次 1 ～ 2 粒，日服 2 次。适用于瘿瘤寒湿痰凝证。

三、预防与护理

1. 预防

（1）积极进行防癌普查，早发现和早治疗甲状腺增生性疾病及良性肿瘤，减少甲状腺癌的发生。

（2）儿童接受放射治疗时，应注意保护甲状腺。

（3）在地方性甲状腺肿地区增加含碘食物，以降低甲状腺肿的发病率，从而减少甲状腺癌的发生。

（4）甲状腺癌术后及放疗、化疗后，积极采用中西药物预防性治疗是提高疗效的有效方法。

2. 护理

（1）可选择静功、内养功、新气功、太极拳等进行日常锻炼。

（2）避免情绪激动，保持轻松平静、乐观开朗的心境。

（3）注意精神心理调节，消除紧张、恐惧情绪，树立战胜疾病的信心，积极配合各项治疗。

（郑州大学：郑玉玲　王祥麒　刘怀民）

◎ 医案 1

李某，女，49 岁，2017 年 2 月 23 日初诊。患者 2016 年 8 月 8 日行左侧甲状腺腺叶切除术 + 中央区淋巴结清扫术 + 右侧甲状腺次全切术。2017 年 1 月 10 日颈部 B 超示双侧颈部数个低回声，较大者 17.2mm×7.2mm，边界清，形态规则，内见少许血流信号。刻下：颈部胀痛，平素烦躁易怒，胃纳可，二便调，夜寐可。舌淡红、稍暗，苔薄白，脉弦。中医辨证属肝气郁结，治拟疏肝理气解郁。处方：陈皮 9g，柴胡 9g，郁金 12g，延胡索 30g，黄芪 30g，太子参 45g，玄参 30g，黄精 15g，枸杞子 45g，淫羊藿 30g，肉苁蓉 15g，龙葵 30g，小蓟 30g，穿山龙 30g，僵蚕 12g，守宫 6g，薏苡仁 30g，三七 6g，益母草 30g。

2017 年 3 月 9 日二诊：患者颈部胀痛较前缓解，时有头晕，易疲乏，舌淡红，苔薄白，脉细。血压 130/90mmHg。患者肝气郁结日久转为气虚，故在前方基础上改黄芪为 60g，去延胡索、郁金、柴胡，加蒲公英 30g，大枣 30g，天麻 15g，香附 9g，鸡血藤 30g，炙甘草 12g。

2017 年 3 月 24 日三诊：患者乏力较前缓解，颈部不适明显减轻，纳可，寐安，舌脉同前，遂以原方进退，继进月余。

2017 年 4 月 25 日复查颈部 B 超示双侧颈部数个低回声，较大者 13.8mm×5.2mm，较之前减小。

按：患者因术后情志不畅，致肝失疏泄、肝郁气滞，平素性情急躁易怒；气结于颈，不通则痛，故致颈部胀痛。结合淡红舌、薄白苔及弦脉，中医辨证以肝气郁结为主。以郁金、延胡索、陈皮疏肝行气解郁，配合穿山龙、僵蚕舒筋通络散结。因手术易耗气伤阴，故加用黄芪、太子参、玄参益气养阴之品以增强机体免疫力。复诊时患者胀痛缓解，气结日久转为气虚较著，时有头晕、乏力。原方去延胡索、郁金、柴胡，改用香附合陈皮疏肝理气，加大健脾益气之黄芪用量，并增大枣辅以补中益气；气虚则易血虚，添鸡血藤补血造血，甘草调和诸药。全方谨守病机，选药精当。故复诊时胀痛缓解，诸症减轻。原方进退，连续服用，病情稳定。

（医案来源：上海中医药大学附属龙华医院　方邦江）

◎ 医案 2

王某，女，72 岁，2012 年 11 月 25 日初诊。患者 10 年前发现甲状腺结节，未引起重视，肿物生长缓慢。2007 年出现表情淡漠，少言，心烦，不由自主地发脾气，西医诊断为“抑郁症”并予药物治疗。2011 年甲状腺肿物增大，11 月行甲状腺大部分切除术，术后病理报告示：乳头状腺癌，未发现淋巴结转移。2012 年 11 月 17 日复查甲状腺彩超示甲状腺结节、气管旁小淋巴结。刻下：精神差，头晕，头痛，咽痒，不多言，心烦，纳食尚可，二便调。舌淡、苔白，脉弦。患者既往抑郁症 5 年，一直服用米氮平片、九味镇心颗粒。无过敏史。西医诊断：甲状腺癌术后复发。中医诊断：瘿瘤，证属痰凝血瘀络阻，治以理气化痰通络。方以川芎茶调散合消瘰丸加减。处方：川芎 30g，荆芥 10g，防风 10g，细辛 3g，白芷 10g，薄荷 9g（后下），羌活 10g，浮小麦 30g，夏枯草 15g，玄参 15g，浙贝母 10g，牡蛎 30g，鸡内金 10g，地龙 10g，砂仁 10g（后下），合欢皮 12g。

2012 年 12 月 9 日二诊：患者心情较前舒畅，头晕减轻，头痛偶尔出现，舌脉同前。遂在前方基础上将川芎改为 15g，加当归 10g、白芍 12g 以疏肝解郁，有逍遥散组方之意。连续服用，并停用抗抑郁之品。

2013 年 7 月 27 日复查：患者行甲状腺彩超示甲状腺部分切除术后，残余甲状腺未见明显异常。

后随访，患者未出现明显头痛，甲状腺复查未见复发，生活质量好。

按：甲状腺肿瘤发病与湿邪蕴结及内伤七情有关。巢元方《诸病源候论·瘿候》记载："瘿者，由忧恚气结所生。"情志不舒，肝气郁滞，肝郁日久乘脾，脾失健运，湿邪内生，湿聚成瘀，痰阻气机，痰气流注，结于颈前而成肿物。本例患者有头痛、头晕症状，故用川芎茶调散合消瘰丸加减，重用川芎治疗头痛。《主治秘要》称川芎"其用有四，少阳引经一也，诸头痛二也，助清阳三也，湿气在头四也"。刘教授常用散偏汤治疗头痛，方中川芎用 30g，临床效果显著；合用消瘰丸具有理气化痰通络、软坚散结之效，并用合欢皮、薄荷、浮小麦疏肝解郁。2012 年 12 月 9 日复诊时，患者症状减轻，但仍有肝郁之证，《本草纲目》云"白芍药益脾，能于土中泻木"，遂加当归、白芍取逍遥散之意，加强疏肝柔肝之效。患者于 2013 年 7 月 27 日复查甲状腺未见明显异常，提示中药治疗有效。患者连续服用中药，并注重守方，提示中药消散甲状腺结节坚持用药的重要性。采用中医药治疗甲状腺癌手术后的复发和转移是一条行之有效的途径，患者避免了再次手术带来的痛苦。此医案提示，中医药治疗能减少肿瘤的复发和转移。用消瘰丸软坚散结，逍遥散化裁具有疏肝解郁、养血健脾之功效。临床中从肝着手，治疗甲状腺癌不愿手术或手术后复发、转移的患者，能取得良好疗效。

（医案来源：河北医科大学第四医院　刘亚娴）

第六节　鼻咽癌

鼻咽癌是发生于鼻咽部的恶性肿瘤。鼻咽位于颅底和软腭之间，连接鼻腔和口咽，癌瘤常侵犯邻近的腔窦、颅底或颅内，在中医古籍中类似“鼻渊”“上石疽”“失荣”等证。

鼻咽癌是我国常见的恶性癌瘤之一，在广东省的发病率较高，据世界卫生组织（WHO）粗略估计，世界上80%左右的鼻咽癌发生在我国。鼻咽癌的发病率随年龄增长而上升，从20岁开始，至50～60岁达到高峰。男性发病率为女性的2～3倍。

一、辨证论治

1. 热邪犯肺（以现代临床分期Ⅰ、Ⅱ期多见）

鼻塞涕血，微咳痰黄，口苦咽干，时有头痛，胃纳如常，尿黄，便结。舌质淡红或红，舌苔薄白或薄黄，脉滑或数。

治法：清热解毒，润肺止咳。

主方：清热泻肺汤。

常用药：野菊花10g，夏枯草12g，桑白皮12g，葶苈子15g，瓜蒌皮12g，杏仁15g，白花蛇舌草30g，川贝母10g，牡丹皮10g，地黄12g，桔梗6g。

2. 肝郁痰凝（以颈淋巴结转移多见）

肋胁胀满，口苦咽干，烦躁易怒，头晕目眩，颈核肿大，时有涕血。舌质淡红或舌边红，舌苔薄白、白腻或黄腻，脉弦或滑。

治法：疏肝解郁，化痰散结。

主方：疏肝散结汤。

常用药：柴胡12g，枳壳10g，玄参15g，浙贝母15g，瓜蒌仁12g，牡蛎30g，夏枯草15g，白花蛇舌草30g，白茅根12g，茜草根12g，桔梗6g。

3. 血瘀阻络（以颅底骨侵犯或脑神经受损多见）

头晕头痛，痛有定处，视物模糊或复视，面麻舌歪，心烦不寐。舌质暗红、青紫或见瘀点瘀斑，舌苔薄白、薄黄或棕黑，脉细涩或细缓。

治法：活血祛瘀，止痉通络。

主方：疏肝散结汤。

常用药：赤芍 10g，丹参 10g，蜈蚣 5 条，全蝎 10g，钩藤 12g，川芎 3g，夏枯草 15g，玄参 15g，白花蛇舌草 30g，浙贝母 15g，牡蛎 30g。

4. 气阴两虚

口干咽燥，咽喉不适，间有涕血，耳鸣耳聋，气短乏力，口渴喜饮。舌质红或绛红，苔少或无苔，或有裂纹，脉细或细数。

治法：益气养阴。

主方：生脉散合增液汤加减。

常用药：太子参 30g（或西洋参 15g），玄参、麦冬、地黄、女贞子各 15g，石斛、天花粉各 20g，白花蛇舌草、半枝莲各 30g，甘草 6g。

加减：鼻塞加苍耳子、辛夷花各 10g；涕血加仙鹤草、墨旱莲、侧柏叶各 15g；头痛加白芷、羌活各 10g；面麻、舌歪、复视加蜈蚣 5 条，僵蚕 6g，钩藤 15g；颈淋巴结肿大较严重者加天南星 30g，牡蛎 30g，夏枯草 20g；咽喉肿痛加射干、牛蒡子、山豆根各 10g，胖大海 5 枚；咳嗽无痰加北沙参 30g，百合 20g，川贝母 10g（另研末，冲服），桔梗 10g；舌质红绛或青紫、舌边尖瘀点或瘀斑加丹参、赤芍各 10g，红花 6g；气血亏虚（或白细胞减少至 3×10^9/L 以下者）加首乌、黄精各 20g，补骨脂 15g，鸡血藤、黄芪（或党参）各 30g。

二、常用方药

根据鼻咽癌特殊的解剖部位、细胞生物学特点，经过抗癌抑瘤筛选、药理毒理学研究和临床验证，确有一定的临床疗效的辨病用药，配合辨证施治于临床。

1. 常用中草药

石上柏、紫草、硇砂、葵树子、黄药子、天葵、全蝎。

2. 常用中成药

（1）鼻咽清毒剂：野菊花 10g，夏枯草 15g，重楼 30g，党参 10g，蛇泡簕 30g，龙胆草 10g，苍耳子 30g，入地金牛 30g，蔗糖 30g。具清热解毒、消炎散结之功效，适用于鼻咽癌放疗或放疗后的患者。放疗后 2 年内，每日 2 次，每次 1 包（约 20g）；3 年内，每 2 日 1 次，每次 1 包；5 年内，每2日1次，每次半包；5年以上，每3日1次，每次1包。

（2）鼻咽灵：含山豆根、麦冬、半枝莲、石上柏、白花蛇舌草、天花粉等，具有清热解毒、消肿散结、养阴益气之功效。适用于鼻咽癌放疗患者。每日4次，每次4片，15日为1个疗程，口服。

三、外治疗法

（1）鼻咽癌吹药：甘遂末、甜瓜蒂粉各3g，硼砂、飞辰砂各1.5g，混匀，吹入鼻内，切勿入口。对鼻腔癌、鼻咽癌患者有效。

（2）三生滴鼻液：生南星、生半夏、紫珠草各等量，制成滴鼻液，每日数次滴鼻，适用于鼻咽癌患者鼻咽部分泌物多或有臭味者。本品有毒，需慎用。

（3）15%～20%醋制硇砂溶液：醋制硇砂粉15～20g，加蒸馏水至100mL，拌匀、溶解后粗滤。每日3～4次滴鼻。适用于鼻腔癌、鼻咽癌患者。

（4）朱砂外敷液：冰片30g，乳香、没药各15g，朱砂7.5g，捣碎后放入500mL米酒中，密封浸泡2日沉淀，取少量澄清液，用棉签蘸药水涂抹于痛处，稍干后重复3～4遍。适用于纵隔恶性肿瘤疼痛甚者。

（5）松香血竭糊：松香、乳香、没药各15g，血竭、冰片各5g或加蟾酥0.5g，共研细末，酒泡或醋调，每日4～6次，涂抹于痛处。适用于纵隔肿瘤疼痛者。

（6）五倍朱砂糊：五倍子1.5g，朱砂0.6g，共研细末，混匀，每晚睡前以水调成糊状，外敷脐上，连用3日，每晚1次。适用于纵隔肿瘤出虚汗，尤以夜间汗多者为宜。

（7）甘遂砂仁糊：甘遂、砂仁各9g，共研细末，取大蒜头捣烂，和蒜末水调成糊，将药糊敷于脐上。适用于纵隔肿瘤合并胸腔积液者。

四、针灸

1. 痰热郁肺

主穴：肺俞、尺泽、列缺、天突、膻中、丰隆。

配穴：发热者，加合谷。

方法：毫针刺，泻法，每日2次。

2. 气阴两虚

主穴：肺俞、膏肓俞、太渊、三阴交。

配穴：痰多、纳呆者，加中脘、足三里。

方法：毫针刺，平补平泻法，中等量刺激，留针 15 分钟。

五、食疗

（1）痰气凝结：用鸡蛋 2 枚，壁虎 1 条，葱花、油、盐各适量。将壁虎用沸水烫死，剖腹，去内脏，洗净，焙干，研为末。将鸡蛋去蛋清，取蛋黄与壁虎末加油、盐炒至熟，放入葱花拌匀即可食用。每日 2 次。

（2）痰热郁肺：①川贝雪梨汤：用川贝母 10g，雪梨 250g，清水适量。隔水炖 1 小时，饮服。②猪肺菜干汤：用猪肺 1 个，白菜干 100g，无花果 5 个，南杏 10 个（去皮煎），陈皮适量，放入适量清水中煮 1 小时左右，服用。

（3）气滞血郁：①乳香血竭散：取鲫鱼 1 条约 250g，血竭、乳香各 10g，将鲫鱼去内脏后，把乳香、没药塞入鱼腹，烧存性研末，每日晨起服 10g，用黄酒调服。②丹田蛋：取丹参 10g，三七片 5g，鸡蛋 2 个。加水适量同煎，熟后剥去蛋壳取蛋再煮片刻，去药渣，吃蛋饮汤。

（4）肺阴亏虚：①用甲鱼 500g，猪瘦肉 150g，枸杞子 30g。将枸杞子洗净，猪瘦肉切细，甲鱼去内脏，切块，将上述原料放入锅内，加适量冷水炖熟，撒上盐调味，即可食用，分 2 日服完。②冬虫夏草 10g，雄鸭 1 只，姜、葱适量，油、盐少许。将鸭宰杀后去毛洗净，去内脏，将冬虫夏草洗净，放入鸭腹内，加入食盐、植物油及姜、葱少许，再加水适量，隔水炖熟食之。

（5）阳虚寒盛：用糯米 500g，白糖 100g，薏苡仁、白扁豆、莲子（去心）、核桃肉、龙眼肉各 50g，糖青梅 25g，红枣 20 个。先将糯米淘洗，放入盆中加水蒸熟后备用。取大碗 1 个，内涂上猪油，碗底摆好糖青梅、龙眼肉、红枣、核桃肉、莲子、白扁豆、薏苡仁，最后放入熟糯米饭。上蒸锅蒸 20 分钟，把八宝饭扣在大圆盘中，再用白糖加水熬汁，浇在饭上即可，常食之。

六、预防护理

鼻咽癌不经任何治疗，自然生存期因人而异，平均为 18.7 个月，Ⅳ期患者自然生存时间为 7 ～ 9 个月。鼻咽癌放疗后的综合治疗 5 年生存率为 50%。鼻咽癌的预后与患者性别、年龄、肿瘤的病理类型、临床分期、临床分型及放疗方式有关。鼻咽癌放疗后的局部复发和转移，是患者死亡的主要原因。

（一）预防

鼻咽癌主要是由于精神和情绪的变化，情志不舒，使内脏虚损，正气不足，不能适应外界气候、环境的变迁，或因病毒感染、烟雾吸入、饮食不调、鼻咽疾病（包括鼻咽部位残余腺体感染、黏膜糜烂、黏膜溃疡、鼻咽增生结节）等引起。预防鼻咽癌，可开展肿瘤普查，争取早发现、早诊断、早治疗。

（二）护理

1. 生活调理

（1）注意气候变化，预防感冒，保持鼻腔及咽喉卫生，避免病毒感染。

（2）尽量避免吸入有害烟雾，如煤油灯气、杀虫气雾剂等，并积极戒烟、戒酒。

（3）有鼻咽疾病应尽早就医诊治，如发现鼻涕带血或吸鼻后口中吐出带血鼻涕，以及不明原因的颈部淋巴结肿大、中耳积液等，应及时做详细的鼻咽部检查。

（4）鼻咽癌患者应避免体力上的过劳，如重体力劳动、熬夜、过度的体育锻炼等，均可使机体的内环境失衡，抵抗力下降，促使癌症复发或转移。

2. 饮食调理

（1）饮食宜均衡，多吃蔬菜、水果，少吃或不吃咸鱼、咸菜、熏肉、腊味等含有亚硝胺的食物，不宜进食辛燥刺激性食品，不宜过量饮酒。尤其鼻咽癌放疗、化疗期间的患者，常出现口燥咽干、食欲不振、恶心呕吐等症状。中医认为此为气阴虚损、热毒炽盛，更应避免辛燥热毒刺激之品，饮食宜清淡，应选用容易消化、营养丰富、味道鲜美的食物。

（2）可用作饮食治疗的药物与食物有罗汉果、百合、枇杷果、花旗参、山药、莲子、党参、冬虫夏草、胡萝卜、荸荠、白萝卜、番茄、莲藕、雪梨、柠檬、山楂、枸杞子、无花果、苦瓜、蘑菇、丝瓜、薏苡仁、沙参、麦冬、地黄、玄参、玉竹、白果、杏仁、川贝母、天花粉、葛根、鲜乌梅、菱角、冰糖及瘦猪肉、甲鱼等。

3. 精神调理

患者应避免精神紧张、情绪过激，保持开朗、乐观的心境，并培养广泛的兴趣，积极参加文体活动，锻炼身体，提高机体免疫力。确诊患鼻咽癌后，应克服焦虑、恐惧、悲伤、失望等心理，树立与癌症做斗争的信心，积极配合治疗，克服治疗中的种种困难，同时可适当参加练太极拳、练气功、听音乐等有益的文体活动，积极面对生活。

（北京光明中医学院知医堂肿瘤科：李彦知　杨建宇　史金花　尚志华　苏玲）

◎ 医案 1

周某，男，63 岁，1979 年 8 月 5 日初诊。当年夏季确诊鼻咽癌，晚期，病情急剧恶化，已失去放疗、化疗机会，只能存活 3 个月左右，遂求诊于何老。刻下：病者消瘦憔悴，卧床不起，左颊颞部肿大溃烂，时流秽水，眼睑下垂，鼻塞不通，时流浊涕带血，声语重浊不清，左耳失聪，耳下胸锁乳突肌有肿物坚硬如石，头痛不已，心烦口渴，咽喉不利，仅进稀粥。舌质暗红，苔黄厚而干，脉洪大而数，重按空豁。辨证属邪毒蔓延，化热伤阴。治以清热解毒，扶正生津。处方：野菊花 30g，金银花 30g，蒲公英 30g，紫花地丁 30g，甘草 10g，西洋参 15g，麦冬 20g，玄参 20g，川贝母 15g，牡蛎 30g，白花蛇舌草 30g，重楼 30g，半枝莲 30g。加水 5 大碗，煎成 1 碗半，1 日分多次频服。

二诊：患者服 3 剂后，头痛减轻，鼻血亦少，夜睡稍安，是药得小效。再服 7 剂后，吞咽流畅，能食软饭，但神气消索，声音低沉，大便溏稀，脉更数而空豁如故。可知阴气消亡，大剂汤药不能久用，乃拟一丸方：黄芪 200g，白术 150g，茯苓 180g，龟甲 250g，鳖甲 200g，牡蛎 250g，穿山甲 200g，天冬 200g，麦冬 200g，生地黄 200g，熟地黄 150g，玄参 200g，夏枯草 200g，白花蛇舌草 300g，重楼 250g，半枝莲 200g，丹参 200g，甘草 150g。用大锅，加水浸过药面，煎 2 次，去渣，文火煎之使稠，再入下药：西洋参 250g，紫背天葵 150g，川贝母 200g，三七 150g，玳瑁 150g，正牛黄 10g，熊胆 10g，麝香 5g，珍珠末 20g，共为细末。另备山药粉适量，将药末与上述药液和匀，再加山药粉捣成软膏状，搓为小丸，每服 6g，每日 3 服。服完一料，再做一料，又根据天时变化、脉舌证候，间服清补平和汤药。

据随访知，患者病情日好，半年后能步行，与亲友搓麻将为乐，存活3年8个月而终。

按： 本例晚期鼻咽癌患者，患此古籍所称"石疽""失荣"之病，一诊以五味消毒饮加重楼、白花蛇舌草、半枝莲以清热解毒抗癌，西洋参、麦冬扶正生津，消瘰丸软坚散结。二诊丸剂乃补气养阴、软坚、散结、除痰祛瘀、解毒抗癌之复方，古所谓"奇之不去则偶之"是也。中医治病，用药如用兵，此丸方乃遵"四面合围"之法，药味虽多，而丝丝入扣，故能改善患者症状，延长患者生命。

（医案来源：东莞市中医院　何炎燊）

◎ 医案 2

李某，男，76岁，2004年11月26日初诊。患者鼻塞、流脓血涕、痰中带血1年余，头痛2个月。刻下：头部胀痛，右侧面部至颞部头痛，时有全身骨痛，鼻塞，流脓涕，气味臭；睡眠差，精神差，乏力，纳可，吞咽困难，夜尿频，大便溏；舌暗红、少苔，脉细涩。西医诊断：鼻咽癌。中医诊断：鼻咽癌，证属气阴两虚、瘀毒互结，治以益气养阴、活血解毒。处方：黄芪30g，太子参30g，麦冬10g，石斛10g，白芍30g，甘草20g，全蝎6g，延胡索15g，川芎15g，白芷10g，辛夷10g，蒲公英15g，金银花30g，蝉蜕10g。7剂，每日1剂，水煎，早晚分服。

二诊：患者服上方后头部胀痛基本控制，全身骨痛消失，流脓涕减少，臭味减轻，未发鼻塞；舌暗红、少苔，脉细涩。处方：黄芪30g，太子参30g，麦冬10g，石斛10g，白芍50g，甘草20g，全蝎10g，蜈蚣2条，延胡索15g，细辛3g，白芷10g，乳香（布包）6g，辛夷10g，臭牡丹30g，白花蛇舌草30g，蜂房15g。7剂，每日1剂，水煎，早晚分服。

据随访知，患者经治疗症状好转，病情平稳。

按： 凡癌症，其基本病机可以归纳为瘀、毒、虚三个方面。本例中医辨证属气阴两虚，瘀血、热毒互结，治以益气养阴、活血解毒。以黄芪、太子参、麦冬、石斛、白芍、甘草益气养阴；全蝎、蜈蚣、延胡索、川芎等活血化瘀；蒲公英、金银花、臭牡丹、白花蛇舌草清热解毒；白芷、辛夷引诸药直达病所。

（医案来源：湖南省中医药研究院　刘祖贻）

第七节　唇癌及口腔癌

唇癌及口腔癌是指发生在唇和固有口腔（包括牙龈、唇内侧黏膜、颊黏膜、硬腭、舌体及口底诸解剖结构）的恶性肿瘤，相当于中医古典医籍论及的“唇茧”“茧唇风”“茧唇”“牙菌”“牙疳”“口菌”“口疳”“唇菌”“牙蕈”。

一、辨证论治

1. 心脾积热

口腔肿块坚硬，或如茧唇，或溃烂翻花、燥裂、疼痛明显，或夜不能寐，张口、言语困难，常因情志变化而症状加剧或减轻，口渴，尿黄，面赤心烦。舌质红，苔黄厚腻，脉数或细数。

治法：清心泻火，解毒消肿。

主方：清凉甘露饮。

常用药：水牛角 60g，银柴胡 15g，茵陈 20g，石斛 15g，枳壳 10g，麦冬 15g，地黄 15g，黄芩 15g，知母 15g，枇杷叶 15g，甘草 10g。

加减：邪毒壅盛、疼痛明显者可酌加蜂房、山豆根、炒栀子；大便秘结者可加大黄、芒硝；血水渗出明显者加仙鹤草、紫草、牡丹皮；颌下、颏下淋巴结明显肿大者加夏枯草、蒲公英；鼻塞者加苍耳子、薄荷。

2. 脾胃湿毒

口腔肿物突然增大，或肿物突出明显，灼热疼痛，渗流血水，口渴，便秘，小便短赤，进食、言语困难，纳食欠佳，口臭。舌苔厚腻，脉滑数。

治法：清热通腑，泻热解毒。

主方：清胃散合凉膈散。

常用药：黄连 15g，牡丹皮 15g，当归 15g，地黄 15g，升麻 6g，连翘 15g，栀子 15g，大黄 10g，芒硝 10g，黄芩 15g，竹叶 15g，薄荷 6g，蜂蜜 10g，甘草 6g。

加减：渗黄脓涕者加鱼腥草、蒲公英、苍耳子；热毒壅盛、红肿疼痛明显者加蟾蜍、僵蚕、山豆根；不寐者加酸枣仁、夜交藤、合欢皮；纳差者加鸡内金、麦芽、谷芽。

3. 肝肾阴虚

肿块溃烂如深坑，或赘生突出物如菜花，疮色暗紫不鲜，时渗血水，痛如火灼，腰膝酸软，五心烦热，颧红。舌质红绛，少苔或无苔，脉细数。

治法：滋补肝肾，泻火解毒。

主方：知柏地黄汤加味。

常用药：知母 15g，黄柏 15g，地黄 20g，山茱萸 10g，牡丹皮 15g，泽泻 15g，山药 15g，茯苓 15g，壁虎 6g，白花蛇舌草 15g，半枝莲 15g。

加减：阴液亏虚、口干不欲饮者加石斛、天花粉等；便溏者加薏苡仁、车前子；血热妄行者加赤芍、仙鹤草、紫草等。

二、常用方药

辨病用药是根据唇癌及口腔癌多属鳞状上皮细胞癌的特点及生物学行为选择相对应的方药，经过药理及临床实践证明确实有一定治疗作用、用于各型辨证治疗时配伍的药物。

1. 常用中草药

蜂房、山豆根、密陀僧、僵蚕、壁虎等。

2. 常用中成药

（1）西黄丸：含牛黄、麝香、乳香、没药等。有行瘀散结、解毒消肿的功能，主治口腔癌、唇癌、乳癌、瘰疬痰核属热毒壅盛型，每次 3 ～ 6g，日服 2 次。

（2）小金丹：含白胶香、草乌、五灵脂、地龙、木鳖子、乳香、没药、当归、香墨、麝香、糯米粉等，具有化痰散结、祛瘀通络之功效，主治痰核流注，唇及口腔癌证属寒湿痰瘀阻络型，每次 1 ～ 2 粒，日服 2 次。

（3）六神丸：含牛黄、麝香、蟾酥、雄黄、珍珠、冰片等，具有清热解毒、消肿散结的功效，主治唇癌及口腔癌、白血病等，每日 45 ～ 140 粒，分 3 次服用。

三、中药外敷（涂）、含漱

唇癌和口腔癌因多位于体表，尤其是唇癌多外露，药物以散、膏等方式直达病所，祛除病邪，常用的中药外敷（涂）、含漱方药如下。

（1）唇癌外敷散：蛞蝓（鼻涕虫）、鼠妇（地虱婆）等份烘干，加冰片少量，研细，撒布于癌灶溃烂处，初上此药时痛感加剧，患者应坚持用药，每日涂药 4 次。

（2）茧唇散：蛇蜕、蜂房、乱发、大畜毛、蛴螬等份，用上药烧灰，猪油调搽患处。

（3）五虎膏：番木鳖 240g，蜈蚣 30 条，天花粉 10g，北细辛 10g，蒲黄 3g，紫草 1.5g，穿山甲 1.5g，雄黄 1.5g，白芷 3g。番木鳖水煎剥去皮毛，切片，晒干，用芝麻油 300g，入后八味，煎熬至枯黑，去渣，再入番木鳖，炸松黄色，不令焦黑，用罗筛去渣，余油趁热入白蜡 30 ～ 60g，和匀，候冷，即成。用法是先将癌疮面用甘草水洗净，拭干，用五虎膏涂敷 0.3cm 厚，每日 2 次。

（4）黄柏皮散：黄柏皮 60g，五倍子 18g，密陀僧 6g，甘草 6g，用五倍子、密陀僧、甘草三味研末，涂于黄柏皮上，焙干，研末，贴于唇部肿物之上。

（5）含漱 1 号方：土茯苓 120g，蒲公英 60g，地榆 60g，珍珠母 60g，每日 1 剂，水煎后含于口内，多次，每次 10 分钟，用于热毒壅盛夹湿者。

（6）苦参漱口方：苦参 30g，山豆根 30g，龙葵 30g，天冬 30g，儿茶 10g，冰片 1g，上药除冰片外煎汤，再入冰片备用，每日含漱多次，用于热毒伤阴者。

四、针灸

可据唇癌的不同临床表现特征而辨证取穴。

针刺手法可补可泻，或平补平泻，亦以临床辨证为依据，如瘀毒壅阻当泻，阴虚火旺当补。

常用穴位可选足三里、解溪、内庭、三阴交、阴陵泉、合谷等。

五、预防护理

唇癌及口腔癌均为临床常见的恶性肿瘤，其 5 年生存率约为 50%～ 80%，生存率由高到低依次为唇癌、牙龈癌、颊癌、口底癌、腭癌，但发现时大多已出现淋巴结转移，部分患者甚至出现颌骨、牙槽骨转移及肺转移，目前多主张采用以手术为主结合放疗、化疗、中医药等综合治疗。因此，术后及放疗后的调护是进一步提高 5 年生存率、防止复发的重要措施，可从三个方面着手发扬中医药优势。

1. 补气养血防复发

患者癌毒痰浊瘀滞日久，气血已伤，正如《素问·疏五过论》所云："身体日减，气虚无精，病深无气。"气血亏虚多见乏力、神疲、面色少华、少气懒言、舌淡少苔、脉弱，可采用归脾汤、十全大补汤、归脾养荣膏等补气养血，调理诸脏。中医药学素有医食同源之说，《医宗金鉴》亦有"新愈之后，脏腑气血皆不足，营卫未通，肠胃未和，惟宜白粥静养"之说，此时宜常服补气养血之食品。对丧失咀嚼、吞咽功能但消化道功能正常、上消化道尚畅通的患者，应尽量经口进食，可予流质或半流质饮食，或经鼻饲管补充营养。对于上消化道完全梗阻的患者，可在梗阻部位以下造瘘置管（胃造瘘、空肠造瘘等），提供支持性营养物质。恶病质的处理亦应引起重视，除上述肠胃途径外，必要时予以肠外营养，以及有计划的抗肿瘤综合治疗。

2. 养血生津防治口干咽燥

唇癌及口腔癌由于对吞咽、语言及美容的要求甚高，手术应用受到限制，而放疗因其对功能及美容影响小，占有相当重要的地位，在中期、晚期病变尤其如此。近年研究认为放射线有火热之特点，虽能祛邪毒，但易致热毒亢奋、津液受损，多出现口干咽燥，可伴吞咽、言语困难、恶心、纳差、大便干结、舌红、脉细等症，中医辨证为肺胃阴虚，治宜生津养液、补养肺胃，可用生脉散合益胃汤。同样道理，饮食也应多食海参粥、天冬粥、荸荠、雪梨、银耳、甘蔗、苹果、黄金瓜等。

3. 情志畅达防复发

本病多因情志不遂所致，正如《外科正宗》所云："思虑暴急，痰随火行，留注于唇。"调查显示许多肿瘤的发生与患者本人生活状况的突然改变有关，如老年丧子、中年丧偶等，《丹溪心法》亦云："气血冲和，万病不生，一有怫郁，诸病生焉。"所以病后康复应注意情志畅达，恬淡虚无则脏腑气血调和，锻炼时也应注意防御风寒，抵御外邪侵入。另外，唇癌及口腔癌治疗后往往造成毁容，可依靠外科手术重建器官或移植以修复毁损的器官和组织。另外，晚期患者的心理障碍和社会问题也很明显，诸如恐惧、焦虑、愤怒、抑郁、孤独，中医将其分别归于癫病、狂病、郁病，可按中医内科辨证施治进行调理。

（北京光明中医学院知医堂肿瘤科：杨建宇　李彦知　尚志华　史金花　魏素红）

◎ 医案 1

李某，男，60 岁，1985 年 3 月 15 日初诊。患者当年 3 月 5 日行右口腔上腭癌手术，病理切片为右上腭鳞癌Ⅱ级，淋巴转移，患者拒绝化疗，来裘老处诊治。刻下：患者面色皖白无华，面部肌肉凹凸不平，已失正常人容貌，神情委顿，言语不清，视物模糊，流泪不止，眼眵颇多，口渴喜饮，口臭较甚，大便量少，胃纳不佳。舌苔薄白稍腻，舌质稍红，脉细濡而数。此因手术损伤元气，导致脾肾虚衰，又兼痰瘀热毒上扰清窍，治宜培补脾肾，佐以化痰软坚。处方：生晒参（另煎冲服）6g，黄芪 30g，白术 15g，白茯苓 12g，薏苡仁 30g，牡蛎（先煎）30g，枸杞子 15g，白花蛇舌草 30g，夏枯草 15g，熟地黄 30g，锁阳 12g，巴戟肉 15g，淡苁蓉 15g，陈海藻 30g，猫爪草 24g。7 剂，水煎，温服，每日 1 剂。

1985 年 3 月 22 日复诊：患者服上药 7 剂之后，症状虽无明显改善，但自觉精神较前好转，胃纳略有增加，进食略有滋味，因该病系顽证难疾，况又经手术创伤，元气大损，嘱其长期服用本方。

患者坚持服药，视力由模糊不清到视物清晰，言语也逐步清晰，泪水逐渐减少，眼眵减少，口渴不显，口臭消除，面色转华，纳谷也馨，精神如同常人。连续服药 1 年余，后坚持每周进服 2 剂，平素很少不适，长期以来，感冒也仅一两次，还能协助家人做些家务。

按：裘老治疗肿瘤的基本思路是，肿瘤虽生于局部组织器官，但由“瘤邪”导致的反应是全身性的，表现为脏腑气血的损耗、组织的破坏、功能的失调。按照中医学的整体观念，局部的病变是全身脏腑气血功能失调的结果，人之所虚之处，即为留邪之地。因此，我们不能只着眼于局部肿瘤，而应忙于寻觅消瘤、攻瘤的“特效”方药。裘老认为，中医应该发挥患者正气的防御作用。他提出：像恶性肿瘤这样有形之积恐难尽伐，而无形之元气亟宜扶助，主张在扶助正气的基础上，佐以清热解毒、活血软坚、化痰散结等祛邪方法，治疗肿瘤。

扶正法中重点调整气血阴阳及培补脾肾，如人参、白术、茯苓、白花蛇舌草、黄芪、当归、枸杞子、熟地黄、何首乌、沙参、麦冬、龟甲、女贞子、黄柏、山茱萸、巴戟天、淫羊藿、菟丝子、补骨脂等。至于清热解毒药，如夏枯草、黄芩、黄连、猫爪草、石见穿、山慈姑、白英、白花蛇舌草等。活血化瘀药用桃仁、红花、芍药、三棱、莪术、水蛭、土鳖虫等。

化痰软坚药用天南星、半夏、陈皮、瓜蒌、牡蛎、昆布、海藻等。临证运用时，根据邪正虚实态势，参合配伍，不可顾此失彼。另外，鼓励患者树立战胜病魔的信心十分重要。实践证明，使用上药扶正为主兼顾祛邪，医患相得，使不少肿瘤患者减轻了痛苦，延长了生命。

（医案来源：上海中医药大学暨上海中医药研究院　裘沛然）

◎ 医案 2

吴某，女，54 岁，2002 年 7 月 25 日初诊。患者当年 4 月 8 日行右上牙龈疣状癌扩大切除加右上颌白色病损切除加右上牙槽截骨术，术后靠牙托夹碘纱条保护创面。因面颊肿甚，伤口不愈合，遂来路老处求诊。刻下：牙龈因手术呈凹陷状，色红，疼痛甚，术后体重锐减 9kg，整日卧床，无法进食，胸脘满闷，两目无神，面色晦暗。舌红，苔厚腻，脉细濡。辨证：湿热内阻。治则：清利湿热，健脾和胃。处方：鲜藿香、佩兰（后下）各 8g，枇杷叶 15g，炒杏仁 10g，姜半夏 9g，瓜蒌皮 10g，黄连 4g，炒薏苡仁 20g，芦根 20g，六一散（布包）15g，炒枳壳 10g，竹叶 6g，西瓜翠衣 80g。6 剂，水煎服。

2002 年 7 月 31 日二诊：患者服上方 6 剂后食欲增加，舌苔渐退。效不更方，再进 12 剂。

2002 年 9 月 12 日三诊：患者全身症状均有改善，食欲、体力均明显好转。由于患者创面久用碘纱条，致使唾液中有大量碘剂成分，有时不慎吞入而渐渐出现胃肠烧灼难忍的症状，于下午 3 时尤为明显，服用各种制酸剂均无效。辨证：脾胃阴伤，肝郁气滞。治则：健脾养阴，疏肝解郁。处方：太子参 10g，南沙参 15g，麦冬 10g，绿萼梅 10g，石膏（先煎）20g，枇杷叶 12g，石斛 10g，茵陈 12g，谷芽 20g，麦芽 20g，苏梗、荷梗（后下）各 10g，预知子 10g，川楝子（打）10g，玫瑰花 12g，生姜 2 片。12 剂，水煎服。

此方用 12 剂后，患者胃、肠烧灼感基本消失。后遵药方之旨加减调药，到 10 月 30 日恢复到术前水平。观察 4 年，患者体重增加近 10kg，复查口腔黏膜基本正常。

按：本病属于中医“牙痈”“骨槽风”的范畴。牙痈以骨槽溃后肿硬不消、出臭血为主要临床表现。临床有青腿牙痈、葡萄疫、走马牙痈等不同种类，其中青腿牙痈多发于成人，葡萄疫好发于儿童，走马牙痈则多发于痘疹等病之后。患者素有脾虚胃热之候，湿热蕴久，酿毒上攻牙龈，致成疣状恶疮。今术后口腔开合不利，影响饮食，加之情怀抑郁，横犯脾胃，又值盛夏，外受暑湿，引动内湿，致湿热阻滞，气机不利，而成湿热中阻、浊气不降之证。

初诊方中藿香、佩兰祛暑化湿以醒脾，西瓜翠衣祛暑利湿，均为祛除暑湿之邪的要药；肺为水之上源，主宣发肃降，通调水道，故用枇杷叶、炒杏仁、炒薏苡仁、瓜蒌皮轻宣上焦，以利水之上源；脾主运化，更主水液之运化，故用姜半夏、黄连清中焦之湿热，同时配以炒枳壳调中理气，气顺则水液敷布正常，湿邪自去；肾主水液，膀胱为州都之官，故用芦根、六一散、竹叶利水渗湿，使湿有去路。全方合用，融芳香化湿、肃肺、疏肝、畅中、清暑祛湿于一体，共奏清热利湿之功。

三诊时患者因吞入大量碘酊，灼伤胃阴，阴虚则无以制阳而火盛；同时因久病难愈，痛苦难当而致心情郁闷，阻滞肝气，木盛则攻伐脾土，故出现胃肠烧灼难忍等症状。方中太子参气阴两补，为平补之剂，益气而不助热，养阴而不滋腻，南沙参、麦冬、石斛益胃养阴，四药合用，共奏益气养阴之功，阴液充足则虚热自除；石膏清热泻火、除烦止渴以祛胃中热邪；绿萼梅、茵陈、谷芽、麦芽、预知子、川楝子、玫瑰花疏肝解郁，以达“抑木扶土”之效；脾主升，胃主降，二者均居中焦，为气机升降之枢纽，故用苏梗、荷梗，一升一降，调理脾胃气机；枇杷叶清热肃肺，肺属金，为脾土之子，同时为肝木之所不胜，故肺气得清，不但可以“子实母壮”，亦可“佐金平木”。全方合用，共奏健脾养阴、疏肝解郁之功。

（医案来源：中国中医科学院　路志正）

第二章　胸部肿瘤

第一节　肺癌

原发性支气管肺癌，简称肺癌，是指原发于各级支气管上皮细胞及细支气管肺泡上皮细胞的恶性肿瘤，常有区域性淋巴结转移和血行播散的特征。目前比较重要的病因有吸烟、电离辐射、空气污染、砷和其他职业因素，在有些肺部其他疾病基础上也易发生肺癌。肺癌是最常见的死亡原因之一，全世界几乎所有国家男性肺癌的发病率都在上升。肺癌的总体疗效较差，约 80% 的患者在 1 年内死亡，5 年生存率不足 10%。该病的中医学病名为“肺积”“息贲”等。

一、辨证论治

1. 脾虚痰湿

咳嗽痰多，色白而黏，胸闷气短，腹胀纳差，神疲乏力，面色无华，大便溏薄。舌淡胖有齿痕，苔白腻，脉濡缓或濡滑。

治法：健脾化湿，理气化痰。

主方：六君子汤合二陈汤加减。

常用药：党参 12 ～ 15g，白术 12 ～ 15g，茯苓 9 ～ 15g，薏苡仁 15 ～ 30g，半夏 9 ～ 12g，陈皮 6 ～ 9g，杏仁 9 ～ 12g，瓜蒌皮 15 ～ 30g，石见穿 15 ～ 30g，石上柏 15 ～ 30g，百部 9 ～ 12g，紫菀 9 ～ 12g，谷芽、

麦芽各 15 ～ 30g，鸡内金 9 ～ 15g。

加减：若痰多加白芥子、天浆壳；便溏肢冷加补骨脂、胡芦巴、菟丝子；胸腔积液加猫人参、葶苈子、红枣。

2. 阴虚内热

咳嗽无痰或痰少而黏，痰中带血，口干，低热盗汗，心烦失眠，胸痛气急。舌质红或暗红，少苔或光剥无苔，脉细数。

治法：养阴清热，润肺化痰。

主方：百合固金汤加减。

常用药：南北沙参各 12 ～ 15g，天冬、麦冬各 12 ～ 15g，百合 9 ～ 12g，杏仁 9 ～ 12g，全瓜蒌 15 ～ 30g，鱼腥草 15 ～ 30g，白花蛇舌草 15 ～ 30g，八月札 12 ～ 15g，石见穿 15 ～ 30g，石上柏 15 ～ 30g，苦参 12 ～ 15g，干蟾皮 12 ～ 15g，夏枯草 12 ～ 15g，牡蛎 15 ～ 30g，谷芽、麦芽各 15 ～ 30g，鸡内金 12 ～ 15g。

加减：若见痰血加仙鹤草、生地榆、白茅根；低热加银柴胡、地骨皮；不寐加酸枣仁、合欢皮、夜交藤；盗汗加糯稻根、浮小麦。

3. 气阴两虚

咳嗽痰少，咳声低弱，痰中带血或咯血，神疲乏力，气短，面色苍白，自汗盗汗，口干咽燥。舌淡红或舌红有齿痕，舌苔薄，脉细弱。

治法：益气养阴，清化痰热。

主方：生脉散合沙参麦冬汤加减。

常用药：黄芪 15 ～ 30g，白术 12 ～ 15g，北沙参 12 ～ 15g，麦冬 12 ～ 15g，薏苡仁 15 ～ 30g，杏仁 9 ～ 12g，瓜蒌皮 12 ～ 15g，石见穿 15 ～ 30g，白花蛇舌草 15 ～ 30g，夏枯草 12 ～ 15g，牡蛎 15 ～ 30g，谷芽、麦芽各 15 ～ 30g，鸡内金 12 ～ 15g。

加减：若偏阴虚加女贞子、西洋参；若偏气虚加生晒参、太子参；黄痰加桑白皮、黄芩、野荞麦根。

4. 阴阳两虚

咳嗽气急，动则喘促，胸闷，腰酸耳鸣，畏寒肢冷，或心烦盗汗，夜间尿频。舌质淡红或暗红，舌苔薄白，脉沉细。

治法：滋阴温阳，消肿散结。

主方：沙参麦冬汤合赞育丹加减。

常用药：北沙参 15 ～ 30g，天冬、麦冬各 12 ～ 15g，生地黄、熟地黄各12～15g，淫羊藿12～15g，肉苁蓉12～15g，仙茅12～15g，石见穿15～30g，石上柏15～30g，王不留行12～15g，薜荔果12～15g，芙蓉叶15～30g，川贝母9～12g，蚕蛹9～12g。

加减：若气急较甚加参蛤散、紫石英、菟丝子；肾阳虚肢冷加附子。

4. 气滞血瘀

咯痰不畅，痰中带暗血或血块，胸胁胀痛或刺痛，痛有定处，颈部及胸壁青筋显露，唇甲紫暗。舌暗红或青紫，有瘀点或瘀斑，舌苔薄黄，脉细弦或涩。

治法：理气消肿，活血化瘀。

主方：复元活血汤加减。

常用药：桃仁12～15g，王不留行12～15g，丹参12～15g，莪术9～12g，蜂房9～12g，八月札12～15g，郁金9～12g，全瓜蒌15～30g，夏枯草12～15g，牡蛎15～30g，海藻12～15g，昆布12～15g，山豆根12～15g，石见穿15～30g，白花蛇舌草15～30g，山慈姑9～12g，谷牙、麦芽各15～30g，鸡内金12～15g。

加减：痰血去桃仁、丹参、王不留行，加仙鹤草、生地榆、茜草根、三七；头面部肿加黄芪、防己、车前子；疼痛较甚加延胡索、没药、乳香、徐长卿。

二、常用中成药

（1）金复康口服液：每次30mL，日服3次，30日为1个疗程，可连续使用2个疗程，适用于原发性非小细胞肺癌气阴两虚证。

（2）清肺散结丸：每次3g（1瓶），日服2次。1个月为1个小疗程，2个月为1个大疗程。有效杀灭癌细胞，抑制癌细胞的转移及扩散，专用于肺癌治疗。

（3）参一胶囊：空腹口服，每次2粒，每日2次，8周为1个疗程。改善肿瘤患者的气虚症状，与化疗配合用药，有助于提高原发性支气管肺癌化疗的疗效。

（4）参莲胶囊：每次6粒，日服3次。适用于气血瘀滞、热毒内阻而致的中晚期肺癌。

（5）鹤蟾片：每次6片，日服3次。适用于原发性支气管肺癌、肺部转移癌，能够改善患者的症状、体征，增强患者体质。

（6）康莱特注射液：缓慢静脉滴注，每日 1 次，每次 200mL，21 日为 1 个疗程，适用于不宜手术的气阴两虚、脾虚痰湿型原发性非小细胞肺癌，对中晚期肺癌患者具有一定的抗恶病质和止痛作用。

三、中药外敷（涂）

（1）蟾乌巴布膏：由蟾酥、细辛、生川乌、重楼、红花、冰片等 20 余味中药组成。使用前先将皮肤洗净擦干，再将膏药敷在疼痛处，每隔 24 小时换药一次。适用于肺癌疼痛。

（2）癌痛散：山柰、乳香、没药、姜黄、栀子、白芷、黄芩各 20g，小茴香、公丁香、赤芍、木香、黄柏各 15g，蓖麻仁 20g。上药共研为细末，用鸡蛋清调匀外敷于乳根穴，6 小时换药 1 次。适用于肺癌疼痛。

（3）消积止痛膏：取樟脑、阿魏、丁香、山柰、重楼、藤黄等量，分研为末，密封备用。用时将上药按前后顺序分别撒在胶布上，敷贴于患者肺癌痛之部位，随即用 60℃左右的热毛巾在药膏上敷 30 分钟。每天热敷 3 次，5 ～ 7 天换药一次。

四、康复治疗

肺癌的康复治疗包括精神、食物、药物、气功等辅助治疗，这些在癌症患者的康复中起着非常重要的辅助作用。癌症患者通过上述康复治疗，以减轻精神、机体上的痛苦和生活上的不便，并在一定程度上恢复自理与劳动能力以及参加社会活动的能力，从而改善生活的质量和延长生存的时间。

1. 精神疗法

肿瘤给患者造成了很大的精神压力，性格发生变化，例如孤僻、忧郁、怨恨、压抑、恐惧和对生活失去信心等。因此，精神和心理的康复治疗对患者健康恢复起着重要作用。一是鼓励患者拥有积极的态度和坚定战胜疾病的信心，用实例生动具体地说服患者，消除癌症“不治之症”之说，消除患者的恐惧感和失望感。已经康复且无功能障碍的患者，又心事重重，总是担心肿瘤复发和转移，对这种情况可以具体说明原因，介绍身边康复患者的例子，消除他们不必要的顾虑并树立良好的生活信心。二是医护工作者要千方百计为患者着想，使患者的各种不良反应（情绪、生理、病理）得到良好的护理和治疗。

2. 气功疗法

气功疗法是通过自我控制意识、呼吸和锻炼身体来调整机体的内环境，加强机体的稳态机制。气功不但有医疗、保健、预防的效果，而且适当坚持锻炼有延年益寿和开发潜能的效应，尤其是静功能使人体耗能减少，储能增加，有利于患者的体力康复。针对肺癌患者疾病的不同阶段，可以选择不同的锻炼方法，如放松功、内养功、郭林气功、太极气功、练功十八法等。

五、预防与护理

1. 预防

目前尚且不能对肺癌发生的细胞水平采取阻断措施，因此对肺癌应当采取消除风险因素的预防手段，包括环境和工作场所的空气污染。经确认，最主要的风险因素是吸入烟草烟雾，所以戒烟是目前最可行的方法。

2. 护理

（1）心理护理：帮助患者正确认识疾病，积极配合诊断和治疗，激发患者潜在的生存意识，提高机体的抗病能力，使患者以最佳心态配合治疗。

（2）预防感染：尤其是化疗、放疗期间，除做好病房、被褥消毒外，还要做好口腔黏膜、皮肤、会阴部的清洁消毒；指导患者注意休息，不去其他病房走动，减少探视，避免交叉感染。嘱患者不要随便抠鼻，防止鼻腔出血；用软毛牙刷刷牙，防止牙龈出血。

（3）消化道不良反应的护理：放疗、化疗期间患者易出现恶心、呕吐，应鼓励他们少食多餐，饮食宜清淡、有营养、易消化。

（4）注意皮肤的毒性反应：放疗、化疗期间出现皮肤毒性反应时，嘱患者避免搔抓，注意保持皮肤清洁干燥，避免发生感染。

（5）注意超敏反应：治疗过程中患者出现支气管痉挛、呼吸困难、血压下降等超敏反应，应立即停止给药，并予吸氧，应用肾上腺素、升压药物，直至恢复正常。在护理过程中，要克服麻痹大意思想，严密观察，做好抢救准备。

（6）注意水肿及多浆膜腔积液：密切观察患者体重及周围水肿的变化。出现水肿时，对水肿情况进行评估，每天测量水肿部位最严重时的周长，指导患者抬高下肢，促进静脉血回流，嘱患者穿宽松、柔软的衣服，防止擦伤皮肤。

（7）做好患者出院后的自护指导：指导患者出院后坚持治疗，定期到医院随访，养成有规律的生活习惯，劳逸结合，适当到户外活动，化疗后脱发严重者可戴假发，同时注意饮食卫生。

（上海中医药大学：刘嘉湘　范忠泽）

◎ 医案 1

唐某，男，59 岁，2012 年 5 月 19 日初诊。患者 3 月出现咳嗽、气短，咯少许白色黏痰，胸闷，经检查提示右上肺小细胞肺癌。住院治疗后自觉胸闷、气短，渐消瘦，时感乏力，纳差，夜眠尚可，二便调。刻下：既往有 30 余年吸烟史，体重下降明显。舌尖、边暗红，苔薄白，脉左弦滑，右弦细。桶状胸，双肺呼吸音低，左肺底可闻及细小湿啰音，心音可，节律齐，心率 80 次 / 分钟，肝脾（–）。辨证：气滞血瘀，瘀毒内蕴。治法：理气化瘀，清肺化痰。方以康泰汤加减：沙参 12g，乌梢蛇 10g，天冬 12g，蜈蚣 1 条，黄芪 30g，佛手 10g，焦三仙各 15g，鸡内金 10g，姜半夏 10g，白花蛇舌草 15g，灵芝 12g，甘草 10g。20 剂，每日 1 剂，水煎服，分早、晚 2 次温服。嘱慎劳累，避风寒，忌辛辣、烟酒。

二诊：患者胸闷、气短较前减轻，无咳嗽，胃部胀满，纳差，恶心作呕，偶有嗳气，小便频、夜间尤甚、有尿不尽感、色淡黄，大便正常，夜眠可。近期化疗 5 次。舌暗红、苔薄白，脉沉细弦。续服原方 20 剂。

三诊：患者胸闷、气短不明显，反复咳嗽，痰少，乏力，怕冷，畏凉食，腰酸，夜尿 4 次，尿色略黄，耳鸣，大便正常。舌淡红、苔薄白，脉沉。上方去佛手、姜半夏，加浙贝母 10g，白术 10g，百合 12g，益智仁 10g，10 剂。

四诊：患者咳嗽较前明显减轻，咽干咽痒，喉中痰少、色白、黏，易咯，怕冷、腰酸减轻，尿色白，大便正常。舌暗红有齿痕，中后部苔稍黄，薄腻，右关脉虚滑，余脉沉。上方去益智仁，加丹参 10g，鱼腥草 15g。15 剂。

按：患者长期吸烟，烟毒燥热，常损伤肺阴肺气，导致肺失宣肃，津液停滞为痰，血脉瘀滞，毒痰瘀互结，留而不去，从而发为肺癌。故治以理气化瘀、清肺化痰为法，方用康泰汤加减。康泰汤为张老治疗癌肿的经验方，方中黄芪、灵芝益气扶正，沙参、天冬滋阴生津润肺，乌梢蛇、蜈蚣搜剔攻毒散结，鸡内金、佛手、焦三仙健脾和胃，姜半夏降逆止呕，白花蛇舌草解毒散结。二诊时患者胸闷、气短较前减轻，咳嗽消失，故原方继续治疗。三诊时患者主症基本消失，但咳嗽、痰少、怕冷、畏凉食，故原方加浙贝母、白术、百合润肺化痰，加益智仁温补脾肾。四诊时患者主症消失，自觉咽干咽痒、少量白痰，舌质暗红，故加鱼腥草解毒排痰，丹参活血散瘀。现代药理学研究亦表明灵芝、白花蛇舌草、鱼腥草对肿瘤细胞有抑制作用。

（医案来源：陕西中医学院　张学文）

◎ 医案 2

王某，男，78 岁，2009 年 1 月 20 日初诊。患者 2008 年 7 月因发热，伴咳嗽，咯白痰半个月余，CT 检查示右肺占位性病变。当时未行纤维支气管镜检查。后化疗 1 个疗程，胸部 CT 复查示右肺癌伴胸膜、纵隔淋巴结转移。刻下：患者无明显憋喘、胸闷等症状，以乏力、出汗多，喉中有痰、不易咯出为主。舌质红、边有齿痕，苔黄，脉弦细。辨证为肺脾气虚，痰瘀蕴结。治以益气化痰，祛瘀散结。处方：黄芪、全瓜蒌、白花蛇舌草各 30g，炒白术 15g，茯苓、浙贝母各 20g，陈皮、清半夏、鱼腥草、土贝母各 12g，蜈蚣 2 条，砂仁、炒三仙各 10g，甘草 6g。7 剂，每日 1 剂，水煎服。

二诊：患者汗出减轻，痰少，伴活动后气喘。上方加炙麻黄、地龙各 12g，黄芩 15g，麦冬 20g。连服 14 剂。

三诊：患者服药平稳，体力较前明显恢复，偶咳，无痰，咽痒，感右胁胀痛。上方去炙麻黄、黄芩、鱼腥草，加柴胡 12g，延胡索 15g。连服 14 剂。

四诊：患者无咳嗽、咯痰，疼痛症状缓解，体力尚可。继用上方，患者连续治疗 2 个月后，临床症状基本消失，后坚持服中药以巩固疗效。

按：肺癌是常见的恶性肿瘤，多以顽固性干咳持续数周不愈，或反复咯血痰，或不明原因的顽固性胸痛，气急，发热，或伴消瘦乏力等，胸部 CT、纤维支气管镜检查有助于诊断。因脾土与肺金为母子关系，患者年老脾虚，气血生化乏源，无力生金，则肺气亦见不足，肺失宣降，气机不利，津聚为痰，蕴热成毒而结为肿块，终致肺癌，可见乏力、咳嗽、咯痰，久病加之放疗毒邪大伤元气，气虚更甚，故乏力明显，卫失固外，见汗出。故予黄芪、炒白术、茯苓健脾益气；全瓜蒌、浙贝母止咳化痰；清半夏、陈皮补益脾肺，燥湿化痰；蜈蚣、地龙、土贝母活血化瘀，攻毒散结。全方共奏益气化痰、祛瘀散结之功，临床获得良效。

（医案来源：山东中医药大学附属医院　焦中华）

第二节　纵隔肿瘤

纵隔位于胸廓的中央，上为胸腔的入口，下为横隔，左右以纵隔胸膜、前后以胸骨和胸椎为界。以心包前后缘为界可从前向后分为前纵隔、中纵隔和后纵隔。纵隔肿瘤可以是良性肿瘤或囊肿，也可为恶性肿瘤，其中恶性肿瘤约占 1/3。该病的症状与肿瘤的大小、部位、生长速度和压迫周围组织有关，可出现胸痛、咳嗽、气急、声嘶、吞咽困难、上腔静脉受压和胸腔积液等症状和体征。纵隔肿瘤不是常见肿瘤，因其发病隐匿，一旦发现常以手术治疗为主，中医中药可作为辅助治疗方法。根据临床表现，该病可归属于中医学“结胸”“胸痹”范畴。

一、辨证论治

（一）实证

1. 痰气凝结

体内有形痰饮之邪积聚上焦，临床可见胸背部作痛，胸内胀闷不适，咳嗽气短，痰吐不畅，胃纳不佳。舌苔腻，舌质淡、红边、有齿印，脉濡滑。

治法：理气化痰，软坚散结。

主方：海藻玉壶汤或涤痰汤加减。

常用药：海藻 30g，昆布 15g，川贝母 15g，半夏 10g，青皮 6g，陈皮 10g，当归 15g，川芎 10g，连翘 10g，南星 9g，枳实 12g，茯苓 15g，石菖蒲 30g，竹茹 15g。

加减：胸闷憋喘者，可加厚朴、苏梗、代赭石、车前子等宽中理气，降气通利；有痰瘀化热之象者，加黄柏、栀子、牡丹皮、泽泻等清热利湿。

2. 痰瘀壅滞

痰凝日久入络损伤血脉，或酿成壅塞，阻碍肺气疏泄。临床可见胸闷、咳嗽有痰而黏滞，呼吸气促、活动尤甚，饮食、二便如常。舌质暗或有瘀斑、瘀点，苔薄黄微腻，脉弦。

治法：行气化痰，活血化瘀。

主方：大七气汤。

常用药：瓜蒌 20g，薤白 15g，半夏 15g，青皮 10g，陈皮 12g，桔梗 12g，藿香 12g，桂枝 10g，桃仁 12g，红花 10g，香附 10g，蒲黄 12g，五灵脂 12g，夏枯草 30g。

加减：肿块明显者加鳖甲、穿山甲、龙骨、牡蛎等软坚散结；疼痛明显者可加柴胡、延胡索、穿山甲、全蝎、蜈蚣等疏肝活血，搜剔络道；瘀血明显、舌质紫暗、脉涩者可加莪术、三七、土鳖虫等加强活血化瘀力量。

3. 湿阻中焦

湿邪阻滞脾胃，影响运化功能，临床表现为胸痛，脘腹胀满，纳呆倦怠，头昏嗜卧。苔白厚腻，脉沉细缓。

治法：健脾除湿，理气化瘀。

主方：除湿汤合木香枳术丸加味。

常用药：苍术 12g，厚朴 10g，陈皮 10g，藿香 10g，半夏 10g，枳实 10g，没药 10g，云苓 15g，牡丹参 30g。

加减：气短胸痛者可加厚朴、半夏、瓜蒌、檀香等宽中理气止痛；隐隐疼痛者可加丹参、没药、蜂房等活血化瘀；病程久者可加黄芪、三棱、莪术等扶助中气、化瘀散结；胃纳不佳、腹中胀满者可加鸡内金、神曲、山楂等健脾和胃。

（二）虚证

1. 脾虚不健

起病缓慢，伴有肢体软弱无力，神疲肢倦，肌肉萎缩，少气懒言，纳呆，便溏，面色㿠白或萎黄无华，面浮。舌淡苔薄白，脉细弱。

治法：补中益气，健脾升清。

主方：参苓白术散合补中益气汤加减。

常用药：党参 30g，黄芪 30g，白术 15g，山药 30g，当归 18g，陈皮 12g，莲子 30g，薏苡仁 30g，砂仁 6g，桔梗 12g，白扁豆 15g，白茯苓

18g，升麻 12g，柴胡 12g。

加减：食积不运、脘腹胀满者可加谷芽、麦芽、山楂、神曲等健脾助运，导其食滞；食欲减退、口干咽干较甚者可加沙参、麦冬、玉竹、地黄、石斛等滋养胃阴；久病气血两虚证见面色㿠白者可重用黄芪、党参、当归，加阿胶补养气血。

2. 阴虚痰热

病程日久，损伤肾阴，症见乏力腰酸，手足心热，胸闷气紧，咳嗽痰稠。舌红，苔白，脉弦细。

治法：滋阴清热，解毒软坚。

主方：消瘰汤加减。

常用药：玄参 12g，川贝母 12g，牡蛎 12g，全瓜蒌 10g，薤白 10g，赤芍 10g，桃仁 10g，红花 10g，半枝莲 15g，青皮 10g，陈皮 10g，海藻 10g，昆布 10g，当归 10g，全蝎 6g，白花蛇舌草 30g，紫花地丁 10g。

加减：肝气郁滞者加柴胡、香附等；痰多瘀络者加半夏、白芥子等；腰膝疼痛、午后潮热者可加龟甲、熟地黄、女贞子滋阴清热；腰脊酸软者可加续断、补骨脂、狗脊等补肾壮腰；若病久阴损及阳，阴阳两虚，兼有神疲、怯寒怕冷者，可加淫羊藿、鹿角霜、紫河车、附子、肉桂，或服用鹿角胶丸等。

二、常用中成药

（1）西黄丸：每次 3g，日服 2 次。

（2）平消胶囊：每次 4 ～ 8 粒，日服 3 次。

三、中药外敷（涂）

（1）纵隔良性肿瘤外用敷剂：干蟾皮、防己、延胡索、血竭、乳香、没药、冰片、牛黄等，制成外用剂，湿敷，每日 2 ～ 3 次。

（2）热敷消癌散：壁虎、泽漆、华蟾、三七、黄芪、当归、熟地黄等，制成外用剂，湿敷，每日 2 ～ 3 次。

（3）华蟾猫眼草：华蟾 30g，猫眼草 30g，红花 15g，独活 15g，羌活 15g，水蛭 15g，土鳖虫 15g，当归 15g，川乌 10g，草乌 10g，透骨草 15g，乳香 10g，没药 10g，皂矾 10g，莪术 15g，三棱 15g，延胡索 15g，甘遂（炙）10g，商陆 15g，干姜 15g，研粉，装入布袋，蒸 30 分钟，后洒酒

50mL。将布包外敷于癌灶相应部位，每次 30 分钟。

四、中药口服专方

（1）瘿瘤神方：海带 30g，海藻 30g，昆布 30g，海浮石 30g，紫背天葵 60g，夏枯草 60g，连翘 60g，贝母 30g，桔梗 30g，天花粉 30g，皂角刺 15g。每日 1 剂，水煎 2 次，早晚各服 1 次。

（2）一支箭方：白及 4.5g，天花粉 3g，白芷 3g，猪牙皂 3g，金银花 5g，乳香 3g，半夏 3g，川贝母 3g，穿山甲 4g，当归 4g，甘草 1.5g。上药共为细末，加生姜 2 片，水煎去渣，入黄酒一小杯，分 2 次服。

（3）夏枯草、牡蛎各 30g，地黄、丹参、昆布、海藻各 12g，赤芍、玄参、桃仁、炒白术各 10g，守宫 2 条。每日 1 剂，水煎，分 2 次服。

（4）丹参、红花、白术、黄芪、党参、山药各 25g，清半夏、白芍、三棱、莪术、柴胡各 15g。每日 1 剂，水煎服。随证加减。

（5）石菖蒲、郁金、紫草、夏枯草、山慈姑、陈皮、茯苓、川芎、当归、赤芍、半夏、柴胡、石斛、枸骨叶、莪术、沉香、紫豆蔻、鹿角霜、水蛭等各适量。每日 1 剂，水煎服。

（6）莪术 10g，三棱 10g，山慈姑 10g，当归 15g，木香 10g，郁金 10g，胆南星 10g，牡蛎 30g，甘草 10g。每日 1 剂，水煎 2 次，早晚各服 1 次。

五、预防与护理

（1）患者应节制饮食，勿暴饮暴食，同时饮食宜清淡，忌肥甘厚味、辛辣、醇酒以及生冷之品。

（2）注意精神调摄，保持乐观开朗，心情舒畅。

（3）慎起居，适寒温，防六淫，注意腹部保暖。

（4）由于与纵隔内组织脏器解剖关系密切，肿瘤发展将出现一系列压迫症状，并可能发生破溃、感染、胸腔积液、气管移位，或与支气管相通，发生急性窒息。压迫上腔静脉可出现上腔静脉综合征，喉返神经受压则声音嘶哑，侵犯肺部可出现胸痛、胸闷、咳嗽、气短，食管受压会出现吞咽困难等，因此应注意仔细检查、定期随访，预防此类并发症出现，并予以及时处理。

（第二军医大学附属长海医院：凌昌全　翟笑枫）

◎ 医案1

王某，女，59岁，2010年2月26日初诊。2009年2月因“喘憋不能平卧、活动受限”被诊为恶性胸腺瘤。术后行化疗4个周期，因体质因素不能耐受而停止化疗，因“周身乏力、食欲不振”前来就诊。查胸部CT示：右中纵隔肿物，其内伴低衰灶及分隔，边缘浸润斑片结节样影，直径约为6.8cm×5.1cm，与升主动脉、主动脉根部均分界不清，双侧胸腔未见积液，其余肺野清楚。刻下：患者神志清楚，精神弱，周身乏力，食欲不振，动则心悸，自觉前胸部压迫感，活动后喘息、气短，纳少，寐尚可，二便调。舌淡红、苔白，脉沉弦。辨证为气血两虚，治以益气养血，兼以解毒祛瘀。处方：黄芪30g，太子参15g，麦冬15g，五味子10g，当归15g，地黄15g，川芎10g，桑白皮15g，薤白10g，白芍15g，郁金10g，姜黄10g，半夏10g，瓜蒌15g，苦参15g，猫爪草15g，山慈姑15g，浙贝母15g。后定期复诊，随证加减用药。

2010年8月复诊：患者因外感后出现胸闷，胃脘部及胁下胀满，周身乏力，咳嗽，晨起咳吐白色黏痰。查胸部CT示：右前中上纵隔肿物，呈不均匀强化，其内分隔范围约7.0cm×4.2cm，与升主动脉、主动脉根部分界不清，纵隔内血管受压移位，邻近纵隔不规则及结节样胸膜增厚，相邻内斑片浸润，其余肺野清楚。处方：黄芪30g，川芎10g，麦冬15g，五味子10g，连翘15g，枳壳15g，胆南星10g，半夏15g，百部15g，紫菀15g，前胡15g，白前15g，重楼15g，川贝母10g，地黄15g，桑白皮15g，大黄10g，鸡内金15g，檀香10g。方药以清热润肺、下气止嗽化痰为主。

后患者定期复查，根据患者症状而调整用药：泄胸腔积液使用葶苈子、桑白皮、泽泻；喘憋甚加白果、桑白皮、紫苏叶；咽部不适加桔梗、射干、枇杷叶、杏仁；咳嗽痰多去地黄、麦冬，加浙贝母、半夏、胆南星；纳差去地黄、山茱萸，加鸡内金、焦山楂、神曲、麦芽；胸痛加川楝子、延胡索、川芎；心悸加薤白、半夏、枳壳；下肢无力加杜仲、续断、牛膝等。其余随证加减。

患者于2011年7月和2012年5月复查胸部CT，报告示肿物大小无明显变化，至2013年2月28日复诊，患者生存状况良好。

按：贾英杰教授原方以《金匮要略》中瓜蒌薤白半夏汤为底方。方中瓜蒌苦寒滑利，豁痰下气，宽畅胸膈，《本草思辨录》载其“实之长，在导痰浊下行，故结胸胸痹，非此不治”。薤白辛温，通阳散结以止痹痛，为治疗寒痰阻滞、胸阳不振之胸痹要药，《本草求真》云其“味辛则散，散则能使在上寒滞立消；味苦则降，降则能使在下寒滞立下；气温则散，散则能使在中寒滞立除；体滑则通，通则能使久痼寒滞立解……胸痹刺痛可愈”。瓜蒌、薤白相配伍，加强了行气散结、祛痰通阳之功；半夏辛温，燥湿化痰，降逆止呕，消痞散结。诸药合用，治疗痰浊阻痹心胸以豁痰通阳，对于脾失健运、湿痰阻脉、气滞血瘀、胸阳失展之胸痹有良好的治疗效果。上方加黄芪、太子参、麦冬、五味子以益气养阴治疗气阴两虚，当归、白芍、地黄、川芎以补血调血治疗营血虚滞，桑白皮、浙贝母以润肺止咳化痰，郁金、姜黄以活血祛瘀、行气止痛，苦参、猫爪草、山慈姑以清热解毒抗癌。诸药合用，共奏扶正祛瘀之功效，显著改善患者主要临床症状，稳定肿瘤，提高了患者的生存质量。

（医案来源：天津中医药大学第一附属医院　贾英杰）

◎ 医案 2

姚某，女，56 岁，2013 年 8 月 28 日初诊。患者于 2012 年 4 月无明显诱因出现干咳、腰酸、体重逐渐下降等症状，查 X 线胸片示：左侧胸腔积液待查，恶性可能。胸腔积液涂片示找到异型细胞，疑为腺癌。5 月行胸腺穿刺，病理检查示胸腺瘤。行 4 次化疗后，因骨髓抑制而停止化疗。长期口服中药抗肿瘤治疗。2013 年 8 月 14 日胸部 CT 检查示胸腺瘤病史，血管前间隙肿块；左侧胸膜多发转移瘤，少量胸腔积液；右肺中叶慢性纤维条索；左肺炎症并左下叶部分不张；左腋下淋巴结肿大；大量心包积液。患者拒绝放疗、化疗，遂来就诊。刻下：胸闷气急，动则尤甚，偶有干咳，怕冷，心悸乏力，便结，纳差，精神欠振，面色苍白，端坐体位，两肺呼吸音低，未闻及明显干湿啰音，心率 118 次 / 分钟，律齐，心音遥远，双下肢无浮肿。舌体胖大有齿痕，脉滑数。实验室检查：心脏彩超检查示心包积液（左室后壁后方见 19mm 无回声区，右室前壁前方见 11mm 无回声区）。X 线胸片示：心影增大，左侧肋膈角变锐，中等量胸腔积液。B 超检查示：左侧胸腔积液（左侧胸腔肩胛下线第七肋间见 68mm 无回声区）。西医诊断：胸腺瘤。中医诊断：痰饮，证属脾气亏虚，心阳不振，水饮内停，治以益气健脾，温通心阳，化气行水。方以苓桂术甘汤、葶苈大枣泻肺汤和己椒苈黄丸加减。处方：葶苈子 15g，白术 30g，茯苓 15g，猪苓 15g，川椒目 15g，大枣 9g，猫人参 30g，龙葵 15g，黄芪 30g，防己 15g，丹参 15g，制大黄 9g，桂枝 9g，甘草 6g。每日 1 剂，水煎服。同时口服西药利尿剂等。嘱定期（每周 1 次）复查电解质。

2013 年 9 月 11 日二诊：患者胸闷气急减轻，精神好转；舌淡红、苔少白，脉细。上方加黄精 30g、车前子 30g 继服。

2013 年 10 月 9 日三诊：患者胸闷气急逐渐缓解，食欲改善，大便正常。治疗 1 个月后将利尿剂减量为每日 1 次，每次 1 粒，继续定期复查血电解质。心脏彩超检查示心包积液（左室后壁后方见 6mm 无回声区，右室前壁前方见 5mm 无回声区）。B 超示左侧胸腔积液（左侧胸腔肩胛下线第七肋间见 21mm 无回声区）。

2013 年 12 月 28 日四诊：复查 X 线胸片示两肺纹理增深，结合病史考虑左侧少量胸腔积液，建议随访复查。心脏彩超检查示未见明显心包积液。治疗获效，继服中药，定期随访。

按：本案患者心包积液为痰毒水湿内侵、正气虚弱等导致心脾功能失常所引起，尤以心脾阳虚为发病关键。本病既有正气虚弱之因，亦有邪气入侵的重要因素。心脾阳虚，不能温化水湿，停积于心包，为痰为饮，导致气机不利，出现心悸气急、动则加重、端坐呼吸。故治疗扶正以健脾温阳为主，祛邪则以泻下利水、行气化瘀为主，扶正与祛邪相互配合，标本兼治。治疗选用《金匮要略》苓桂术甘汤、葶苈大枣泻肺汤和己椒苈黄丸加减。

方中，葶苈子泻肺祛痰、利水散结，其有效成分具有类似强心苷的药理作用，可加强心肌收缩力，改善血液循环；白术健脾利水，攻补兼施，为治疗痰饮水肿之良药，《药性论》载其“味甘辛，逐皮间风水结肿”。据临床观察，白术达到一定剂量，排液作用明显增强。二药相伍，逐水之力更强，共为君药。猫人参、龙葵清热解毒且具有强壮扶正功用，为臣药；茯苓渗湿利水；川椒目行气利水，助白术消痰饮水肿，又健脾和胃以绝痰湿之源；桂枝温阳化饮，其性温可佐制葶苈子之寒凉之性，且其归肺、膀胱经，可引诸药达病所，作佐使药；茯苓、桂枝相配，则温阳之中以制水阴，利水之中以复心阳，正如叶天士所言“通阳不在温，而在利小便”；根据“肺与大肠相表里”的理论，制大黄通腑泄浊利水、黄芪补气健脾利水、车前子利水渗湿以助治标之力；丹参入心经，养血活血而行其瘀。方中诸药寒温并用，散收结合，宣降相宜，相反相成，标本兼治，共奏益气健脾、温通心阳、化气行水之效。

（医案来源：上海中医药大学附属龙华医院　邓海滨）

第三节　胸膜肿瘤

胸膜肿瘤是发生于胸膜的肿瘤，可分为原发性和继发性。胸膜继发性肿瘤来源以肺癌、乳腺癌居多，其他还可为胃、卵巢、胰腺的转移癌。胸膜原发性肿瘤较为少见，除其他软组织肿瘤外，大多为起源于胸膜间皮细胞或胸膜下结缔组织的肿瘤，称为胸膜间皮瘤。

根据其生长方式可将胸膜间皮瘤分为局限性和弥漫性，前者多为良性，但也有潜在恶性或低度恶性肿瘤；后者几乎均为恶性（一般为高度恶性），为本节主要讨论内容。此病可发生于任何年龄，多发于 40 ～ 50 岁男性，发病率随年龄增长而增加，60 ～ 64 岁男性的发病率大约是 30 ～ 34 岁男性的发病率的 10 倍。孤立性胸膜间皮瘤大多为良性或低度恶性肿瘤，好发年龄各地报道不一。发病诱因包括多种因素，其中石棉粉尘与此病的发病有密切的关系。

一、辨证论治

（一）常证

1. 痰热蕴结

一侧胸部持续性疼痛，咳嗽，胸闷气急，发热，口苦，纳呆，腹胀。舌质红，苔黄腻，脉滑数。

治法：清热化痰，散结止痛。

主方：清气化痰汤加减。

常用药：胆南星 9g，黄芩 15g，瓜蒌仁 30g，陈皮 9g，枳实 15g，清半夏 9g，杏仁 9g，延胡索 9g，半枝莲 30g，白花蛇舌草 30g，虎杖 15g，龙葵 15g。

加减：大便秘结者，加郁李仁、大黄通便；恶心欲呕者，加紫苏梗、代赭石降逆止呕。

2. 气滞血瘀

胸胁满闷，患侧胸部持续性钝痛，急躁易怒，痛处固定、拒按，入夜加重，咳嗽气急。舌质暗，有瘀斑、瘀点，脉涩。

治法：活血化瘀，理气宽胸。

主方：血府逐瘀汤加减。

常用药：当归 15g，地黄 15g，桃仁 9g，红花 12g，枳壳 15g，赤芍 15g，柴胡 15g，川芎 9g，莪术 15g，桔梗 9g，甘草 3g，山楂 15g，五灵脂 9g。

加减：痰黏难吐者，加鲜竹沥、天竹黄清热化痰；胸腔积液多者，加虎杖、牵牛、葶苈子荡涤悬饮；咳血者，加紫珠草、仙鹤草、三七粉止血。

3. 饮停胸胁

胁痛，咳唾则更甚，转侧、呼吸均牵引而痛，肋间饱满，气短吸促，有时只能偏卧于一侧。舌苔薄白，脉沉弦。

治法：健脾益气，泻肺行水。

主方：四君子汤合葶苈大枣泻肺汤加减。

常用药：薏苡仁、半边莲、陈葫芦各 30g，党参、茯苓、大枣各 15g，白术、葶苈子各 15g，陈皮 10g，甘草 5g。

加减：胸部满闷、舌苔浊腻者，加薤白、杏仁化痰宽胸理气；体弱食少者，加麦芽、砂仁和胃消食；喘咳咯吐黄痰者，加桑白皮、瓜蒌、黄芩、苏子清热化痰平喘。

（二）变证

1. 肺脾两虚

咳嗽痰多，胸闷气促，四肢倦怠，纳呆腹胀，大便溏薄。舌质淡胖，舌苔白腻，脉濡滑或濡缓。

治法：益气健脾，宣肺化痰。

主方：六君子汤合导痰汤加减。

常用药：党参 30g，牡蛎（先煎）30g，薏苡仁 30g，龙葵 30g，白术 15g，茯苓 15g，法半夏 10g，陈皮 10g，制天南星 10g，枳壳 10g，佩兰 10g，甘草 6g。

加减：咳嗽气促、难以平卧者，加枳壳、人参（蒸兑）、麦冬、五味子益气平喘；咳痰黄稠者，加鱼腥草、瓜蒌清热化痰。

2. 气血两虚

气促咳嗽，咳痰黏稠，动则自汗，头晕目眩，神疲乏力，食纳差，小便短少不利，面色无华。舌质淡，苔少，脉细弱无力。

治法：益气养血，补肾纳气。

主方：十全大补汤加减。

常用药：黄芪 20g，党参 20g，重楼 20g，白术 15g，茯苓 15g，淫羊藿 15g，当归 10g，川芎 10g，白芍 10g，熟地黄 10g，陈皮 10g，海浮石 10g，胡桃肉 10g，熟附子 6g。

加减：心动悸、脉结代者，加炙甘草、人参（蒸兑）、麦冬、五味子益气养心；肢冷畏寒、便溏者，加桂枝、干姜温补心脾。

二、常用中成药

（1）华蟾素注射液：每次 30mL 加入生理盐水或葡萄糖注射液中滴注，每日 1 次，连用 10 ～ 15 天，休息 1 周，为 1 个疗程，使用 3 ～ 4 个疗程。适用于偏实证者。

（2）康莱特注射液：每次 100mL 点滴，每日 1 ～ 2 次，连用 10 ～ 15 天，休息 1 周，为 1 个疗程，使用 3 ～ 4 个疗程。适用于偏虚证者。

（3）艾迪注射液：每次 40 ～ 60mL 加入生理盐水或葡萄糖液中点滴，每日 1 次，连用 10 天，休息 1 周，为 1 个疗程，使用 3 ～ 4 个疗程。适用于气虚患者。

（4）亚砷酸注射液：每次 20mL 加入生理盐水 50mL 混合后，在尽量抽尽胸腔积液后，注入胸腔，1 周 2 次，连用 3 ～ 4 周，为 1 个疗程。适用于控制胸腔积液。

（5）平消胶囊：每次 4 ～ 8 粒，每日 3 次。适用于各期患者。

（6）金龙胶囊：每次 4 粒，每日 3 次。适用于偏实证患者。

（7）紫龙金片：每次 3 ～ 4 片，每日 3 次。适用于各期患者。

三、中药外敷（涂）

（1）甘遂散：甘遂、砂仁各 9g。共研细末，取大蒜头捣烂，和药末，水调成糊。用时将药糊敷于脐上。适用于恶性胸膜瘤合并胸腔积液者。

（2）松香乳没散：乳香、没药、血竭各 15g，冰片 3g，或加蟾酥 0.5g。

共研末，酒泡或醋调备用。每日 4 ～ 6 次，涂抹痛处皮肤。

（3）蟾酥散：蟾酥粉 1 份，凡士林 10 份。将凡士林稍加热后，加入蟾酥粉搅匀，涂抹到痛处或肿块周围。

（4）蛤蟆散：癞蛤蟆（干品）6g，姜黄 0.6g。共研细末，加酒调如泥，敷贴痛处。

（5）五倍子散：五倍子 1.5g，朱砂 0.6g。共研细末，以水调成糊状，外敷脐上，每晚 1 次，连用 3 天。适用于恶性胸膜瘤汗多，夜间尤甚者。

四、针灸

1. 痰热蕴结

穴位：尺泽、肺俞、丰隆、列缺、曲池。

方法：毫针刺，泻法，不灸，每日 1 次。

2. 气滞血瘀

穴位：期门、支沟、阳陵泉、足三里、太冲、肺俞。

方法：毫针刺，泻法，不灸，每日 1 次。

3. 肺脾两虚

穴位：肺俞、太渊、脾俞、章门、太白、丰隆。

方法：毫针刺，平补平泻法，或加灸，每日 1 次。

4. 气血两虚

穴位：大椎、足三里、血海、关元。

方法：毫针刺，补法，每日 1 ～ 2 次。

5. 穴位封闭止痛法

穴位：肺俞、膈俞、厥阴俞、期门、大包。

药物：1%普鲁卡因 1.0mL，维生素 B_{12}250mg。

方法：每穴注药 2mL，每日 1 次，5 ～ 7 日为 1 个疗程。适用于癌性胸痛。

五、预防与护理

1. 预防

（1）避免与石棉接触。对与石棉接触者，予以重点防护，如在厂矿劳动时采用湿式作业，密闭尘源，通风除尘。大力加强个人防尘，如戴口罩或面罩作业，等等。

（2）就业人员定期做健康检查和 X 线检查，发现肺部有可疑病变时及早治疗和调离工作。

2. 护理

（1）对疼痛的患者，要注意心理护理，减轻他们的精神负担，使他们保持良好的精神状态，配合治疗，树立战胜疾病的信心。

（2）胸膜肿瘤患者由于患侧胸腔积液或疼痛，故大多数易采取患侧卧位。在采取积极的止痛措施和治疗胸腔积液的同时，应帮助患者勤翻身，防止患侧长时间受压而致胸廓变形。

（3）忌食辛辣，禁烟酒。加强营养，多食营养丰富且易消化的食物。

（广州中医药大学第二临床医学院：吴万垠　周宇姝　龙顺钦　柴小姝　邓宏　张海波　郑剑霄）

◎ 医案 1

童某，男，56岁，2006年6月28日初诊。患者因低热、胸闷憋气呛咳超过1个月，于当年6月行胸部CT检查示“两侧胸壁占位性病变”，胸膜活检示“少许瘤组织”，考虑为胸膜间皮瘤。随即住院治疗，予抗炎退热、引流胸腔积液等对症处理后，症状缓解而出院。后因反复出现大量胸腔积液伴低热、呛咳、胸痛，甚至喘憋不能平卧，多次住院治疗，虽经胸腔积液引流及胸腔注射力尔凡2次，但胸腔积液仍持续增多。因患者拒绝行胸腔闭式引流术，要求中医治疗，遂来求诊。刻下：两胁胀痛，胸闷喘憋，不可平卧，呛咳阵作；恶寒发热，体温37.8～38.4℃，纳呆；舌体胖大，边尖红赤，质偏暗，苔薄黄腻，脉弦紧。B超检查示：大量胸腔积液呈包裹状，两侧胸壁占位性病变。西医诊断：恶性胸膜间皮瘤，伴顽固性胸腔积液。中医诊断：癖饮；治法：和解少阳，化痰蠲饮。方选小柴胡汤加减。处方：柴胡30g，黄芩15g，半夏30g，党参15g，干姜5g，黄芪10g，瓜蒌皮30g，半枝莲15g，青蒿30g，苍术10g，石膏30g，粉葛根30g，羌活10g，胆南星10g，竹茹10g，赤芍20g，郁金12g，生姜2片，大枣10g。5剂。

2006年7月3日二诊：患者热势消退，胸闷憋气减轻，仍呛咳而引起胁肋胀痛；舌体胖大，苔白腻而滑，脉弦。上方减粉葛根、羌活、胆南星、竹茹、郁金、半枝莲，加白花蛇舌草30g，仙鹤草15g，麻黄6g，细辛3g，五味子6g，胡黄连10g，生姜2片，大枣10g。7剂。

2006年9月3日三诊：守方治疗近2个月，患者病情稳定。刻下：偶有呛咳，胸闷气短，可平卧，乏力，纳呆，大便溏泄；舌淡体胖大，苔白滑，脉弦滑。B超检查示：两侧胸腔积液较前明显减少。予柴胡桂枝干姜汤合五苓散加减。处方：柴胡15g，黄芩10g，半夏30g，茯苓15g，猪苓10g，白术30g，泽泻10g，当归10g，肉桂3g，桂枝10g，党参25g，干姜6g，黄芪15g，瓜蒌皮40g，苍术30g，赤芍10g，白花蛇舌草30g，黄连6g，生姜2片，大枣10g。7剂。

2008年2月四诊：上方加减服用近半年，患者自觉无不适，胸部CT检查示：两侧胸膜不规则增厚粘连并钙化，胸膜结节，少量胸腔积液。刻下：四肢乏力，食少便溏；舌淡体胖大，苔白腻水滑，脉细缓。方以四君子汤、五苓散、真武汤合方化裁。处方：党参15g，白术10g，茯苓10g，猪苓10g，泽泻10g，当归10g，芍药10g，附子10g，黄芪15g，白花蛇舌草30g，半边莲30g，炙甘草10g，生姜2片，大枣10g。7剂。

据随访知，以上方为基础加减，患者连续服药31个月，自觉神清气爽，病痛如失。

按：本病病机关键以肺气郁滞、饮热互结为标，脾肾两虚、不能制水为本。故拟清热化坚、温阳蠲饮为治疗大法，在辨证结合辨病的基础上循经定位用药。分三个阶段治疗：第一阶段，饮热之邪相搏于两胁少阳，症见恶寒发热，两胁胀痛；肺气郁闭见胸闷喘憋，不能平卧；饮热之邪搏结上犯，见呛咳阵作，舌赤质暗，苔黄腻，脉弦紧。故选小柴胡汤加味，旨在助少阳转枢之机，使三焦气机运化得畅，则热邪退、水饮化；再加蠲化水饮、清热之麻黄、细辛、五味子、石膏等，共奏清热除饮之功。第二阶段，热退身凉，阳虚饮停，症见呛咳、大便溏泄、舌淡体胖大、苔白滑、脉弦滑。“病痰饮者，当以温药和之”，故选用柴胡桂枝干姜汤合五苓散加减，以温化水饮。运用《伤寒论》之柴胡桂枝干姜汤是考虑患者有少阳兼里虚寒，少阳传入太阴之候。配合治疗蓄水证的五苓散，利水渗湿，温阳化气；更有黄芪补气、升阳、利水，当归补血活血，白花蛇舌草清热解毒。全方共奏健脾渗湿、化坚行水之功。第三阶段，以脾肾阳虚为主，兼饮邪内滞，故健运中焦，温化水饮，治以四君子汤、五苓散、真武汤合方化裁，补气温阳利水。意守方于中焦，斡旋中焦脾胃之气而运胸中宗气，宗气运则三焦之气利，水饮化，郁滞开，以奏补气温阳、化饮软坚之效。

（医案来源：天津中医药大学第一附属医院　赵远红）

◎ 医案 2

李某，男，65 岁，2005 年 7 月初诊。患者 2001 年 8 月初出现右胸痛，检查发现右侧胸腔积液，经多家医院诊疗后效果不明显，症状加重。2005 年 1 月经开胸探查明确诊断为右胸膜上皮型恶性间皮瘤，行右胸膜恶性间皮瘤剥脱术及术后多次化疗，胸痛等症状改善不明显。刻下：精神疲倦，形体消瘦，咳嗽，夜间加重，咯少量白痰，右胸部隐痛，伴有牵掣样痛，寐差，胸闷不适，气促，活动后加重，胃纳欠佳，二便调。舌淡暗，苔白，脉弦细。查体：右锁骨上窝可触及肿大淋巴结，大小约 2.0cm×3.0cm，右肺叩诊呈浊音，触觉语颤减弱，右中下肺呼吸音减弱，左肺呼吸音清，未闻及明显干湿性啰音。西医诊断：弥漫性恶性胸膜间皮瘤（上皮型）。中医诊断：胸痹，证属肺郁脾虚、痰瘀阻络，治宜宣肺通络、健脾化痰。处方：瓜蒌 15g，土鳖虫 6g，法半夏 10g，薤白 15g，守宫 6g，僵蚕 10g，厚朴 10g，茯苓 25g，白术 10g，葶苈子 15g，桑白皮 15g，大枣 6 枚，甘草 6g。每日 1 剂，水煎服，并口服平消胶囊。同时，于 2005 年 7 月—2006 年 8 月间断结合化疗 7 个疗程，患者精神好转，胸部疼痛、咳嗽咯痰、气促等症状明显缓解，右锁骨上窝淋巴结缩小，约 1.0cm×1.0cm，体重增加 5kg，CA153 由 44.49 U/mL 降至正常；胸部 CT 检查提示右胸膜上皮型恶性间皮瘤术后化疗后，右下胸膜广泛增厚。

患者经中西医结合治疗后病情稳定，疗效评价为部分缓解，转门诊中医药治疗，在上方基础上给予加减辨治，患者末次化疗后坚持口服中药治疗 2 年，2009 年 8—12 月因胸痛加重化疗 6 个疗程，化疗期间及化疗后结合中医药治疗，患者胸痛可缓解，生活如常人，并坚持每 2 周复诊，复查胸部 CT 同前，颅脑 CT、肝脏 B 超及相关抗原检查未见明显异常。

按：恶性胸膜间皮瘤临床虽属少见，但根据其病因病机及以胸痛为主要症状的特点，林丽珠教授认为将其归属中医“胸痹”范畴更合适。因该病多由于机体正气亏虚，肺失宣降，感受邪毒，上焦不通，脉络阻滞，致使痰、毒、瘀内着胸膜，日久成癌瘤，不通则胸痛。早在东汉时期，张仲景就在《伤寒杂病论》中描述了胸痹的病机、临床表现及辨证方药。在临证治疗上，林丽珠教授引据经典，根据通者不痛、不通则痛的理论，并结合多年临证用药经验，认为该病可以瓜蒌薤白半夏汤为基础方，在宣通肺络的基础上随证加减，胸阳不足、痰浊壅盛者，可加用苓桂术甘汤以温阳豁痰；肺气壅滞、宣降失司为主者，可用杏仁、浙贝母、桔梗、枳壳、半夏宣肺理气；邪毒炽盛者，可适当加用虫类药如蜈蚣、守宫、僵蚕、土鳖虫等。临症时急则治其标，辨痛而治，合理地遣方用药，力求药到症减，治疗上或理气通络，予柴胡、枳壳、香附、八月札；或祛瘀通络，予守宫、僵蚕、土鳖虫、蜈蚣、苦参、胆南星；或行气通络，予法半夏、厚朴、木香、砂仁；或散结通络，予北杏、浙贝母、桔梗、葶苈子、瓜蒌皮；或活血通络，予桃仁、红花、莪术、三棱；或解毒通络，予仙鹤草、鱼腥草、山慈姑、半枝莲。同时，对邪毒亢盛者，中医药攻邪力弱，可中西结合，利用手术、放疗、化疗等手段破邪攻毒；病情和缓者，可单用中医药进行调治。

（医案来源：广州中医药大学第一附属医院　林丽珠）

第四节　乳腺癌

乳腺癌是常见的女性恶性肿瘤之一，以乳腺无痛性肿块、乳腺皮肤改变、乳头改变、区域淋巴结肿大为主要临床特征。此病病因尚不明确，但研究表明与乳腺癌家族史、月经初潮早、高龄初产、未经产、闭经晚、电离辐射、乳腺囊性增生病、避孕药使用、营养状态等相关。患者主要为中老年女性，高发年龄为 41 ～ 55 岁，男性乳腺癌仅占 1%，预后与癌的浸润程度、组织学类型及分级、淋巴结受累情况、免疫组化等相关。近年来，全球乳腺癌的发病率呈上升趋势，可能与人们生活水平的提高和生活方式的改变有关；而死亡率呈下降趋势，可能与乳腺癌危险因素的干预、乳腺X线摄影的普查推广及乳腺癌治疗的进步相关。此病中医学病名为“乳岩”。

一、辨证论治

（一）常证

1. 肝郁气滞

乳房肿块，时觉胀痛，情绪忧郁或急躁，心烦易怒。苔薄白或薄黄，脉弦滑。

治法：疏肝行气，化痰散结。

主方：逍遥散加减。

常用药：柴胡 12g，白芍 15g，瓜蒌 30g，茯苓 12g，白术 12g，郁金 12g，夏枯草 20g，白花蛇舌草 30g，丝瓜络 15g，香附 12g，皂角刺 15g，浙贝母 12g。

2. 热毒蕴结

乳房肿块，增大快速，疼痛，间或红肿，甚则溃烂，污水恶臭，或发热，心烦口干，便秘，小便短赤。舌暗红、有瘀斑，苔黄腻，脉弦数。

治法：清热解毒，活血祛瘀。

主方：五味消毒饮合桃红四物汤加减。

常用药：银花 20g，桃仁 10g，红花 10g，赤芍 15g，菊花 15g，蒲公英 30g，紫花地丁 15g，地黄 15g，连翘 15g，夏枯草 20g，半枝莲 30g，皂角刺 15g。

3. 冲任失调

乳房肿块，月经前胀痛明显，或月经不调，腰腿酸软，烦劳体倦，五心烦热，口干咽燥。舌淡，苔少，脉细无力。

治法：调理冲任，补益肝肾。

主方：青栀四物汤加减。

常用药：青皮 10g，栀子 10g，当归 12g，地黄 15g，白芍 10g，川芎 10g，香附 10g，女贞子 10g，龟甲 10g，菟丝子 10g，枸杞子 15g。

4. 气血两虚

乳房肿块，与胸壁粘连，推之不动，头晕目眩，气短乏力，面色苍白，消瘦，纳呆。舌淡，脉沉细无力。

治法：益气养血，解毒散结。

主方：益气养荣汤加减。

常用药：党参 15g，白术 15g，茯苓 10g，炙甘草 6g，陈皮 6g，川芎 6g，熟地黄 12g，白芍 15g，黄芪 30g，丹参 15g，白花蛇舌草 30g，重楼 20g，香附 10g，鹿角霜 12g。

（二）手术后

1. 脾胃虚弱

纳呆，或腹胀，便溏或便秘。舌淡，苔白腻，脉细弱。

治法：健脾和胃理气。

主方：六君子汤加减。

常用药：党参 20g，白术 15g，茯苓 15g，陈皮 6g，半夏 10g，鸡内金 15g，麦芽 30g，甘草 6g。

2. 肝郁脾虚

乏力，头晕，情绪抑郁，或心烦，纳差，便溏。舌淡红或淡白，脉弦或细。

治法：疏肝健脾。

主方：逍遥散合四君子汤加减。

常用药：柴胡 15g，白芍 12g，茯苓 15g，白术 12g，山药 20g，党参 20g，陈皮 6g，麦芽 30g，郁金 12g。

3. 气血亏虚

面色苍白，神疲乏力，头晕目眩，或心悸，盗汗，纳呆。舌淡，脉沉细无力。

治法：补气养血。

主方：八珍汤加减。

常用药：党参 20g，白术 12g，茯苓 15g，当归 12g，熟地黄 15g，白芍 15g，川芎 8g，甘草 6g，炙黄芪 30g，山药 30g，大枣 30g。

（三）放疗后

1. 肺胃阴虚

咽干口燥，喜饮，干咳，无痰或少痰，大便干结。舌淡红或稍红，苔薄黄干，脉细数。

治法：养阴生津，宣肺和胃。

主方：沙参麦冬汤合增液汤加减。

常用药：沙参 20g，麦冬 15g，天冬 15g，杏仁 12g，瓜蒌 15g，桑白皮 15g，玄参 12g，地黄 15g，黄芪 20g，鸡内金 12g。

2. 脾虚肝郁

神疲乏力，头晕，情绪抑郁或心烦，纳差，便溏。舌淡红或淡白，脉弦细。

治法：健脾疏肝。

主方：四君子汤合逍遥散加减。

常用药：柴胡15g，白芍12g，茯苓15g，白术12g，山药20g，党参20g，陈皮6g，麦芽30g，郁金12g，大枣30g。

3. 肝肾阴虚

头晕目眩，腰膝酸软，目涩，梦多，月经紊乱或停经。舌红，苔少，脉细数。

治法：滋补肝肾。

主方：一贯煎合杞菊地黄丸加减。

常用药：枸杞子15g，麦冬15g，沙参20g，黄精15g，熟地黄15g，女贞子15g，山茱萸12g，冬虫夏草6g。

4. 气血亏虚

面色苍白，神疲乏力，头晕目眩，或心悸，盗汗，纳呆。舌淡，脉沉细无力。

治法：补气养血。

主方：八珍汤加减。

常用药：党参20g，白术12g，茯苓15g，熟地黄15g，白芍15g，川芎8g，黄芪30g，山药30g，大枣30g，甘草6g。

（四）化疗后

1. 脾胃虚弱

恶心，呕吐，纳差，腹胀，便溏。舌淡红或淡白，脉细。

治法：健脾和胃。

主方：六君子汤加减。

常用药：陈皮8g，法半夏12g，党参30g，白术12g，茯苓15g，佛手12g，大枣30g，甘草6g。

2. 气血亏虚

面色苍白无华，唇甲淡白，少气乏力，畏寒自汗，头晕目眩，手指麻痹，或心悸，月经量少或停经。舌淡，苔薄白，脉沉细无力。

治法：补气养血。

主方：八珍汤加减。

常用药：党参30g，白术12g，茯苓20g，当归12g，熟地黄15g，白芍15g，川芎6g，骨碎补30g，鸡血藤30g，炙黄芪30g，大枣30g。

二、辨病选药

1. 常用中草药

本病在辨证论治的基础上，可选用天南星、半夏、红娘子、蜈蚣、三棱、白花蛇舌草、山慈姑等药物，以加强化痰散结抗癌的作用。

2. 随症加减

乳房胀痛：酌加王不留行 10g，延胡索 12g，木香 6g，路路通 10g，郁金 10g。

肿块皮肤紫暗：酌加水蛭 10g，桃仁 10g。

肿块红肿、血水不净：酌加草河车 15g，鹿衔草 15g，蒲公英 20g，凤尾草 15g。

肿块流脓恶臭：酌加薏苡仁 30g，仙鹤草 30g，金银花 30g。

心烦不寐：酌加茯神 10g，酸枣仁 10g，远志 10g，牡蛎 30g。

大便秘结：酌加大黄 10g，枳实 15g。

3. 常用中成药

（1）芪珍胶囊：每次 5 粒，日服 3 次。适用于气滞血瘀证。

（2）参芪片：每次 4 片，日服 3 次。适用于气血亏虚证。

（3）平消胶囊：每次 4 ～ 8 粒，日服 3 次。适用于肝郁气滞证。

三、预防和护理

1. 预防

（1）避免情绪刺激和忧郁，保持乐观、平和的心境，饮食起居有规律，睡眠充足，坚持适当锻炼，增强机体抗病能力。

（2）饮食均衡，不必过多忌口导致营养不足，导致身体抵抗力下降，从而不利于康复甚至出现复发、转移。

（3）在手术、放疗、化疗结束后仍有必要维持一段时间的中西医结合治疗，以巩固疗效。坚持定期复查，最初 2 年内，每 3 个月复查一次；2 ～ 5 年，每 6 个月复查一次；5 年以上，每年复查一次。复查项目包括血常规、肝功能、CEA、CA15-3、胸片、肝 B 超，必要时行 CT 或骨扫描。治疗反应的观察包括放疗区皮肤反应，如皮肤萎缩、变薄、花斑、毛细血管扩张，放射性肺炎、纵隔旁纤维化，上肢水肿，肋骨骨折，三苯氧胺治疗期间定期妇检，以预防子宫内膜癌以及继发肿瘤。

2. 护理

（1）放疗并发症的护理及治疗：①全身反应：轻微的全身反应不需要特殊处理，患者增强信心、消除顾虑均可坚持治疗。宜多休息，加强营养，进食易消化的食物。白细胞下降时减少与外界接触，并对房间进行紫外线消毒。②局部反应：皮肤出现红斑、色素沉着、皮肤脱屑、瘙痒时，保持局部皮肤干爽清洁，防止硬性衣物摩擦，最好穿用全棉或真丝的贴身内衣。皮肤出现水疱时，可用2%硼酸软膏外搽等。

（2）化疗并发症的护理及治疗：恶心、呕吐可用止吐剂、维生素 B_6、地塞米松等对症处理。口腔溃疡应加强口腔护理，可用维生素 B_2、维斯克、口炎清等含漱。腹泻可使用复方黄连素片、肠泰口服液、盐酸洛哌丁胺胶囊等治疗，警惕真菌感染，严重者需补液，注意保持水电解质平衡。

（中山大学附属肿瘤医院：张蓓　戎煜明　胡丕丽　陈徐贤
黄国贤　丘惠娟　钱穗毅）

◎ 医案 1

刘某，女，61 岁，2006 年 9 月 10 日初诊。患者素有乳腺胀痛，后可自扪及肿块，3 个月前发现乳腺肿瘤，被诊断为乳腺癌，已转移至肺，不能手术。化疗时出现白细胞减少及呕吐、纳差等副作用，不能耐受，遂停止化疗，改求中医治疗。刻下：面色萎黄无华，消瘦；胸闷，胀痛难忍，咳嗽，纳差；舌淡、苔白干，脉细弱而数。此痰、瘀、毒蕴结，且脾胃已虚，当以固护脾胃为主，辅以祛痰化瘀、清解毒邪。处方：太子参 30g，白术 10g，山药 30g，八月札 30g，炒麦芽 30g，鸡内金 10g，北山楂 10g，白花蛇舌草 30g，臭牡丹 30g，重楼 30g，三七片 10g，醋延胡索 10g，甘草 5g。7 剂，每日 1 剂，水煎，早晚分服。

二诊：患者胃纳已开，精神转旺。然仍当以固护胃气为主，稍事攻伐。处方：太子参 30g，白术 10g，山药 30g，薏苡仁 30g，炒麦芽 30g，鸡内金 10g，八月札 30g，白花蛇舌草 30g，臭牡丹 30g，重楼 30g，半枝莲 15g，全蝎 10g，三七片 10g，醋延胡索 10g。14 剂。

三诊：患者胸胀痛减轻，已不甚咳。守二诊方，续进 30 剂。

四诊：患者形体渐丰，胸无胀痛。查胸部 CT 示肺内转移灶消失。随即做乳腺癌根治手术。术后化疗，白细胞计数降至 $1.0\times10^9/L$，伴纳差、便溏。治拟健脾益气、清热解毒。处方：西党参 15g，炒白术 15g，茯苓 10g，砂仁 10g，石韦 30g，大枣 10g，薏苡仁 30g，八月札 30g，白花蛇舌草 30g，臭牡丹 30g。7 剂。

五诊：患者纳谷已馨，白细胞升至 4.2×10^9/L。仍以原方加减。处方：黄芪 30g，西党参 15g，白术 12g，茯苓 10g，西砂仁 10g，薏苡仁 30g，八月札 30g，白花蛇舌草 30g，藤梨根 15g，北山楂 10g。

守上方调治经年，后随访 5 年，康复如常人。

按：本案为脾虚血亏、瘀毒内结型乳腺癌肺转移化疗后，中医属“乳岩”“乳石痈”等范畴，如《疮疡经验全书·乳岩》中的乳岩“此毒阴极阳衰……捻之内如山岩，故名之”。患者年过六旬，脏腑功能衰弱，脾虚气血生化乏源，则正气不足以御邪于外，蕴热为痰，久则内瘀成毒，瘀毒互结于乳腺成肿块，气机受阻，不通则胀痛；邪毒走窜于肺内，肺失宣肃而咳嗽、咯痰、胸闷。化疗后更耗气血，脾胃功能亦受损，故面萎黄无华、消瘦、纳差、乏力等。此时当急以固护脾胃，减轻化疗毒副反应为主，辅以祛痰化瘀、清解毒邪，故用太子参、白术、山药健脾益气，生津润肺，炒麦芽、北山楂、鸡内金健脾开胃、行气消食。《外科正宗》认为“忧郁伤肝，思虑伤脾，积想在心，所愿不得志者，致经络痞涩，聚结成核”，故用八月札、三七、醋延胡索疏肝和胃，理气止痛，并辅以白花蛇舌草、臭牡丹、重楼祛痰化瘀、清热解毒。方证相合，则疗效显著。

自二诊始，患者脾胃功能改善，胃纳已开，故精神转旺，然仍当以固护胃气为主，稍佐攻伐，故加薏苡仁健脾胃，且现代药理研究证实，该药含薏苡仁酯，有抗癌作用。入半枝莲加强清热化瘀解毒之功，用全蝎攻毒散结、通络止痛。

三诊时患者病症减轻，守原方。

四诊时患者脾胃功能恢复，形体渐丰，且气机调畅，胸部胀痛改善，遂行手术。化疗后再次出现脾虚血亏、瘀毒未净症状，故用西党参、炒白术、茯苓补中益气、健脾养血，砂仁温中止呕，石韦配大枣治疗白细胞减少，余同前方。

五诊时患者病情明显好转，加黄芪补气升白，藤梨根清热解毒抗癌，且具有增强细胞免疫和抑制体液免疫的作用，其抗肿瘤作用可能部分与促进淋巴细胞转化和增强 NK 细胞活性有关。继续以健脾益气、化瘀解毒为法，治其病本，从而巩固疗效。

（医案来源：湖南省中医药研究院　刘祖贻）

◎ 医案 2

柴某，女，54岁，2007年8月初诊。2006年8月10日行左乳腺癌根治术。患者术前已绝经，术后完成6次化疗。2007年1月起口服来曲唑片。5月晨起感觉双下肢膝关节以下疼痛不舒，逐渐加重，行走不利，右下肢足踝部浮肿，按之凹陷。骨ECT检查示：未见肿瘤骨转移。刻下：膝关节以下隐痛不舒，右下肢足踝部浮肿，按之凹陷，伴腰酸乏力，形寒纳差；舌质胖红、苔薄白，脉细。骨密度测定示：骨质疏松。证属脾肾阳虚，骨髓失养。治以健脾补肾、温阳壮骨。处方：菟丝子12g，天葵子15g，山茱萸15g，鹿角片10g，杜仲10g，川牛膝10g，川续断10g，炒白术15g，薏苡仁30g，淫羊藿12g，骨碎补15g，仙茅10g，黄芪15g。上方加减，配合碳酸钙片口服。坚持服药3个月后，下肢疼痛明显缓解，足踝部浮肿消失。后一直坚持健脾补肾方药治疗及口服来曲唑片、碳酸钙片，每半年进行全身检查，包括血常规、肝功能、肾功能、B超、胸片、肿瘤标志物等，未发现转移及复发征象，纳香体健，无不适。

按：本案患者为乳腺癌术后，历经手术失血、化疗碍脾伤肾及内分泌药物伤肾损骨等不良反应，脾肾阳虚，脾阳虚则形寒神疲纳差，肾阳虚则骨失所养，骨枯而髓虚，出现双下肢骨酸痛，足踝部浮肿，系脾肾阳虚，局部水湿不化所致。舌质胖红、苔薄白，脉细，亦符合脾肾阳虚之证。刘云霞教授治疗上以健脾补肾、温阳壮骨为主，辅以利水消肿。方中，黄芪、白术、薏苡仁健脾助运，化湿利水；鹿角片、淫羊藿、骨碎补、仙茅补肾温阳，填精补髓；杜仲、川牛膝、川续断补肾壮骨。

（医案来源：杭州市第三人民医院　刘云霞）

第三章　消化系统肿瘤

第一节　食管癌

食管癌是指发生于食管黏膜上皮的恶性肿瘤，以进行性吞咽困难、食物反流、咽下疼痛为主要临床特征。食管癌的发生与生活条件、饮食习惯、存在强致癌物质、缺乏一些抗癌因素及有遗传易感性等有关。此病发病无明显季节性。中老年易患此病，我国 80% 的患者发病在 50 岁以后。男性发病率高于女性。早期食管癌及时根治预后良好，食管癌位于食管上段、病变长度超过 5cm、已侵犯食管肌层、癌细胞分化程度差及已有转移者，预后不良。此病中医学病名为“噎膈”。

一、辨证论治

1. 痰气互阻

食入不畅，吞咽不顺，时有嗳气不舒，胸膈痞闷，伴有隐痛，口干。舌淡质红，舌苔薄白，脉细弦。

治法：开郁降气，化痰散结。

主方：旋覆代赭汤合四逆散加减。

常用药：柴胡 10g，枳壳 10g，白芍 10g，旋覆花 10g，代赭石 15g，法半夏 10g，郁金 10g，陈皮 10g，山豆根 10g，草河车 15g。

加减：疼痛明显者加延胡索、白屈菜；口干、津伤明显者加玄参、石斛；吞咽困难较严重者加威灵仙、赤芍。

2. 血瘀痰滞

吞咽困难，胸背疼痛，甚至饮水难下，食后即吐，吐物如豆汁，大便燥结，小便黄赤，形体消瘦，肌肤甲错。舌质暗红，少津或有瘀斑、瘀点，黄白苔，脉细涩或细滑。

治法：祛瘀散结，化痰解毒。

主方：血府逐瘀汤加减。

常用药：当归 10g，地黄 10g，桃仁 10g，红花 10g，枳壳 10g，赤芍 10g，川芎 10g，桔梗 6g，柴胡 10g，急性子 15g，半夏 10g，瓜蒌 30g。

加减：胸背痛甚者加延胡索、白屈菜、八月札；便干加郁李仁、火麻仁；口干舌红加黄连、麦冬、知母；合并出血者加三七、白及、血余炭。

3. 阴虚内热

进食哽咽不下，咽喉干痛，潮热盗汗，五心烦热，大便秘结。舌干红少苔，或舌有裂纹，脉细数。

治法：滋阴润燥，清热生津。

主方：一贯煎合养胃汤加减。

常用药：沙参 30g，麦冬 15g，地黄 20g，石斛 15g，玉竹 15g，当归 10g，川楝子 10g。

加减：嗳气明显者加陈皮、半夏、旋覆花、茯苓；潮热盗汗明显者加地骨皮、知母、鳖甲；肠中燥结、大便不通者加大黄、瓜蒌。

4. 气虚阳微

晚期食管癌，饮食不下，泛吐清水或泡沫，形体消瘦，乏力气短，面色苍白，形寒肢冷，面足浮肿。舌质淡，脉虚细无力。

治法：益气养血，温阳散结。

主方：当归补血汤合桂枝人参汤加减。

常用药：黄芪 30g，当归 10g，干姜 10g，党参 20g，白术 10g，熟地黄 15g，白芍 15g，桂枝 10g，急性子 10g，半夏 10g。

加减：气逆呃逆者加威灵仙、丁香、柿蒂；呕吐黏痰者加陈皮、胆南星、青礞石；出血者加仙鹤草、蜂房、白及、三七；畏寒肢冷明显者加炮附子；呕吐清水较多者加吴茱萸、黄连。

二、常用方药

1. 常用中成药

（1）犀黄丸：每次 3 ～ 5g，日服 2 ～ 3 次，适用于晚期食管癌热毒内攻、瘀血内结者。

（2）开郁顺气丸：每次 1 丸，日服 3 次，适用于食管癌证属气滞痰凝者。

（3）六神丸：每次 10 ～ 15 粒，日服 4 次，适用于食管癌热毒偏盛证见吞咽梗阻、胸骨后疼痛者。

（4）六味地黄丸：每次 1 丸，日服 2 ～ 3 次，适用于食管癌癌前病变及食管癌放疗、化疗后证见肝肾阴虚者。

（5）新癀片：每次 2 ～ 4 片，日服 3 次，适用于食管癌证属瘀热内盛者，或西医诊断为食管癌合并感染者。

（6）通关藤口服液：每次 2 ～ 4 支，日服 3 ～ 4 次，适用于食管癌梗阻者。

2. 验方

通道散：硼砂 1g，硇砂 0.6g，冰片 0.1g，牛黄 2g，象牙屑 1.5g，玉枢丹 1.5g，共研细末并调成糊状，每次适量，徐徐吞服。开膈降逆，适用于食管癌合并溃疡、水肿而饮食难咽的患者。吞药后，患者涌吐大量黏痰而使食管腔开启，有助于顺利进食。

三、中医特色疗法

1. 中药外敷（涂）

金仙膏：由苍术、白术、川乌、半夏、大黄、生灵脂、生延胡索、枳实、当归、黄芩、巴豆、莪术、三棱、连翘、防风、芫花、大戟等多种中药制成。按病情分次摊膏于纸上，外敷病处或选穴外贴，适用于噎膈、反胃等病。

2. 推拿

可作为食管癌的辅助治疗手段。一般认为推拿背部腧穴可以减轻胸背部的癌性疼痛；揉按合谷、足三里、涌泉可以扶正固本，启膈降逆。

3. 针灸

主穴：天鼎、天突、膻中、上脘、内关、足三里、膈俞、合谷。

配穴：病灶在颈段者加扶突、气舍、风门等；在中段者加气户、俞府、承满、肺俞、心俞等；在下段者加期门、不容、承满、梁门等，如兼胸骨后痛配华盖，背痛配外关、后溪；进食困难或滴水不进者重刺内关；食管内出血者配尺泽、列缺、曲泽；痰多者灸大椎、中府、中魁，针风门、肺俞、列缺、合谷。

方法：毫针刺，平补平泻法，每日 1 次。

4. 拔火罐

穴位：膈俞、脾俞、胃俞，或以痛为腧取穴。

方法：将火罐对准穴位，用闪火法迅速罩在穴位上，每次拔罐 2 ～ 6 个，留罐 10 ～ 15 分钟，间日 1 次，10 次为 1 个疗程，间歇 1 周后进行下一个疗程。

四、食疗

饮食调治对预防此病及缓解常见症状，如吞咽哽咽、胸骨后胀闷疼痛、呃逆等的缓解均有帮助。日常饮食以细、软、凉、热适中、少量多餐为宜，提倡细嚼慢咽，荤素相兼，改变饮食过快、过热、过粗、过硬及蹲食的陋习；多吃新鲜蔬菜；不吃烧焦的鱼肉、霉变的酸菜等食物。

五、预防与护理

1. 预防

我国不少地区（特别是食管癌高发区）建立了防治基地，进行了一级预防（病因学预防），包括改良饮水、防霉去毒、改变不良的生活习惯等。

发病学预防（二级预防或称化学预防）是对食管癌高发地区进行普查，对高危人群进行化学药物干预治疗。

2. 护理

（1）生活护理：注意起居有时，生活环境适宜，适当运动，不能过劳。尤其在长期治疗中，应注意休息，保持体力，营养饮食，适时增减衣物。

（2）饮食护理：进食后喝少许温水或淡盐水，以冲淡食管中积存的食物和黏液，饮食宜清淡，避免进食刺激性食物。

（3）心理护理：注意精神心理调整，帮助患者克服悲观、紧张、恐惧等不良情绪，树立战胜癌症的信心、勇气，积极配合治疗。

（中华中医药学会肿瘤分会：周宜强　孙永章　杨建宇）

◎ 医案 1

白某，男，55 岁，2020 年 11 月 4 日初诊。当年 7 月确诊食道鳞癌，无法手术，行化疗 + 免疫 2 个疗程。刻下：有吞咽梗阻感，仅食流质食物，打嗝，反酸，大便偏稀；舌淡红，苔薄，脉细。西医诊断：食管中上段恶性肿瘤。中医诊断：食道癌，证属肝胃不和，痰瘀互结。处方：石见穿 30g，威灵仙 30g，守宫 15g，陈皮 15g，竹茹 30g，姜半夏 30g，海螵蛸 30g，煅瓦楞子 30g（先煎），柿蒂 15g，郁金 15g，石菖蒲 15g，细辛 6g，党参 45g，麸炒白术 45g，紫苏梗 15g，酒黄连 10g，盐巴戟天 30g，炒鸡内金 30g，炒山楂 30g，砂仁 12g（后下），全蝎 5g，盐杜仲 30g，重楼 10g，猫爪草 15g。7 剂，水煎服，2 日 1 剂，每日 3 次。

2020 年 11 月 17 日二诊：患者已行化疗 + 免疫 3 个疗程。刻下：患者吞咽梗阻感未缓解，仅食流质食物，打嗝、反酸稍改善，大便偏稀；舌淡红，苔薄，脉细。辨证属肝胃不和，痰瘀互结。守方治疗，原方去盐杜仲、重楼、猫爪草，用细辛 7g，全蝎 6g，加醋乳香 6g，白及 15g，丹参 30g。10 剂，水煎服，2 日 1 剂，每日 3 次。

2020 年 12 月 7 日三诊：患者坚持免疫治疗维持，已行化疗 + 免疫 4 个疗程。刻下：仍有吞咽梗阻感，仅食流质食物，时有打嗝、反酸，大便偏稀；舌淡红，苔薄，脉细。辨证属肝胃气滞夹痰瘀。守方治疗，二诊方去醋乳香，加浙贝母 30g。10 剂，水煎服，2 日 1 剂，每日 3 次。

2020 年 12 月 27 日四诊：患者免疫治疗维持。刻下：吞咽梗阻感稍好转，可食半流质食物，打嗝、反酸好转，大便不稀，但仍不成形；舌淡红，苔薄，脉细。辨证属肝胃不和，痰瘀互结。守方治疗，三诊方用全蝎 7g，去紫苏梗、白及，加麸炒枳实 15g，麦冬 30g，干石斛 30g。10 剂，水煎服，2 日 1 剂，每日 3 次。

2021 年 1 月 17 日五诊：患者免疫治疗维持。刻下：吞咽梗阻感稍好转，可食半流质食物，打嗝、反酸好转，大便不稀，但仍不成形，乏力脚软，精神差；舌淡，苔薄，脉细。辨证属肝肾不足，肾气虚夹痰瘀。四诊方去郁金、炒山楂、浙贝母，加制附片 30g（先煎），淫羊藿 30g，炒紫苏子 30g。15 剂，水煎服，2 日 1 剂，每日 3 次。

2021 年 7 月 23 日六诊：患者 2021 年 6 月停免疫治疗。刻下：咽部有异物感、吞咽梗阻感，膝关节及腰部酸痛，大便成形；舌淡红，苔薄，脉细。诊为噎膈，证属肝胃不和、肝肾两虚夹痰瘀。五诊方用全蝎6g，去制附片、细辛、麦冬、酒黄连、炒紫苏子、干石斛、丹参，加粉葛30g，熟地黄30g，川射干15g，黄芪45g，山慈姑15g，桔梗15g，杜仲30g。14剂，水煎服，2日1剂，每日3次。

2021年8月20日七诊：患者咽部有异物感、吞咽梗阻感，膝关节及腰酸痛，西医诊断为类风湿关节炎。大便成形。舌淡红，苔薄，脉细。证属肝肾不足、湿瘀互结证。调整处方为：石见穿30g，威灵仙30g，守宫15g，陈皮15g，竹茹30g，姜半夏30g，北柴胡20g，酒黄芩15g，烫骨碎补30g，麸炒枳实15g，续断片30g，烫狗脊30g，党参片45g，麸炒白术45g，炒栀子9g，柿蒂15g，盐巴戟天30g，炒鸡内金30g，淡竹叶30g，砂仁12g（后下），全蝎5g，山慈姑15g，羌活12g，盐杜仲30g。14剂，水煎服，2日1剂，每日3次。

2021年9月17日八诊：患者服药后咽部异物感、吞咽梗阻感及膝关节、腰酸痛好转，指关节疼痛，大便成形。舌淡红，苔薄，脉细。证属心脾两虚。七诊方去北柴胡、黄芩、骨碎补、栀子、淡竹叶，加炒紫苏子30g，紫苏梗20g，川射干15g，桑枝30g，桂枝30g。14剂，水煎服，2日1剂，每日3次。

2023年7月7日九诊：患者咽部有异物感、吞咽梗阻感，咽中有痰，全身大小关节及腰酸痛，活动不利，腹痛腹泻，手指胀痛；舌淡红，苔薄，脉弦。证属心脾两虚。处方：烫骨碎补30g，续断片30g，烫狗脊30g，威灵仙30g，独活10g，黄芪60g，菊花30g，白附片20g（先煎），粉葛30g，郁金15g，丹参30g，炒僵蚕10g，石见穿30g，淫羊藿15g，柿蒂15g，守宫15g，炒紫苏子30g，莲子30g，山茱萸45g，麸煨肉豆蔻15g，炒酸枣仁20g（打碎），麸炒白术30g，蛤壳30g（先煎），熟地黄30g，羌活10g。14剂，水煎服，2日1剂，每日3次。

2023年12月19日十诊：患者咽部有异物感，吞咽时有梗阻感，咽中有痰，全身大小关节及腰酸痛，活动不利，腹痛腹泻，手指胀痛。舌淡红，苔薄，脉弦。证属心脾两虚。处方：烫骨碎补30g，续断片30g，烫狗脊30g，川牛膝30g，木香12g，黄芪60g，菊花30g，白附片20g（先煎），粉葛30g，炒鸡内金30g，高良姜15g，酒黄连12g，炒白扁豆30g，黄柏30g，柿蒂15g，守宫15g，炒紫苏子30g，莲子30g，山茱萸45g，麸煨肉豆蔻30g，砂仁9g（后下），麸炒白术45g，煅赭石15g（先煎），生晒参

10g。14剂，水煎服，2日1剂，每日3次。

按：该患者为局部晚期的食管鳞癌，2020年7月初诊时无法手术，行内科挽救治疗（化疗+免疫）4个疗程后，予免疫治疗维持1年，未进行根治性放疗。从2020年11月化疗2个疗程后求诸中医药治疗至今，患者病情控制稳定，生存质量尚可，定期复查未见远处转移，可望长期生存（5年）。

食道癌，属于中医学“噎膈”范畴，是由于食管干涩，食管、贲门狭窄所致的以咽下食物哽塞不顺，甚则食物不能下咽到胃、食入即吐为主要临床表现的病证。噎即哽塞，指吞咽食物时哽塞不顺；膈即格拒，指食管阻塞，食物不能下咽到胃，食入即吐。《素问·阴阳别论》曰“三阳结谓之膈”，《素问·通评虚实论》曰“膈塞闭绝，上下不通，则暴忧之病也”，认为本病病因病机与津液枯槁及情志郁结、气滞痰凝有关。《灵枢·四时气》曰“食饮不下，膈塞不通，邪在胃脘”，指出本病病位在胃。后世医家认为其病因以内伤饮食、情志，年老肾虚，脏腑失调为主，且三者之间常相互影响，互为因果，共同致病，形成本虚标实的病理变化。《医宗必读·反胃噎塞》曰：“大抵气血亏损，复因悲思忧恚，则脾胃受伤，血液渐耗，郁气生痰，痰则塞而不通，气则上而不下，妨碍道路：饮食难进，噎塞所由成也。”忧思伤脾则气结，脾伤则水湿失运，滋生痰浊，痰气相搏；恼怒伤肝则气郁，气郁则津行不畅，瘀血内停，已结之气，与后生之痰、瘀交阻于食管、贲门，使食管不畅，久则使食管、贲门狭窄，而成噎膈。其次，饮食所伤，嗜酒无度，过食肥甘，恣食辛辣，助湿生热，酿成痰浊，阻于食管、贲门，或津伤血燥，失于濡润，使食管干涩，均可引起进食噎塞，也可成噎膈。年老肾虚，精血枯槁，食管失养，也可发为此病。

本例患者初诊时吞咽梗阻感明显，仅能下咽流质饮食，伴打嗝、反酸。中医辨证为肝胃不和，痰瘀互结。方用启膈散合橘皮竹茹汤加减。启膈散中郁金、砂仁理气化痰解郁，石菖蒲、茯苓润燥化痰，柿蒂易杵头糠和胃降逆；橘皮竹茹汤以党参、甘草培胃中元气，而以橘皮、竹茹，一寒一温，下其上逆之气，以姜、枣宣其上焦，使胸中之阳渐畅而下达，谓上焦因受气于中焦，而中焦亦秉承于上焦，上焦既宣，则中气自调。加姜半夏既和胃降逆，又化痰散结。患者反酸明显，用瓦楞子、海螵蛸收涩制酸。在食管癌的治疗中，笔者根据上海名中医钱伯文的经验，加入石见穿、威灵仙、守宫。石见穿，功效清热解毒，活血镇痛，《苏州本产药材》记载其“苦辛，平。治噎膈，痰饮气喘”。威灵仙祛风湿，通经络，消痰涎，散癖积，治疗痛风、顽痹、癥瘕积聚、诸骨哽咽诸症。守宫祛风，定惊，散结，解毒，《本草纲目》记载其能“治中风瘫痪，手足不举，或历节风痛，及风痓惊痫，小儿疳痢，血积成痞，疠风瘰疬”。因食管属胃，膈塞不通，邪在胃脘，加党参、麸炒白术、炒鸡内金、炒山楂补脾健胃，消食；杜仲、巴戟天补肾气，一则补先天以健后天，二则增强肾精肾气，以匡扶正气，调节免疫。第一年的治疗均以上方为主加减。

中医药治疗一年后，患者吞咽梗阻感有所缓解，打嗝、反酸症状亦较前改善，痰气交阻症状改善，此阶段治疗当去启膈散，仍以橘皮竹茹汤加姜半夏、石见穿、威灵仙、守宫、全蝎降逆和胃、化痰散结为主方，并持续脾肾双补、先天后天并调，同时根据患者全身关节酸痛的临床症状，加祛风湿、止痹痛的骨碎补、续断、狗脊对症治疗，以改善患者临床症状，提高其生活质量。

（医案来源：重庆市中医院　邱敏）

◎ 医案 2

冯某，男，61 岁，1993 年 11 月 6 日初诊。

主诉：食管癌术后 3 个月，不思饮食，进食极少。

病史：患者于 7 月下旬行食管中段癌切除手术，术后仍然不思饮食，进食极少。半个月前因咳嗽、寒热，诊为支气管感染，经治疗后寒热已退。唯咳嗽未愈，时咯黏痰，胸闷脘痞，口中无味，不欲饮水，不思进食，稍食则上腹痞满不适，甚则泛恶，因进食少而大便少，近来常 7 ～ 8 日始排大便少许，便后脘腹觉舒。神倦乏力，卧床难起，常常依赖静脉输液维持营养。

诊查：形体消瘦，舌苔白腻且厚，舌质淡白，脉虚弦。下肢轻度水肿。两肺呼吸音稍粗糙，心率 80 次 / 分钟，律齐。腹部无压痛及触及肿物。轻度贫血，胸部透视，两肺纹理稍增粗。

临床分析：人以饮食为要，胃气为本。患者系早中期食管中段鳞状细胞癌，经手术治疗，病灶顺利切除。但 3 个月来不思饮食，进食甚少，常赖静脉补给营养。当务之急是通过中医药治疗使胃气稍振，胃纳渐增，以冀维持生机，减轻症状，改善生活质量，延长生命。据目前病情，患者半个月前兼有咳嗽寒热，外感之邪犯于肺里。经治疗以来，咳仍未愈，时咯黏痰，胸闷脘痞，舌苔白腻，显系肺经痰浊未尽，宣化失司。肺胃俱病，肺蕴痰湿，胃有湿浊，若湿痰胶结不去，壅滞胃气而不得宣通，徒补其虚，则必不利于病。治法当以苦温化湿，燥湿祛痰，佐以宣肺利肺、行气和胃。方选不换金正气散、三拗汤、二陈汤之类加减。待湿、痰渐祛，舌苔腻色化除，再据证而选投养胃之品。

处方：藿香 10g，佩兰 10g，制川朴 10g，炒陈皮 10g，法半夏 10g，炙麻黄 5g，杏仁 10g，甘草 3g，炒枳壳 10g，谷芽 30g，冬瓜子 30g，炙紫菀 10g，石菖蒲 5g。每日 1 剂，分 2 次煎服。

二诊：上方服完 4 剂，咯痰已少，胸脘痞闷减轻。服完 9 剂，咳止痰少，舌苔白腻且厚之征象消退，呈现薄白之苔，知饥索食，食量渐增，每日 5 ～ 6 餐、行大便 1 次。从能起坐而渐能在室内活动，下肢未见浮肿，唯舌质仍淡，脉仍虚弦，重取无力。鉴于湿痰已基本祛除，脾胃气虚，营阴不足，遂拟平补气血、理气和中之剂。

处方：太子参 15g，炙黄芪 10g，炒白术 6g，茯苓 15g，炙甘草 5g，炒当归 10g，炒白芍 10g，炒陈皮 6g，法半夏 10g，炙鸡内金 10g，谷芽 20g，石见穿 15g。每日 1 剂，2 次煎服。

上方服 20 剂，饮食量能保持病前三分之二，食欲尚可，精神渐振，面色好转，居家休养。随访 1 年，尚称稳定。据云仍以最后一次方药间断配服，症状不著。复查血象，基本正常。钡餐上消化道检查示吻合口通畅，胃窦部黏膜稍有增粗。

按：患者初诊时以不思饮食、进食极少为主诉。从症状、舌象、脉象和病史分析，正气甚虚而湿浊、痰浊之邪未解。当时以化湿祛痰、宣肺和胃为主，药后症状改善，重要征象为舌苔厚白腻逐渐消退。类似病情，舌诊在辨证时占有极为重要的地位，“一分白腻苔，即有一分湿或痰”。苦温化湿，以平胃散为常用，处方中以佩兰醒胃化湿易苍术，加藿香、半夏二味，即为不换金正气散，该方系《太平惠民和剂局方》所载“治四时伤寒，瘴疫时气，头疼壮热，腰背拘急……寒热往来……咳嗽痰涎……霍乱吐泻，下痢赤白”。加人参名为人参养胃汤，亦即《张氏医通》所载的人参胃风汤。在脾胃内伤杂病湿浊内蕴证候中，平胃散、不换金正气散均甚常用，只要辨证确切，疗效甚佳。藿香、厚朴等药均有行气燥湿，改善胃肠分泌、蠕动功能，且有抑杀胃肠道致病微生物的功效。方中配以三拗汤，用麻黄以宣肺祛邪祛风寒而止咳，辅以杏仁利肺，甘草和中缓急，加紫菀以温肺。不少咳嗽寒热患者就医投药，一开始即用苦寒清热清肺之剂，寒热解后，肺胃余邪未尽，咯痰延久不愈。若能及时用宣散之品，如麻黄、前胡、紫菀等药，可使肺得宣解，温以祛寒，咳可减轻，缩短病程。

方中，冬瓜子与石菖蒲均为化痰、醒胃之品，对湿浊内盛、胃纳呆滞者，用之有效。即使湿不甚重，也有醒胃之功，在辨证方中酌量佐配，不失为简易良药。第二方为平补气血之剂，八珍汤加减。不用地黄者，因其湿痰初祛，不宜过于滋阴。复加陈皮、半夏、鸡内金、谷芽，仍以理气和胃、助消化为要。石见穿又名月下红、石打穿，为唇形科植物紫参的全草，功擅解毒、清热、活血，患者系食管癌术后，故配用此药，寓有防治之意，其性平，不属过于苦寒，不致败胃伤正。此例预后虽属不良，但通过治疗，近期症状改善，生活质量有所提高。

（医案来源：江苏省中医院　徐景藩）

◎ 医案 3

李某，男，76 岁，2014 年 3 月 7 日初诊。患者 2 个月前因吞咽困难行食管钡餐造影示：食管主动脉弓下段可见长约 5.5cm 的充盈缺损，局部黏膜中度破坏，管腔轻度狭窄。被诊断为食管中段癌。因患者年龄偏大，未行手术及放疗、化疗，故欲服中药调理。刻下：吞咽时咽部有不适感，吃硬物时更明显。伴胸痛，气紧，口干，纳可，大便干，2～3 日一行，腹部怕冷，消瘦。舌淡红，苔白，脉滑。有冠心病史 10 余年。四诊合参，证属痰瘀交阻证。治以化瘀通络为主。处方：山药 12g，砂仁 6g，清半夏 10g，藿香 10g，当归 12g，石斛 12g，守宫 6g，白英 30g，干姜 10g，天冬 12g，麦冬 12g，太子参 10g，莪术 10g，虎杖 10g，炙甘草 6g。6 剂。每日 1 剂，每剂煎 2 次，共约 400mL，合在一起，每日 2 次，每次口服 200mL。

2014 年 3 月 14 日二诊：患者诸症均有减轻，吞咽仍有不适感，气紧，消化欠佳，口干、便干好转。原方酌加健脾和胃药，即去虎杖，加神曲 10g，薏苡仁 30g，肉桂 3g。6 剂。服法同上。

2014 年 3 月 21 日三诊：患者诸症有减，舌淡红，苔白，脉缓有力。二诊方去肉桂，加陈皮 10g，浙贝母 10g。12 剂。服法同上。

按：徐灵胎指出：“噎膈之症，必有瘀血顽痰逆气，阻膈胃气。”本病例即因痰、瘀交阻于食管，致吞咽困难；机体失养则体质虚弱，逐渐消瘦；

患者年逾古稀，气阴亏虚，而见口干、便秘等症。本病例病机关键在于痰、瘀交阻食管，治以化痰行瘀为主，益气养阴为辅。方用清半夏、藿香、莪术、虎杖、守宫、白英、当归化痰行瘀解毒，干姜、山药、砂仁、石斛、天冬、麦冬、太子参益气养阴，炙甘草调和诸药。之后二诊、三诊患者症状渐减，仍坚持治疗。

（医案来源：山西中医学院附属医院　赵尚华）

第二节　胃癌

胃癌是常见的恶性肿瘤之一，60 岁以上人群高发，男女发病比例约为 2∶1。我国为胃癌的高发地区，其原因可能与饮食习惯、生活环境、幽门螺杆菌感染等有关。根据症状表现，该病常被归于胃脘痛、噎膈、反胃、积聚、伏梁等范畴。

一、辨证论治

1. 肝气犯胃

胃脘胀满，时时隐痛，窜及两胁，呃逆嗳气，吞酸嘈杂。舌淡红或暗红，苔薄白或薄黄，脉沉或弦。

治法：疏肝理气，和胃降逆。

主方：柴胡疏肝散加减。

常用药：柴胡 12g，枳壳 12g，郁金 15g，半夏 12g，川芎 15g，丹参 20g，白芍 15g，甘草 6g，当归 10g，白英 15g，藤梨根 20g。

2. 胃热伤阴

胃内灼热，口干欲饮，胃脘嘈杂，食后脘痛，五心烦热，大便干燥，食欲不振。舌红少苔或苔黄少津，脉弦细数。

治法：清热养阴，润燥和胃。

主方：玉女煎加减。

常用药：麦冬 12g，南沙参 15g，北沙参 15g，天花粉 15g，玉竹 12g，半夏 9g，陈皮 9g，淡竹叶 9g，石膏（先煎）20g，知母 9g，藤梨根 30g，白花蛇舌草 30g。

3. 气滞血瘀

胃脘刺痛，心下痞硬，腹胀满不欲食，呕吐宿食或如赤豆汁，便血，肌肤甲错。舌暗紫，脉沉细涩。

治法：理气活血，祛瘀止痛。

主方：失笑散或膈下逐瘀汤加减。

常用药：桃仁 12g，红花 9g，甘草 6g，赤芍 12g，川芎 9g，柴胡 6g，枳壳 12g，川牛膝 12g，五灵脂 9g，蒲黄（包煎）9g，干蟾皮 9g，石见穿 20g，藤梨根 30g，山楂 15g，乌药 15g。

4. 痰湿凝结

胸闷膈满，面黄虚胖，呕吐痰涎，腹胀便溏，痰核瘰疬。舌淡红、苔滑腻，脉滑。

治法：健脾燥湿，化痰散结。

主方：二陈汤加减。

常用药：法半夏 9g，陈皮 9g，茯苓 12g，白术 20g，枳壳 12g，郁金 12g，浙贝母 12g，全瓜蒌 10g，炒薏苡仁 30g，山慈姑 12g，白英 15g，白豆蔻 9g。

5. 脾胃虚寒

胃脘冷痛，喜按喜温，呕吐宿谷不化或泛吐清水，面色皖白，肢冷神疲，便溏浮肿。苔白滑或白腻，脉沉无力。

治法：温中散寒，健脾和胃。

主方：附子理中汤加减。

常用药：附子 8g，党参 12g，白术 12g，干姜 9g，炙甘草 6g，高良姜 9g，吴茱萸 6g，荜茇 9g，半夏 9g，陈皮 9g，龙葵 18g，白英 30g，茯苓 20g，炒薏苡仁 18g，焦山楂 15g，神曲 15g，丁香 3g，厚朴 10g。

6. 气血亏虚

全身乏力，心悸气短，头晕目眩，面色无华，脘腹肿块硬结，形体消瘦，虚烦不寐，自汗盗汗。舌淡苔白，脉细无力或虚大无力。

治法：补气养血，化瘀散结。

主方：十全大补汤加减。

常用药：熟地黄 12g，白芍 12g，当归 12g，川芎 9g，人参 20g，黄芪 30g，白术 20g，茯苓 20g，炙甘草 10g，莪术 10g，丹参 18g，炒杏仁 12g，陈皮 9g，枸杞子 15g，菟丝子 15g。

二、常用中成药

（1）增生平片：每次 8 片，日服 3 次。

（2）健脾益肾冲剂：每次 1 袋，日服 2 次。适用于手术后长期服用，防止复发。

（3）复方斑蝥胶囊：每次 4 粒，日服 2 次。

（4）消癌平注射液：每次 40mL，加入生理盐水中静脉滴注，每日 1 次，15 日为 1 个疗程。

（5）艾迪注射液：每次 60mL，加入 5% 的葡萄糖注射液中静脉滴注，每日 1 次，15 日为 1 个疗程。

三、中药外敷（涂）

（1）消痞膏或阿魏化坚膏外敷胃脘部。

（2）鲜独角莲 20g，捣烂后外敷胃脘患处，每日 1 换。

四、针灸

胃癌多选择胃俞、膈俞、脾俞、足三里、条口、丰隆等穴，采用抑制手法；呕吐者，可选择膈俞配内关，脾俞配足三里；胃脘疼痛者，可选择合谷、内关穴；幽门梗阻者，可针刺脾俞、胃俞、关元、足三里、中魁、中脘等穴。

五、预防和护理

1. 预防

在胃癌的预防和干预上，提倡三级预防。

一级预防即病因学与发病学的预防，首先要加强预防胃癌的宣传教育，纠正不良的饮食习惯，避免进食粗糙食物，少吃或不吃腌制食品及烟熏、油炸食物，多吃新鲜蔬菜、水果，改变不良的饮食习惯。

二级预防即提倡“三早”，即早发现、早诊断、早治疗。对癌前病变进行监控，对有胃癌家族史、胃病久治不愈者，应定期检查，一旦确诊应尽早采取综合治疗的措施。

三级预防指提高生存率与生存质量，促进患者康复。

2. 护理

科学的调护应贯穿于胃癌治疗的各个阶段，给患者创造清静、温馨的生活环境，家属与患者保持良好的情感交流，及时发现和排除患者的各种烦忧，使患者保持乐观积极健康的心理状态对康复治疗极为重要。

此外，合理的膳食是获得足够营养的自然途径，而合理的营养能增强患者体质，所谓“有胃气则生，无胃气则死”，所以胃癌患者的膳食治疗显得尤为重要，应以中医理论为指导，结合现代营养学、药理学知识辨证施膳。

同时，配合太极拳、八段锦、易筋经等进行适当的体育锻炼，从而提高患者的生活质量，延长生存期。

（上海中医药大学附属市中医医院：李雁）

◎ 医案 1

王某，女，82 岁，2009 年 2 月 27 日初诊。2008 年 12 月上腹部出现不适并逐渐加重，2009 年 1 月 6 日胃镜检查示胃癌首先考虑，病理检查示中分化腺癌。1 月 13 日行胃癌根治术（全胃切除），术后予抗感染、止血、补液等对症支持治疗，未行放疗、化疗。刻下：面色苍白，神疲乏力，口干，多汗，纳呆，便秘，舌红苔少，脉细。诊为胃积刀圭之后、气阴不足之候，治以益气养阴为主，少佐以清热解毒。处方：太子参 15g，北沙参 15g，山药 20g，鲜石斛 10g，麦芽 30g，白术 12g，茯苓 12g，薏苡仁 30g，蒲公英 12g，六神曲 12g，八月札 12g，鸡内金 10g，甘草 10g。3 剂，水煎服，日 1 剂，配合五倍子粉每日 3g，神阙穴外敷。

2009 年 3 月 2 日二诊：患者服药后口干稍减，汗出减少，余症如前。上方减北沙参、鲜石斛，加黄芪 30g，陈皮 10g，藤梨根 30g。7 剂，水煎服，日 1 剂，继续配合五倍子粉外敷。

2009 年 3 月 9 日三诊：继进 7 剂后，患者口干、多汗明显改善，精神好转，胃纳渐佳，大便通畅，面色仍显苍白，舌质稍变淡，脉如前。上方加红枣 30g，续服 7 剂。

2009 年 3 月 16 日四诊：患者精神明显好转，上方去蒲公英、黄芪，加鲜石斛 15g，粉葛根 15g，守方服用 1 个月。调整治疗 1 个月余，诸证改善，显效。

按：患者年值八旬，先天肾精肾气已亏，加之癌毒久居体内，耗气伤阴。治以益气养阴为主，初诊方拟四君以建后天脾胃之气，运化健，脾气足，则人体一身之气有源；北沙参、山药、鲜石斛甘平养肺胃之阴，不腻膈碍胃，又增液可行舟；加麦芽、薏苡仁、神曲、鸡内金健脾消食；佐八月札理气和中，补中有疏，且理气不伤阴，稍加蒲公英清热解毒抗肿瘤，甘草调和诸药。并配合五倍子粉外敷收敛止汗。二诊辨证以气虚为主，故减去北沙参、鲜石斛养阴之品，代以黄芪补气，《本草纲目》云黄芪“气薄味厚，可升可降，阴中之阳也，入手足太阴气分”，黄芪入手太阴肺经补肺气，肺气足则一身之气旺，入足太阴脾经以配合四君补脾气，脾气旺则后天充裕。“补气防壅”，故佐以陈皮、八月札理气不伤阴；并加藤梨根清热解毒抗肿瘤。三诊加红枣以养阴补血。四诊调整用药，加石斛、葛根养阴生津以固基。本案气阴共补，以平为期，少佐清热解毒之品，共奏“养正积自消”之效。

（医案来源：浙江省中医院　吴良村）

◎ 医案 2

张某，女，49 岁，2005 年 2 月 16 日初诊。当年 1 月 6 日行胃癌切除术，4/5 胃切除，病理检查示：溃疡型低分化腺癌，淋巴结转移（2/40），临床分期：Ⅱ期。术后化疗 1 个疗程。刻下：乏力，纳可，大便次数多，小便正常，余未见明显不适；舌质淡红，苔薄白，脉沉细。辨证分析：患者术后、化疗，脾胃虚弱，不能纳化水谷，脾升清功能失调，则导致大便次数增多，乏力、舌质淡红、苔薄白、脉细为脾胃虚弱的临床表现，脉沉提示清气不升，寒浊郁滞下焦。从患者症状分析以升清功能失调为主，治疗上以健脾补肾升清为主，佐以降浊利湿。处方：黄芪 45g，炒白术 15g，茯苓 20g，陈皮 6g，枸杞子 15g，山茱萸 12g，干姜 9g，肉桂 6g，薏苡仁 20g，清半夏 10g，黄连 6g，生姜 5 片，大枣 5 枚，麦芽 20g，野菊花 15g。14 剂，水煎服，每日 1 剂。

2005 年 8 月 17 日复诊：患者 6 个周期化疗完成，一般情况正常，舌质淡红，苔薄白，脉细。患者此时体质状况尚可，应从配合化疗角度转换为防止复发转移角度进行巩固治疗，患者此时无证可辨，当以胃癌的病位为治疗目的，以恢复脾胃功能为治疗用药的准则。治则以升清、降浊并用，方药续以太子参、白术、茯苓、陈皮、薏苡仁、麦芽健脾利湿升清，砂仁、枳壳、白芷、鸡内金、藤梨根、白花蛇舌草等降浊解毒。

患者服用中药期间，病历记载未有复发和转移。观病历，方药仍以上述基本处方（黄芪、太子参、炒白术、陈皮、砂仁、半夏、麦芽）加减变化而来。从处方分析，以扶正方药为长期治疗，以解毒中药（半枝莲、藤梨根、白花蛇舌草、拳参等）为辅助治疗。随访至2014年1月22日，患者未见复发或转移。

按：案中处方以扶正培本为主，祛邪抗癌为辅，调理全身气机。方中以黄芪、白术、麦芽为主健脾升清，辅以枸杞子、山茱萸补肾升清；茯苓、陈皮、薏苡仁、清半夏、黄连、干姜等药小剂量化气利湿降浊。野菊花的功用，一是用于胃癌术后脾胃虚弱，肝气犯胃；二是用于解毒抗癌，辅以健脾益肾颗粒帮助完成化疗。复诊时，以升清（扶正）、降浊（祛邪）并用，防止复发转移。从这一医案可以分析得出扶正治疗与气机升降理论结合防治肿瘤复发转移的优势。

（医案来源：中国中医科学院广安门医院　花宝金）

第三节　大肠癌

大肠癌是指发生在大肠黏膜上皮的恶性肿瘤，有结肠癌、直肠癌之分，是消化道常见的恶性肿瘤之一。发病与过食肥甘、霉变食物有关，或因大肠长期受慢性疾病刺激引起恶变。常见的临床症状有大便形状或大便习惯改变，血便或黏液脓血便，腹痛，腹部包块，里急后重，贫血，消瘦等。随着疾病的发展，晚期可见肝大、黄疸、腹腔积液，甚至肠穿孔。大肠癌具有起病隐匿、早期无明显症状、相对其他恶性肿瘤病情发展较缓慢、预后相对较好的特点。根据发病及临床特征分析，该病属中医学"肠积""肠覃""锁肛痔"等范畴。

一、辨证论治

1. 脾虚气滞

腹胀肠鸣，腹部窜痛，纳呆，神疲乏力，面色萎黄，大便溏稀。舌质淡红，苔薄腻，脉濡滑。

治法：健脾理气。

主方：香砂六君子汤加减。

常用药：广木香 9g，砂仁 3g，党参 15g，半夏 12g，炒白术 12g，茯苓 15g，陈皮 9g，八月札 12g，枳壳 11g，乌药 9g，绿萼梅 12g，野葡萄藤 15g，蛇莓 12g。

加减：脘腹作胀、腹部窜痛，加青皮、八月札、沉香、乌药、枳壳以行气宽肠止痛；乏力明显，酌情加黄芪以补气；久泻不止，加柴胡、升麻以益气升清。

2. 湿热蕴结

腹胀腹痛，里急后重，下迫灼热，大便黏滞、恶臭或黏液、血便，纳少，口渴。舌红，苔黄腻，脉滑数。

治法：清热利湿解毒。

主方：白头翁汤合槐角丸加减。

常用药：槐花 12g，地榆 15g，白头翁 15g，败酱草 15g，红藤 15g，马齿苋 12g，黄柏 12g，苦参 15g，薏苡仁 15g，黄芩 12g，赤芍 12g。

加减：发热、口渴，加地黄、牡丹皮以清热凉血；小便短赤，加车前子、泽泻以利水泻热；腹痛较甚，加延胡索、枳壳以理气止痛。

3. 瘀毒内阻

腹胀腹痛拒按，腹部扪及包块，里急后重，便下黏液、脓血。舌质紫暗，有瘀斑，苔薄黄，脉弦或涩。

治法：行气活血，化瘀解毒。

主方：膈下逐瘀汤加减。

常用药：当归尾 9g，红花 6g，桃仁 9g，赤芍 12g，丹参 15g，地黄 15g，川芎 15g，薏苡仁 30g，半枝莲 30g，藤梨根 15g，败酱草 15g，红藤 15g，白花蛇舌草 30g。

加减：便血不止，去桃仁、红花，加黄芪、参三七以益气化瘀止血；腹部扪及肿块，加夏枯草、海藻、昆布以软坚散结；食欲不振，加山楂、莱菔子、鸡内金以健脾消食。

4. 脾肾阳虚

腹痛绵绵，喜温喜按，消瘦乏力，面色少华，畏寒肢冷，胃纳减少，大便溏薄，次数频多，或五更泄泻。舌淡，苔薄白，脉沉细。

治法：温补脾肾。

主方：理中丸合四神丸加减。

常用药：制附子 12g，党参 15g，白术 15g，茯苓 15g，薏苡仁 30g，补骨脂 12g，诃子 12g，肉豆蔻 9g，吴茱萸 3g，干姜 9g，陈皮 9g，五味子 12g。

加减：食欲不振、脘腹胀闷、痰涎壅盛，加木香、砂仁、半夏以化痰除湿；大便频数，加赤石脂、禹余粮、乌梅、诃子肉以涩肠止泻；久泻脱肛，加黄芪、升麻、柴胡以益气固脱；便血绵绵不止，可合黄土汤加减以养血止血。

5. 肝肾阴虚

五心烦热，头晕目眩，低热盗汗，口苦咽干，腰酸腿软，便秘。舌质红少苔或无苔，脉细弦或细数。

治法：滋养肝肾，清热解毒。

主方：知柏地黄丸加减。

常用药：生地黄 15g，熟地黄 15g，知母 9g，黄柏 9g，白芍 12g，牡丹皮 9g，山茱萸 12g，五味子 15g，麦冬 15g，泽泻 15g，沙参 15g，枸杞子 15g，野葡萄藤 15g，半枝莲 15g。

加减：低热不退，加地骨皮、银柴胡以清虚热；头晕目眩，加当归、墨旱莲、枸杞子、女贞子以滋养阴血；腹胀，加大腹皮、八月札以理气；夜寐梦多，加远志、珍珠母以养心安神；大便不通，加火麻仁、郁李仁、瓜蒌仁以润肠通便。

6. 气血两虚

神疲乏力，面色苍白，头晕目眩，唇甲色淡，食欲不振，反复便血，脱肛，便溏。舌质淡，苔薄，脉细弱。

治法：补气养血。

主方：补中益气汤合四物汤。

常用药：党参 15g，当归 9g，茯苓 15g，炙黄芪 30g，熟地黄 15g，白芍 12g，川芎 15g，升麻 15g，白术 12g，丹参 15g，陈皮 9g，八月札 12g，大枣 15g，甘草 9g，红藤 15g，野葡萄藤 15g，藤梨根 15g。

加减：久泻不止，加赤石脂、花蕊石以涩肠止泻；便血量多，加仙鹤草、侧柏叶、槐花炭以收敛止血；便秘，加肉苁蓉以温阳通便。

二、常用中成药

（1）肿节风片：每次 3 ～ 5 片，日服 3 次，2 个月为 1 个疗程。

（2）平消片：每次4～8片，日服3次，3个月为1个疗程。本品偏温燥，胃热阴虚者慎用。

（3）犀黄丸：每次3g，日服2次，3个月为1个疗程。

（4）益肾健脾冲剂：每次1包，日服2次，2个月为1个疗程。

（5）云芝糖肽胶囊：每次3粒，日服3次。

（6）鸦胆子乳剂：每次服20mL，30日为1个疗程。针剂：每日1次，10%鸦胆子乳剂30mL加入5%葡萄糖注射液500mL中静脉滴注，每分钟30～50滴，1个月为1个疗程。

（7）复方苦参注射液：复方苦参注射液10～25mL加入5%葡萄糖注射液500mL中静脉滴注，每日或隔日1次，2～4周为1个疗程。

（8）华蟾素注射液：①肌内注射：华蟾素注射液2～4mL，每日1～2次，15～30次为1个疗程。②静脉滴注：华蟾素注射液10～20mL，加入5%葡萄糖注射液500mL中静脉滴注，每日或隔日1次，2～4周为1个疗程。

三、药物外治

（1）保留灌肠方：黄柏、黄芩、苦参各60g，虎杖120g，藤梨根250g，乌梅15g，浓煎成500mL，睡前用30～50mL保留灌肠，每日1次，主要适用于直肠癌。

（2）抗癌栓：硇砂3g，鸦胆子9g，乌梅肉15g，冰片1.5g，此为3个栓剂的剂量，加赋形剂，制成栓剂，每日1～2次，每次1粒。塞入肛门内。此法针对直肠癌肿高突而致肠腔狭窄、大便困难者。该药有腐蚀作用，用时慎防出血。

（3）抗癌栓4号：蟾酥20g，雄黄20g，白及粉15g，颠茄浸膏5g，甘油明胶65g，甘油75g，制成栓剂100粒。制法：取蟾酥、雄黄、白及粉之细末加颠茄浸膏、甘油研成糊状物，再将甘油明胶置水浴上加热，待熔化后，再将上述蟾酥等糊状物加入，不断搅拌均匀，倾入已涂过润滑剂的栓模内（鱼雷形）冷凝后取出以蜡纸包裹备用。用法：患者取卧位，将栓剂1颗轻轻塞入肛门内，深达10cm，俯卧位半小时，每日2次，30日为1个疗程。

（4）坐浴方：苦参30g，五倍子20g，龙葵30g，马齿苋40g，败酱草30g，黄柏10g，土茯苓30g，山豆根20g，黄药子30g，枯矾3g，冰片少许（后下），漏芦 30g，水煎后坐浴，浸洗肛门，适用于晚期肛门癌有菜花样肿物或溃烂者。

四、针灸

针灸对大肠肿瘤本身的疗效未见报道，但对症状和并发症的治疗有一定效果，且对防治放疗、化疗的毒副作用，提高机体免疫功能有效，临床可试用以下方法：

腹胀腹痛：针足三里、天枢、京门、脾俞、大肠俞，虚证灸足三里、神阙、关元、三阴交。

腹泻：针脾俞、大肠俞、足三里；里急后重加中膂俞，虚证加灸足三里、命门、关元、百会。

便血：针三阴交、承山、太白、足三里、手三里，灸百会。

恶心呕吐：针内关、足三里、公孙、太冲、胃俞、巨阙、膈俞。

血象低及免疫功能低下：可针或加灸足三里、关元、百会、脾俞、肾俞、三阴交、气海等穴位。

五、三级预防

（一）一级预防

减少、消除大肠癌的致病因素，抑制正常细胞的癌变过程。

1. 饮食调整

虽然大肠癌有一定的遗传倾向，但绝大多数散发性大肠癌与环境因素（特别是饮食因素）密切相关，对饮食进行干预可以降低大肠癌的发病率。

（1）能量摄入：能量摄入与大肠癌的发生有关。研究表明，总的能量摄入与大肠癌的危险性有关，无论能量来自蛋白质、脂肪还是碳水化合物。减少能量摄入有可能降低大肠癌的发病率。

（2）脂肪与红肉：大肠癌的发生与动物脂肪和肉类摄入密切相关，有研究表明高脂摄入的妇女与低脂摄入的妇女相比，前者患大肠癌的风险增加 32%，而肉类中红肉的摄入是大肠癌发生的强危险因素。减少食物中脂肪的含量，特别是少吃煎烤后的褐色肉类，有助于降低大肠癌的发病率。

（3）水果、蔬菜和膳食纤维：纤维素能增加粪便量，稀释结肠内的致癌剂，吸附胆汁酸盐，从而减少大肠癌的发生。因此，在平时的饮食中，多摄入蔬菜、水果、纤维素，合理饮食，以减少大肠癌的发生。

（4）维生素与微量元素：有研究表明，适量补充维生素 A、C、E 能使腺瘤患者的结肠上皮过度增生转化为正常，叶酸能降低大肠癌的发病率。

（5）膳食抗癌原：大蒜、洋葱、韭菜、葱中含有的硫醚，柑橘类含有的萜，葡萄、草莓、苹果中含有的植物多酚以及胡萝卜、薯类、西瓜中含有的胡萝卜素，都被认为能够抑制突变，具有抗癌作用。尤其是大蒜，有研究表明大蒜具有最强的保护作用而使人们免患远端结肠癌。

2. 改变生活习惯

（1）肥胖与运动：肥胖尤其是腹型肥胖是大肠癌的独立危险因素，体力活动过少也是大肠癌的危险因素。力所能及的体力活动可以促进肠道蠕动，有利于粪便排出，从而预防大肠癌的发生。

（2）吸烟：有研究认为吸烟是大肠癌基因突变的刺激因素。

（3）饮酒：酒精的摄入量与大肠癌有关，酒精也是大肠腺瘤的危险因素，减少酒精的摄入量有利于预防大肠癌。

（4）生殖因素：激素与生殖因素可能影响大肠癌的发生，有研究表明单身女性的大肠癌发病率高于已婚女性，研究者认为这与激素影响胆汁酸代谢有关。

3. 服用药物

许多流行病学研究显示，长期服用非甾体抗炎药者，大肠癌发病率降低。如每月服用 10 ～ 15 次小剂量阿司匹林，可以使大肠癌的相对危险度下降 40% ～ 50%。但也有研究并不支持这一说法，并且非甾体抗炎药的用量、用药时间、长期应用的副作用有待进一步研究。

4. 治疗癌前病变

大肠腺瘤患者、溃疡性结肠炎患者，大肠癌发病率明显升高，通过普查与随访，尽早切除腺瘤，治疗结肠炎，可降低大肠癌的发病率、死亡率。尤其是对于有家族史者，通过遗传学检查，筛查出高危人群，进行结肠镜检查，是大肠癌预防工作的重要方面。

（二）二级预防

肿瘤的二级预防，即早发现、早诊断、早治疗以防止或减少肿瘤引起的死亡。大肠癌的发生、发展是一个相对漫长的过程，从癌前病变到浸润性癌，估计需要 10 ～ 15 年，这为普查发现早期病变提供了机会。因此，普查是二级预防的重要手段。

（三）三级预防

对肿瘤患者进行积极治疗，以提高患者的生活质量，延长生存期。目前对大肠癌患者采取以手术治疗为主，辅以适当的放疗、化疗、中医药治疗、免疫治疗，以提高治疗效果。

（上海中医药大学附属市中医医院：李雁）

◎ 医案1

易某，女，56岁，1989年5月3日初诊。患者当年1月出现阵发性腹痛，便后腹痛无缓解，同时出现脓血便，每日6～10次，无明显里急后重感，食欲明显减退，由正常每餐150g左右减少至每日150g左右，体重明显减轻，伴体倦乏力，面色苍白。2月10日行乙状结肠镜检查发现肿块，经病理活检确诊为结肠腺癌（混合型，中分化Ⅱ级）。3月14日行姑息性肿瘤切除术。术后化疗1个周期，出现严重眩晕呕吐、耳鸣脱发，食量明显减少，白细胞下降，被迫停止化疗，经输血等支持疗法，病情稍好转后出院。出院后仍感腹部不适，大便时稀时干且有黏液，腹痛绵绵，全身乏力，精神疲倦，食量极少，遂来求诊。刻下：精神疲倦，声音低沉，形体消瘦，面色萎黄，舌质淡，脉沉细。证属脾肾两虚、湿浊凝聚。治宜补肾健脾利湿。处方：太子参24g，当归9g，白芍9g，白术12g，黄芪21g，焦三仙27g，茯苓12g，甘草6g，广陈皮9g，厚朴12g，何首乌9g。

二诊：患者服上方20余剂，自觉精神好转，体力恢复，食欲好转，腹痛明显减轻，大便每日一行，无黏液。仍守前方加赤芍9g，桑椹15g。

三诊：患者服药30剂，精神、体力基本恢复正常，食量和体重增加，腹痛已愈。去桑椹，加山药15g，枳壳9g。西黄丸每日2g，分2次服。

四诊：患者自诉服中药3年余，自我感觉良好，食欲、精神、体力均恢复正常，体重增加10kg，能从事家务劳动，二便调。刻下：精神好，面丰满，舌质淡红、苔薄白微黄，脉细弦。1992年11月10日复查CT、B超及癌胚抗原等均在正常范围。前方去枳壳，改白术为炒白术，西黄丸仍每日2g。

患者又服药半年，于1993年5月来信告知，健康状况良好。

按：癌肿一病，治疗原则多宗：初起邪实正未衰，以攻为主；中期邪伤正虚，宜攻补兼施；后期则正气大伤，多以补益为主。本案患者处于结肠癌晚期，不能耐受化疗，故采用中药治疗。该病本在肠，但伤及脾、胃、肾，致脾胃的运化功能失常，水谷精微吸收差，导致气虚血衰，因此治疗时健脾补肾、脾胃并重。方中用异功散意在健脾益气和胃；当归补血汤补气生血，黄芪大补脾胃之气；更用山药、芍药、当归益血和营，以使阳生阴长、气旺血生；厚朴、焦三仙健脾行气消积。全方合用，益气健脾和阴、顺气降逆。再佐以西黄丸，泄浊降其毒，而获良效。

（医案来源：中国中医科学院广安门医院　刘志明）

◎ 医案 2

李某，男，35 岁，2008 年 11 月 4 日初诊。当年 4 月因排黑便 2 个月余，行结肠镜检查示结肠癌，5 月 4 日行腹腔镜乙状结肠癌根治术，术后化疗 6 次。刻下：面色少华，神疲乏力，大便每日 2 次，偏烂，尚成形，色黄，时有腹部隐痛，伴口腔溃疡；舌质红，舌根苔黄腻，脉细弦。此为肠积刀圭之后，损伤气血，气虚血瘀之象。治宜行气健脾兼活血化瘀。处方：党参 15g，茯苓 15g，白术 15g，陈皮 12g，薏苡仁 30g，皂角刺 15g，鹿角霜 12g，虎杖根 30g，失笑散 15g。14 剂，水煎服，日 1 剂。

2008 年 12 月 9 日二诊：患者 3 日前因饮食不洁出现腹泻，未见黏液脓血便，乏力已改善，舌淡苔白腻，脉细弦。继服原方 14 剂，日 1 剂。

2009 年 2 月 3 日三诊：患者小腿皮肤出现瘙痒，未见皮疹及破溃，腹痛缓解，纳佳，舌质淡，苔薄，脉细。处方：炙黄芪 18g，生晒参 12g，茯苓 15g，猪苓 15g，枸杞子 15g，女贞子 15g，薏苡仁 30g，败酱草 30g，连翘 12g，陈皮 12g，柴胡 9g，麦芽 30g。14 剂，水煎服，日 1 剂。

2009 年 3 月 3 日四诊：患者大便已调，手脚怕冷，舌淡苔根稍腻，脉弦滑。予上方去败酱草、连翘、柴胡，加香附 10g，溪黄草 30g，鸡内金 12g，虎杖 30g，川芎 6g。14 剂，水煎服，日 1 剂。

之后坚持服药，定期复查 B 超和肠镜，均无明显异常，诸症亦改善，显效。

按：本案患者肠积刀圭之后，损伤气血，气血运行不畅，瘀血内阻致腹痛，血虚不荣，故面色少华，神疲乏力；脾气不足，运化无力，致湿热内阻，而六腑以通为用，故大便不调。另，舌苔黄腻亦为湿阻的舌象。治以行气健脾兼活血化瘀，方用异功散益气健脾，行气化滞，加皂角刺、虎杖根、失笑散活血化瘀止痛。二诊时因饮食不洁出现腹泻，仍属脾虚不运引起，故守方续进。三诊时腹痛缓解，纳佳，考虑脾气渐复，可佐少量补阴之品以助气化，故除用益气健脾之药外，加枸杞子、女贞子等，另出现皮肤瘙痒，加连翘、柴胡疏散表邪。四诊时，诸症改善，故主方未动，调整用药。

（医案来源：浙江省中医院　沈敏鹤）

第四节　肝癌

原发性肝癌（以下简称肝癌）是指原发于肝细胞或肝内胆管上皮细胞的恶性肿瘤，是我国常见的消化道恶性肿瘤之一。肝癌起病隐匿，早期缺乏典型的症状，但病情发展迅速，至临床诊断时多为中晚期。该病属中医学“臌胀”“肝积”等范畴。

一、辨证论治

1. 肝热血瘀

上腹肿块石硬，疼痛拒按，或胸胁掣痛不适，烦热口干，或烦躁口苦喜饮，大便干结，溺黄或短赤，甚则肌肤甲错。舌苔白厚，舌质红或暗红，时有齿印，脉弦数或弦滑有力。

治法：清肝解毒，祛瘀消癥。

主方：莲花清肝汤。

常用药：半枝莲 30g，重楼 30g，白花蛇舌草 30g，蜈蚣 5 条，干蟾皮 3g，柴胡 12g，白芍 18g，延胡索 12g，三七 5g，人工牛黄（冲）1g。每日 1 剂，水煎服。

加减：腹块疼痛或胸胁掣痛甚，酌加徐长卿、蒲黄、五灵脂；大便干结加知母、大黄。

2. 肝盛脾虚

上腹块肿块胀顶不适，消瘦乏力，怠倦短气，腹胀纳少，进食后胀甚，眠差转侧，口干不喜饮，大便溏数，溺黄短，甚则出现腹腔积液、黄疸、下肢浮肿。舌苔白，舌体胖，脉弦细。

治法：健脾益气，泻肝消癥。

主方：健脾泻肝汤。

常用药：党参 30g，白术 20g，茯苓 20g，薏苡仁 30g，半枝莲 30g，重楼 30g，干蟾皮 3g，蜈蚣 5 条，绵茵陈 24g，柴胡 15g，厚朴 15g，人工牛黄（冲）1g。每日 1 剂，水煎服。

加减：短气乏力甚用晒参易党参；腹胀甚加槟榔、木香；有腹腔积液、黄疸去蜈蚣，酌加蒲公英、徐长卿、泽泻。

3. 肝肾阴亏

臌胀肢肿，蛙腹青筋，四肢柴瘦，短气喘促，唇红口干，纳呆畏食，烦躁不眠，溺短便数，甚则神昏循衣摸床，上下血溢。舌光无苔，舌质红绛，脉细数无力，或脉如雀啄。

治法：滋肾涵水，益气养阴。

主方：滋肾养肝饮。

常用药：女贞子 20g，山茱萸 15g，地黄 20g，西洋参 10g，麦冬 15g，生晒参 15g，仙鹤草 30g，重楼 30g，半枝莲 30g，五味子 10g。每日 2 剂，早晚各服 1 剂，水煎服。

加减：本型已属终末期重症，多有危险症出现，如腹腔积液胀顶，酌加木香；肝性脑病神昏，加羚羊角送服安宫牛黄丸；上下血瘀，加鲜墨旱莲叶、鲜藕汁、水牛角粉。

二、常用中成药

（1）平消胶囊：活血化瘀，止痛散结，清热解毒，扶正祛邪。主治肝癌、肺癌、胃癌、食管癌、乳腺癌、骨肿瘤、子宫肌瘤、淋巴瘤、鼻咽癌。每次 4 ～ 8 粒，日服 3 次，饭后服用。

（2）金龙胶囊：扶正祛邪，解毒消肿，理气止痛，破瘀散结。主治肝癌、胃癌、肠癌、骨癌、乳腺癌等多种癌症，适用于多种肿瘤的辅助治疗。每次 2 ～ 4 粒，日服 3 次，30 ～ 60 日为 1 个疗程。

（3）复方斑蝥胶囊：清热解毒，消瘀散结。适用于原发性肝癌、肺癌、肠癌、鼻咽癌、泌尿系统肿瘤、恶性淋巴瘤、妇科恶性肿瘤等多种肿瘤的治疗。也可与化疗、放疗配合使用，增效减毒。每次 3 粒，日服 2 次。

（4）金克槐耳冲剂：扶正活血，有明显的抗肿瘤作用，能增强免疫功能。适用于不宜手术和化疗的原发性肝癌的辅助治疗。每次 20g，日服 3 次，1 个月为 1 个疗程。

（5）片仔癀：清热解毒，消炎止痛。主治热毒所致肝炎、肝癌。每次 1 粒，日服 1 次。

三、中药外敷（涂）

（1）对于肝脏右胁疼痛，或于右上腹扪及癌块者，可用蟾酥膏或琥珀外敷，或用双柏散调水蜜敷贴。

（2）肝癌腹腔积液，胀顶难忍，小便不利，可用鲜田螺肉 200g，生姜 50g，徐长卿及重楼研粉各 60g，冰片 5g，冷饭适量，捣烂外敷肚脐，有通利小便、逐水消胀的功效。

四、针灸

针灸治疗肝癌的报道不多，常配合中医辨证治疗，以提高机体免疫功能，增强抗病能力，并可镇痛，故针灸主要用于治疗肝癌疼痛。

1. 针刺

穴位选章门、期门、肝俞、内关、公孙等。

若疼痛加外关、足三里、支沟、阳陵泉；若呃逆加膈俞、内关；若腹腔积液加气海、三阴交、水道、阴陵泉；若上消化道出血加尺泽、列缺、曲泽、合谷；若肝性昏迷加少商、涌泉、人中、十宣、太溪。

早期以针刺为主，晚期以艾灸为主。针刺以平补平泻法，得气后提插捻转，留针 15 ～ 20 分钟；疼痛者可留针 20 ～ 30 分钟，每隔 5 ～ 10 分钟行针 1 次。每日 1 次，10 ～ 15 日为 1 个疗程，休息 3 ～ 5 日，再开始下一疗程。

2. 穴位注射

常配合针灸、中药治疗。选肝俞、内关、外关、公孙、足三里，用白蛇六味散（白英、蛇莓、龙葵、丹参、当归、郁金）或鸦胆子，或蟾蜍，或川芎，或龙葵、肿节风、胎盘注射液等。每次 1 ～ 2 次，每穴 0.5mL，隔日 1 次。

若上消化道出血，可用仙鹤草注射液注入双侧曲池、下巨虚；若疼痛，用白屈菜，或延胡索，或蟾蜍，或川芎，或当归注射液，进行穴位注射。

五、预防与调护

（一）预防

（1）注意饮食卫生：不直接饮用池塘水、沟水，不吃霉变食物，少吃辛辣、油炸食品，戒烟，戒高度白酒。

（2）预防肝炎：乙肝两对半检测结果为阴性的人群，可注射乙肝疫苗；注意餐具卫生；避免血液传播。

（3）治疗可致肝癌的疾病：积极治疗病毒性肝炎（尤其是乙型肝炎）、中毒性肝炎、肝硬化等，以降低肝癌的发病率。对高危人群定期检查 AFP 和 B 型超声等。

（4）积极锻炼身体，提高机体的抗病能力。

（二）调护

1. 稳定情绪

确诊为肝癌的患者情绪要稳定，树立战胜疾病的信心，积极配合治疗。

2. 定期复查

患者要定期复查。确诊后 2 年内一般每 1 ～ 2 个月复查 1 次，2 年后每 2 ～ 3 个月复查 1 次，5 年后改为每半年至 1 年复查 1 次。检查项目有血常规、肝功能、甲胎蛋白、肝脏 B 超、CT、MRI、胸部 X 线检查等。

（三）食疗

1. 饮食原则

肝癌对患者的消耗极大，而肝脏本身又是人体代谢的重要脏器，故应保证患者有足够的营养，一般以高蛋白、适量碳水化合物、高维生素及适量脂肪为宜。如食欲尚好，其营养供应应为正常人的 1.5 倍。

肝癌患者肝脏的解毒功能明显减退，故应绝对禁止烟酒和辛辣食物，宜多选用保肝食品，如甲鱼、蓟菜、香菇、金针菜、刀豆等，有腹腔积液时应限制盐的摄入，有黄疸时应禁食油腻食物。

多选用具有软坚散结及增强免疫功能的食品，以抑制肿瘤细胞过快生长。

务必保持大便通畅，保证食物中的纤维素，每餐都要有新鲜蔬菜或水果。因肝癌患者绝大部分有食管胃底静脉曲张，为防止出血，食物不宜粗糙，忌食坚硬、带刺和过烫的食物。

肝癌患者机体凝血功能下降，故应选用具有补血、止血作用的食品，适当增加含维生素K、维生素C的食物，如贻贝、乌梅、慈姑、蚌、马兰头、沙棘等。

对各种并发症可辨证食用如下食品：肝脾肿大可选用海带、海龟、泥鳅、薏苡仁；腹腔积液可选用赤小豆、李子、鹌鹑蛋、海带、紫菜、青蟹、蛤蜊、黄骨鱼、黑鱼、鲤鱼、鲫鱼、白鸭肉、狗肉；黄疸者可选用中国鲎、甘薯、茭白、荸荠、鲤鱼、鲑鱼、泥鳅、蟹、蛤蜊、金针菜、橘饼、金柑；胀痛可选用金柑、橘饼、佛手、杨梅、山楂、慈姑、黄瓜；肝性昏迷可选用刀豆、河蚌肉、海马、薏苡仁、牛蒡菜、白花蛇、蚯蚓肉等食材。

2. 食疗方

肝郁脾虚：①山楂煮水鱼：山楂60g，水鱼300g，水煮熟食，每3日1剂，可长期服用。②西洋参10g，鸡内金20g，水煮熟食，隔日1剂。

气滞血瘀：郁金（醋制研末）5～10g，炙甘草5g，绿茶2g，蜂蜜25g，加水同煎，煮沸10分钟。少量多次，徐徐饮之，每日1剂。

湿热蕴结：①鲤鱼赤小豆冬瓜汤：鲜鲤鱼1条，赤小豆30g，冬瓜50g，鲤鱼去鳞及内脏，与赤小豆加水煮，至半熟时加入冬瓜，煮熟后分次食用，不加食盐及其他调味品；②茵陈15g，红糖30g，共煎水代茶，适用于中、晚期肝癌伴湿热黄疸者；③鸡骨草30g，蜜枣7～8枚，瘦猪肉100g，加水适量煎煮，加盐少许调味，去药渣，饮汤食肉，适用于中、晚期肝癌伴湿热黄疸者；④败酱草500g，鲜鸡蛋2个，先将败酱草加水适量制成败酱卤，取败酱卤300mL，放入鸡蛋煮熟后，喝汤吃蛋，每日1次。

肝肾阴虚：鲜猕猴桃根100g，瘦猪肉200g，煮熟，吃肉喝汤，隔日1剂。

（中华中医药学会肿瘤分会：周宜强　孙永章　张淑文）

◎ 医案1

董某，女，45岁，2009年3月6日初诊。发现乙肝“小三阳”10余年，有乙肝家族史。2008年8月化验肝功能异常，乙肝病毒高复制，口服抗病毒药物治疗。2个月后肝功能恢复正常，后定期复查乙肝相关指标。2009年3月上腹部B超检查发现肝右叶占位，肝功能正常，甲胎蛋白为467ng/mL。刻下：乏力，肝区不适；舌胖，边有齿痕，质暗红，舌苔薄白，脉弦缓。西医诊断：肝癌（乙肝后肝癌）。中医辨证：肝郁脾虚，湿热瘀毒。治法：益气扶正，化瘀解毒。处方：柴胡10g，瓜蒌15g，黄芪15g，茯苓15g，薏苡仁30g，党参15g，牡蛎30g（先煎），炙鳖甲30g（先煎），白花蛇舌草30g，重楼30g，半边莲30g，莪术15g，贝母10g，玄参15g，山楂15g，甘草10g。7剂，水煎服，每日1剂。同时行B超引导下无水乙醇介入治疗，每周1次，共治疗4次。

二诊：患者无水乙醇介入治疗术后轻度低热，无其他不适。守方继服。

三诊：患者治疗4周后复查B超，癌肿消失，甲胎蛋白恢复正常，为11.2ng/mL。继续服中药汤剂，嘱每3个月监测甲胎蛋白、肝功能、腹部B超等指标。

随访1年，患者肝功能正常，甲胎蛋白为16.29ng/mL，腹部B超检查未提示占位性病变。

按：肝癌的病机多为本虚标实，脏腑气血亏虚为本，痰、湿、瘀、毒互结为标。从肝病到肝癌的根本变化环节是脾虚气滞，脾虚可能是癌变的关键，所以在治疗上以益气健脾扶正治本。其依据是《金匮要略》开篇提出的“见肝之病，知肝传脾，当先实脾”。选用黄芪、党参、茯苓等提高机体免疫力；重楼、白花蛇舌草、半边莲等清热解毒，祛除邪气；玄参、贝母、莪术等化痰活血。诸药合用，祛除病理产物以消散肿瘤。

（医案来源：天津市第一医院　张俊富）

◎ 医案2

孙某，男，57岁，1985年5月13日求诊。患者为肝癌术后，胁部留一引流管，终日流黄绿色液体，为绿脓假单胞菌感染，体温39～40℃，持续1个月不退，已用多种进口抗生素，高热不见稍减。人已瘦弱不堪，备受折磨，痛不欲生，遂请中医诊治。阳脉大按之虚，尺脉沉细拘紧而涩。此阴盛格阳，予桂附八味丸治之。处方：炮附子12g，肉桂6g，熟地黄12g，山茱萸12g，山药12g，泽泻10g，牡丹皮10g，茯苓12g。上方共服6剂，热退身凉，阳脉敛而阴脉复。

按：阴盛格阳者，赵献可《医贯》称龙雷火动，此火得寒则炽，遇水则燔。每当浓云骤雨之时，火焰愈炽。不可水灭，不可直折，当引火归元，唯桂附八味丸与相火同气，直入肾水，据其宅窟而招之，同气相求，则引相火归元。

龙雷火动之真寒假热证，其脉的特点为阳脉大而尺脉沉细。此种阳强阴弱之脉，可见于三种情况：一是心火旺而肾水亏，水亏不能上济心火，心火独亢而不下交，呈现水火不济、心肾不交之象。其阳脉之大也，必按之有力；其尺脉之细也，按之必细数。治之当泻南补北，代表方为黄连阿胶鸡子黄汤。一是阴虚不能制阳，阳浮而大，按之虚，其阴脉当细数躁急。治当滋阴潜阳，方如三甲复脉汤之类。一是阴盛格阳，由于阳气虚衰，阴寒内盛，虚阳浮越于外，成为格阳、戴阳。尺脉当沉细无力，或沉细拘紧无力；阳脉浮大按之虚。治当引火归元，使浮游于外之阳得以下归宅。方如白通汤、白通加猪胆汁汤、桂附八味之类。

此三者脉象，皆阳旺而阴弱，然病机、治则迥异，差之毫厘，谬以千里。若脉象难以遽断，当继而察舌。水亏火旺者，舌红而坚敛苍老；阴虚阳浮者，舌当嫩而光绛无苔；阴盛格阳者，舌当淡嫩而润，或淡嫩而暗。

（医案来源：河北医科大学中医学院　李士懋）

第五节　胆囊癌

胆囊癌是胆系原发性恶性肿瘤中的常见疾病，占全部胃肠道腺癌的20%，发病率占全部尸检的0.5%，占胆囊手术的2%。50岁以上人群发病率为5%～9%，而50岁以下者发病率为0.3%～0.7%。该病以女性多见，男女之比为1∶3。胆囊癌的病因，一般认为与胆囊结石引起的慢性感染导致的长期刺激有关。该病属中医学“胆胀”“胁痛”“黄疸”等范畴。

一、辨证论治

1. 肝气郁结

右胁隐痛、钝痛及胃脘胀痛，嗳气，恶心，腹胀，纳差，或口干、口苦，或目黄、身黄，小便黄赤。苔薄，脉弦。

治法：疏肝利胆，软坚散结。

主方：大柴胡汤合大黄䗪虫丸加减。

常用药：柴胡10g，枳实10g，黄芩10g，栀子10g，鸡内金10g，䗪虫10g，赤芍15g，大黄5g，桃仁10g，石见穿30g，半枝莲30g，白花蛇舌草30g。

加减：胁痛甚者加青皮、川楝子、郁金疏肝理气止痛；肝气横逆、脾运失常，症见胁痛肠鸣腹泻者加白术、茯苓、薏苡仁健脾祛湿；恶心呕吐者加陈皮、藿香、生姜和胃止呕；伴胆结石者加金钱草、海金沙、鸡内金利胆排石。

2. 痰瘀互结

右胁胀痛或刺痛，胸闷纳呆，恶心呕吐，腹胀乏力，胁肋下或见积块，或身目俱黄。苔白腻，舌有瘀斑，脉弦滑。

治法：健脾化痰，疏肝活血。

主方：温胆汤合桃红四物汤加减。

常用药：法半夏10g，白术15g，茯苓15g，柴胡10g，枳实10g，当归10g，桃仁10g，红花10g，赤芍10g，山楂10g，土贝母5g，全蝎（研末冲服）3g，白花蛇舌草30g，甘草5g。

加减：呕吐较甚者加竹茹、黄连解毒止呕；目黄者加茵陈、栀子、大黄利胆退黄。

3. 肝胆湿热

右胁胀痛，或向右肩胛放射痛，胸闷且痛，恶心呕吐，口苦，身目发黄，小便黄赤，大便不畅。苔黄腻，脉弦滑。

治法：清热化湿，利胆退黄。

主方：茵陈蒿汤合五苓散加减。

常用药：茵陈30g，柴胡10g，大黄10g，栀子10g，猪苓10g，白术10g，泽泻10g，茯苓15g，苦参15g，重楼20g，白花蛇舌草30g，甘草5g。

加减：口干欲饮阴伤者加地黄、麦冬养阴生津；黄疸甚者加虎杖退黄。

4. 肝胆实火

黄疸胁痛，高热烦躁，口苦口干，胃纳呆滞，腹部胀满，恶心呕吐，大便秘结，小便黄赤。苔黄糙，脉弦滑数。

治法：清肝利胆，泻火解毒。

主方：龙胆泻肝汤合黄连解毒汤加减。

常用药：龙胆草10g，茵陈15g，赤芍30g，黄连5g，黄芩10g，栀子10g，泽泻10g，柴胡10g，车前子（包煎）15g，莪术9g，重楼20g，苦参15g。

加减：湿热蕴结，阻滞胆道，症见胁肋剧痛连及肩背者，加金钱草、海金沙、郁金利水止痛；大便干结、腹胀甚者加大黄、芒硝消肿散结、清热解毒。

5. 脾虚湿阻

身目俱黄，黄色较淡，右胁隐痛或胀痛绵绵，脘闷腹胀，纳差肢软，大便溏薄。苔白腻，舌淡体胖，脉沉细或濡细。

治法：健脾和胃，利湿退黄。

主方：参苓白术散合五苓散加减。

常用药：白扁豆 10g，党参 10g，桂枝 10g，白术 10g，茯苓 15g，白术 15g，薏苡仁 15g，大腹皮 15g，泽泻 10g，栀子 10g，茵陈 15g，炮穿山甲（先煎）10g，菝葜 30g，石见穿 30g。

加减：恶心呕吐者加姜半夏、川黄连健脾止呕；纳食少者加山楂、神曲健胃消食；腹胀甚者加枳壳、厚朴行气消满。

二、常用中成药

（1）鳖甲煎丸：每次 3g，日服 3 次。适用于右上腹包块、胁肋部疼痛。

（2）清开灵口服液：每次 10 ～ 20mL，日服 2 ～ 3 次。适用于胆热实证之胆囊癌。

（3）犀黄丸：每次 3g，日服 2 次。

（4）复方红豆杉胶囊：每次 2 粒，日服 3 次。21 日为 1 个疗程。

（5）消癥片：每次 1 ～ 2 片，每日 2 次。

（6）鸦胆子油乳注射液：静脉滴注，10 ～ 30mL 加入生理盐水 250mL 中稀释后立即使用，每日 1 次。

（7）华蟾素注射液：静脉滴注，10 ～ 20mL 加入 5% 葡萄糖液 500mL 中稀释后缓慢滴注，每日或隔日 1 次。每个疗程 4 周，每次用药 1 周后休息 1 ～ 2 日或按医嘱使用。

三、中药外敷（涂）

（1）水红花子 60g，阿魏 15g，急性子 15g，大黄 15g，麝香 1.5g，甘草 9g，巴豆 10 粒，白酒 500mL。将上药除白酒外共研成细末，用白酒调，外敷于疼痛处，痛止停药。

（2）大黄 30g，雄黄 30g，天花粉 100g，冰片 20g，生天南星 20g，乳香 20g，没药 20g，黄柏 50g，姜黄 50g，皮硝 50g，芙蓉叶 50g。上药共研成细末。用时将药末加饴糖调成厚糊状，摊于油纸上，厚约 3 ～ 5mm，敷贴疼痛处，隔日换 1 次，2 次为 1 个疗程。

（3）制乳香 30g，制没药 30g，密陀僧 30g，干蟾皮 30g，龙胆草 15g，铅丹 15g，冰片 15g，公丁香 15g，雄黄 15g，细辛 15g，煅寒水石 60g，生南星 20g，大黄 50g，姜黄 50g。上药共研成细末，和匀。用时取适量药粉调入凡士林内，敷贴肿块部位，隔日 1 次。

四、针灸

穴位：①主穴：章门、期门、胆俞、痞根、内关、公孙。②配穴：疼痛者加外关、足三里、支沟、阳陵泉；腹腔积液加气海、三阴交、水道、阳陵泉；上消化道出血加尺泽、列缺、曲泽、合谷。

每次取穴 4 ～ 6 个，虚证用补法，实证用泻法。每日 1 次，诸穴交替使用，2 ～ 3 周为 1 个疗程。

五、食疗

（1）大米 50g，薤白 10g。将薤白洗净，与大米加水适量，用文火久熬成粥，做早餐或不拘时食用。适用于胆囊癌腹胀呕吐者。

（2）薏苡仁 90g，大米 30g。先将薏苡仁久熬至烂后，加入大米熬成粥。做早餐或不拘时食用。适用于胆囊癌术后。

（3）薏苡仁 50g，杏仁（去皮尖）10g，大米 20g。先将薏苡仁煮至半熟后加入杏仁、大米，熬成粥后加白糖适量即成。做早餐或不拘时食用。适用于胆囊癌脾虚者。

（4）百合 10g，杏仁 6g，赤小豆 60g。先将赤小豆熬至半熟后加入百合、杏仁，用文火熬成粥后加入白糖。早餐食用，可常服。适用于胆囊癌热盛伤阴而湿热未尽者。

六、预防与护理

1. 预防

（1）与胆囊癌发病相关的危险因素有油腻饮食、慢性胆囊炎、胆囊结石等，故应注意饮食，预防、治疗胆囊炎和胆囊结石。

（2）胆囊腺瘤、胆囊腺肌瘤、胰胆管合流异常、瓷性胆囊易诱发胆囊癌，故患者应积极治疗原发病。

2. 护理

（1）注意心理护理，家属和医护人员应积极调整患者的情绪，使其保持心情愉快。

（2）长期卧床导致患者出现腹胀、便秘，可按顺时针方向为患者进行腹部按摩，以促进肠蠕动。

（3）晚期患者发热甚多，如为炎症引起，则需积极行抗感染治疗。常见的是癌性发热，每日定时发作，多在午后或傍晚开始，夜间消退。发热时，应嘱患者多饮温开水、淡盐水，或橘汁之类含维生素 C、钾的饮料。发热较高者，可用温开水或 50% 乙醇擦浴，也可针刺曲池、合谷、大椎等穴位。还可用吲哚美辛栓半粒塞肛，最好在发热前大约半小时至 1 小时用药，以期控制发热。

（4）疼痛患者按规定按时使用镇痛药，并鼓励患者放松大脑，解除对癌痛的畏惧心理，多做其他娱乐活动以分散注意力，还可做锻炼以动制痛。对特别晚期癌症剧痛患者的麻醉镇痛药使用不应有太多顾虑，因为怕药物成瘾而减少或停止使用只会导致痛苦延续和病情加重。

（湖南省中医药研究院附属医院：潘敏求）

◎ 医案 1

钟某，男，63 岁，2013 年 10 月 14 日初诊。患者当年 6 月初因“腹部胀满不适伴小便黄”就诊，诊为胆囊癌，行胆囊癌根治术，术后病理示：（胆总管）中 – 低分化腺癌，肿瘤切面积为 5.0cm×3.2cm，浸润胆囊周围脂肪组织及部分肝组织。术后联合化疗 2 个周期，可耐受。10 月 13 日复查 CT 示：①肝门区结构显乱，肝内胆管扩张、积气；②肝内显示多个圆形小密度灶，考虑为转移可能。刻下：患者面色萎黄，乏力明显，胸胁胀痛，大便呈陶土色，日行 1 次，纳眠可，小便调，舌红、苔黄微腻，脉弦滑数。辨证属肝郁气滞。治以疏肝利胆，理气和中。处方：柴胡 15g，金钱草 20g，郁金 15g，土茯苓 20g，白花蛇舌草 20g，蒲公英 20g，太子参 30g，白芍 15g，茯苓 15g，炒白术 15g，鸡内金 15g，砂仁 10g，焦三仙各 15g，陈皮 12g，半夏 9g，制鳖甲 20g，甘草 6g。14 剂。并嘱配合按摩胆俞、日月、期门、阳陵泉等穴位，适当刮痧。

2013 年 11 月 4 日二诊：患者服药平妥，乏力改善，胸胁胀痛缓解，面色萎黄好转，大便呈陶土样次数明显减少，舌红胖大、边有齿痕。前方显效，续加祛邪之品，同时固护脾胃，故前方改白花蛇舌草 30g，加薏苡仁 20g，蛇莓 15g。继服 14 剂。

2013年11月18日三诊：患者一般情况可，纳眠可，二便调，体力改善，舌红苔黄，脉弦数。患者湿象已除，舌脉仍见热象，故以初诊方去土茯苓，酌加清热解毒、化瘀散结之品，上方用蒲公英15g，加绞股蓝15g，莪术12g，鸡血藤30g。继服14剂。

2013年12月2日四诊：患者一般情况好，未诉明显不适，纳眠可，二便调，近期体重略有增加，舌红，苔白，脉弦数。前三方祛邪衰其大半，现当固护元气，故取初诊方加补肾益精之肉苁蓉15g。继服14剂。

按：李秀荣教授治疗胆囊癌，首要必疏肝利胆，常用柴胡、郁金、延胡索等疏肝理气利胆之品配伍白花蛇舌草、藤梨根、绞股蓝、莪术、徐长卿、夏枯草等解毒散结之品组成基础方。若皮肤黄染甚，舌红苔黄，脉弦滑数等肝胆湿热者，酌加茵陈、金钱草、败酱草、田基黄、虎杖、栀子、连翘、蒲公英等配伍茯苓、猪苓、泽泻等淡渗之品使湿热从小便去；若肝郁气滞痛甚者，可酌加川楝子、延胡索理气止痛；若上腹积块，时有发热，口苦咽干、大便秘结等胆火瘀结者，酌加桃仁、土鳖虫、天花粉、连翘、滑石、车前草、麦冬、玄参等化瘀泻热、养阴生津；若头晕目眩、午后潮热、舌红少苔、脉细等肝肾阴虚者，酌加鳖甲、枸杞子、当归、白芍、地黄、肉苁蓉、首乌藤等补肾柔肝。此案方中，取柴胡、金钱草、郁金、土茯苓、白花蛇舌草、蒲公英以疏肝利胆、除湿退黄；取太子参、白芍、茯苓、白术、鸡内金、砂仁、焦三仙、甘草以益气健脾；陈皮、半夏理气和中、燥湿健脾；制鳖甲滋阴潜阳兼以散结消痞。

（医案来源：山东中医药大学附属医院　李秀荣）

◎ 医案2

张某，女，42岁，2010年8月12日初诊。3个月前，因反复右上腹隐痛被确诊为胆囊癌，行胆囊癌根治性切除术。8月2日复查CT示“肝脏手术楔形切缘侵犯1cm”。刻下：右中上腹隐痛，偶有作胀，痛剧时牵掣后背，低热，面色萎黄，纳差，口干口苦，郁怒忧思，夜寐不安，小便淡黄，大便2日一行。舌质红、边有齿痕，苔少、中有裂纹，脉弦细。证属肝阴不足，气虚血瘀。治以养肝柔肝，益气化瘀。处方：太子参12g，黄芪15g，地黄、枸杞子、何首乌、白术、白芍、茵陈、虎杖、山楂各12g，延胡索9g，玫瑰花、白残花各3g，龙葵、白英各12g，莱菔子、神曲各9g，大枣24g。14剂。每日1剂，水煎，早晚分服。

2010年8月26日二诊：患者服药后腹痛缓解少许，仍时感牵掣后背，自觉时有发热，饮食较前增加，夜寐稍安，大便日行一次。舌质红、边有齿痕，苔薄黄、中有裂纹，脉弦细。守方加郁金9g，青蒿9g，白花蛇舌草30g。继服28剂。

2010年9月28日三诊：患者腹痛已不甚明显，背部牵掣感消失，热平，仍时感口苦，体重较前略增。舌质红、边有齿痕，苔薄微黄、中有裂纹，脉弦细。在前方基础上改太子参15g，黄芪30g，茵陈15g，加桃仁12g，鳖甲9g。继服28剂。

2011年1月19日，患者复查CT示：肝转移癌区域较前未见明显增大。守方调理近两年，仅偶感右胁隐痛，饮食量增至发病前的一半，但体重并未增加，余无明显不适。

按：本案例患者发现时已属胆囊癌中晚期，癌毒日久，耗气伤阴；加之手术打击，肝阴更亏，终致本虚标实之证。朱老认为，本病虽在胆，但源在肝，“治病必求其本”，当以胆病“从肝论治”为君，重用养肝柔肝之品，如地黄、白芍、枸杞子、何首乌等以滋养肝阴；又因肝主疏泄，喜条达而恶抑郁，胆腑以通为用，以降为顺，故臣以茵陈、虎杖、莱菔子等利胆通腑降逆之品。再者，朱老始终不忘“知肝传脾”，时时顾护脾胃，佐以太子参、黄芪、白术、山楂、神曲等甘缓辛补之品补中益气、醒脾运脾，以防养肝之药滋腻，同时又具“扶正以祛邪”之功。然癌症的发生，其本固然在于正虚，但标实之证亦当重视，仅靠扶正培本实难奏效，非攻不可中病，故方中酌情加入抗癌解毒之药，如龙葵、白英等。方中最后加入大枣，旨在调和苦涩汤药之味，以便患者能长期坚持服药。综观全方，攻补兼施，正本清源，方显其效。二诊时，患者诸症略有缓解，腹痛仍有，苔薄微黄，乃久病伤阴，阴虚化热，稽热难消之象，故加郁金活血止痛、清热利胆，青蒿清透虚热，白花蛇舌草清热解毒、抗癌消肿。三诊时，诸症基本已消，仍感口苦，苔薄微黄，故在前方基础上加重太子参、黄芪剂量，病后调补，扶正以祛邪；因癌病日久，久病入络，故取鳖甲煎丸之意，在方中加桃仁、鳖甲旨在活血化瘀、软坚散结。守方调理近两年，患者虽饮食有所增加，但体重并未增加，乃久病耗损，余邪未尽，正气尚虚，宜缓慢调理，以提高患者生存质量，带病延年。

（医案来源：上海中医药大学附属龙华医院　朱培庭）

第六节　胰腺癌

胰腺癌是指原发于胰腺的癌瘤，可发生于胰腺任何部位，按病变部位可分为胰头癌、胰体癌、胰尾癌和全胰癌，通常统称为胰腺癌。胰腺癌的发病率在世界范围内有增高趋势，高发年龄为 60 ～ 80 岁，男女发病比例约为 2∶1。该病发病原因不清，可能与环境中致癌因素及胰腺某些疾病相关。胰腺癌起病隐匿，早期无特殊表现且症状的特异性不强，故早期诊断困难，容易发生漏诊、误诊。大多数病例诊断明确时已属晚期，加之胰腺癌恶性程度较高、发展较快，因此治疗效果差，在症状出现后患者的平均寿命约 3 ～ 6 个月，扩大根治术治疗的 5 年生存率不到 5%。该病的中医学病名为“伏梁”或“痞块”。

一、辨证论治

1. 肝胆湿热

上腹胀痛，连及两胁，脘痞腹胀，恶心呕吐，口干、口苦不欲多饮，身目黄染，或有发热，大便溏薄不爽，小便色深如浓茶。舌红苔黄腻，脉弦滑数或濡数。

治法：清利肝胆湿热。

主方：茵陈蒿汤合黄连解毒汤加减。

常用药：茵陈 18g，栀子 9g，大黄（后下）6g，黄连 9g，黄柏 6g，黄芩 6g 等。

加减：疼痛较甚加延胡索、青皮理气止痛；腹胀较甚加木香、大腹皮行气除满；发热甚者加知母、黄柏滋阴清热；黄疸较甚加栀子、车前子（包煎）清热利湿。

2. 瘀血内阻

上腹疼痛，痛如锥刺，或可触及包块、拒按，痛处不移，呕恶，纳呆，形体消瘦，身目黄染，色泽晦暗，或如烟熏，或有呕血、便血。舌质紫暗或有斑点，脉弦涩。

治法：化瘀消积。

主方：膈下逐瘀汤加减。

常用药：丹参30g，牡丹皮9g，桃仁10g，红花9g，莪术15g，三棱15g，八月札30g，岩柏30g，木香15g，穿山甲12g，白花蛇舌草30g等。

加减：腹痛较甚加延胡索、徐长卿理气止痛；恶心呕吐加旋覆花（包煎）、代赭石（先煎）降逆止呕；肿块坚实加三棱、莪术活血散结。

3. 寒湿困脾

上腹部疼痛可偏左或偏右，向腰背部放射，恶心呕吐，食欲不振，神疲乏力，身目俱黄，大便溏薄，小便色黄。舌质淡，苔白腻，脉濡缓。

治法：温中化湿。

主方：茵陈术附汤加减。

常用药：茵陈12g，白术12g，熟附块12g，干姜10g，炙甘草6g，肉桂6g等。

加减：脘腹胀满加苍术、厚朴健脾行气除满；呕恶显著加半夏、陈皮行气和胃；胁腹胀痛加柴胡、香附疏肝理气。

4. 正虚邪恋

上腹胀痛，或触及包块，身目俱黄，恶心呕吐，倦怠乏力，纳呆，大便溏薄，形体消瘦，或有腹腔积液，肢体浮肿，自汗或盗汗，五心烦热。舌质淡，苔腻，脉细数无力。

治法：扶正益气，化瘀消积。

主方：圣愈汤加减。

常用药：生地黄10g，熟地黄15g，川芎6g，人参10g，当归10g，黄芪15g。

加减：肿块坚实加三棱、莪术活血散结；面浮足肿加车前子（包煎）、猪苓利水消肿；呕血、便血加槐花、地榆炭、大黄粉（冲服）凉血止血；口干舌燥加地黄、沙参、石斛滋阴润燥。

二、常用中成药

（1）西黄丸：每次3g，日服2次。适用于各期胰腺癌正气未全虚者。

（2）复方斑蝥胶囊：每次3粒，日服2次。适用于各期胰腺癌患者。

（3）平消胶囊：每次4～8粒，日服3次。适用于各期胰腺癌患者。

（4）康莱特注射液：每次200mL缓慢静脉滴注，每日1次，20日为1个疗程，间隔3～5日，可进行下一疗程。适用于各期胰腺癌患者。

（5）华蟾素注射液：每次 10 ～ 20mL，用 5% 葡萄糖注射液 500mL 稀释后缓慢静脉滴注。每日或隔日 1 次，28 日为 1 个疗程，用药一周后休息 1 ～ 2 日或遵医嘱。适用于各期胰腺癌患者。

（6）艾迪注射液：每次 50 ～ 100mL，用 0.9% 氯化钠注射液或 10% 葡萄糖注射液 500mL 稀释后静脉滴注，每日 1 次。和放疗、化疗同时应用时，疗程和放疗、化疗同步；术前和术后以及介入治疗，每 10 日为 1 个疗程；单独应用 10 日为 1 个周期，间隔 3 日，2 个周期为 1 个疗程；晚期恶病质患者 30 日为 1 个疗程，或视病情而定。适用于各期胰腺癌患者。

三、中药外敷（涂）

（1）蟾酥膏：用药前清洁疼痛部位皮肤，然后再将膏药贴上，每日 1 次，每 24 小时调换，7 日为 1 个疗程。适用于胰腺癌疼痛患者。

（2）皮硝 120g，单层纱布包扎，敷脐部，融化后可换药。适用于胰腺癌腹腔积液患者。

（3）大黄 30g，朴硝 30g，共研细末，与大蒜捣膏和匀，外贴患处。适用于胰腺癌腹部可触及肿块者。

（4）甘遂 9g，砂仁 9g，共研细末，取大蒜头捣烂，水调成糊，外敷脐上。适用于胰腺癌腹腔积液患者。

四、针灸

（1）体针：足三里、中渚、内关、中脘。用泻法，留针 15 ～ 20 分钟，每日 1 次，2 周为 1 个疗程。适用于胰腺癌疼痛较甚、恶心呕吐者。

（2）体针：至阳、腕骨、足三里、中渚、大陵。用泻法，每日 1 次，2 周为 1 个疗程。适用于胰腺癌黄疸明显者。

（3）体针：天突、章门、中脘、涌泉。用泻法，不留针，然后加灸。每日 1 次，2 周为 1 个疗程。适用于胰腺癌疼痛较甚者。

五、预防与护理

1. 预防

纠正不良的饮食习惯，戒烟，限酒，少饮咖啡，少吃或不吃咸鱼、咸菜、熏肉、腊肉等含亚硝胺较高的食物；多吃新鲜蔬菜，宜清淡饮食，控制高脂肪、高动物蛋白食物的摄入。

积极治疗慢性胰腺炎、糖尿病、慢性胆囊炎，定期复查，有肿块或假性囊肿应早日手术。

积极开展防癌普查，对 40 岁以上人群，有条件者定期进行 B 超检查，以便早发现、早诊断、早治疗。

胰腺癌复发率高，因此对胰腺癌术后患者，应每 2 ～ 3 个月复查 1 次，主要观察 CEA、CA199 水平、B 超、X 线胸片等指标。

2. 护理

注意顺应四时气候的变化，生活起居有节，生活环境良好，适当进行体育锻炼，劳逸结合，保持身体内环境的平衡，有利于提高自身免疫力。同时，积极防治其他疾病。

饮食有规律，食物以品种多样化且易消化为原则，多食高蛋白、高能量、高维生素的食物。饮食避免油腻、煎炸、辛辣、生冷之物。

家庭、社会、医护人员要给予患者足够的关怀和安慰，帮助患者消除恐惧感和悲观情绪，鼓励患者正确对待疾病，乐观面对人生，积极配合治疗。同时让患者适当参与散步、做体操、打太极拳、练气功、听音乐等活动以放松自我。

癌症患者多数伴有睡眠不佳，因此不仅要给患者创造安静的睡眠环境，还要让患者养成良好的睡眠习惯，并指导患者学习一些自我催眠技巧，对于疼痛的患者一定要给予镇痛药以达到无痛性睡眠。

（内蒙古自治区中医医院：耿刚）

◎ 医案 1

廖某，女，72 岁，2008 年 12 月 15 日初诊。患者 6 个月前因腹痛发现胰头癌，后经手术治疗。术后 2 个月感腹部刺痛，乏力，眠少，盗汗，就诊于某医院，予抗生素等治疗，腹痛、腹泻症状未见好转。刻下：消瘦，腹痛，腹泻，盗汗，寐少，纳差，倦怠乏力，舌红，苔少，脉濡数。证属胃肾阴虚。此为胰头癌术后，标邪已去，虚证仍在，术中耗伤正气，病久瘀血阻滞，瘀血不去，新血不生，阴液虚少，虚热内生，而生诸症。治以滋阴、固涩。拟方益胃汤加减。处方：北沙参 20g，天冬 15g，麦冬 15g，五味子 10g，冬凌草 15g，炒谷芽 20g，炒麦芽 20g，草豆蔻 6g，玉竹 20g，石斛 20g，升麻 10g。10 剂。水煎服，每日 1 剂。

2009 年 7 月 15 日二诊：患者服药后饮食好转，腹痛减轻，腹泻次数减少，夹杂不消化食物。刻下：腰膝酸软，腹胀，耳鸣，梦多。处方：北沙参20g，天冬15g，麦冬15g，冬凌草30g，桑椹15g，炒谷芽20g，炒麦芽20g，黄精20g，佛手10g，郁金10g。10剂。水煎服，每日1剂。

2009年7月27日三诊：患者服药后腹痛、腹泻好转，眠可，饮食尚可，腰膝酸软减轻。但感上下肢沉重，手指发麻，发冷。方用薏苡仁汤加减。处方：北沙参20g，炒谷芽20g，炒麦芽20g，五味子10g，豨莶草20g，海桐皮20g，苍术10g，虎杖20g，冬凌草20g，猫爪草20g。10剂。水煎服，每日1剂。

患者电话复诊，诉其腹痛、腹泻主症消失。

按：本案中的腹痛、腹泻初期多为实证，患者病情日久，脏腑渐虚，加之后期因手术过后多耗伤气血，导致脉络不通，瘀血不去，新血不生，阴液虚少，虚热内生，而生诸症。脾胃为后天之本，久病则损伤胃气，胃气受损，则气血生化乏源，气虚则不能固摄，故见腹泻，泄则涩之，故治以固涩。同时，“五脏之伤，穷必伤肾”，肾阴主一身之阴，要及时关注先天之本，不要在治疗上陷入被动，故治以滋阴。本例虚实夹杂，以虚为主，故治疗以扶正为先，疗效确切。

（医案来源：贵阳中医学院第一附属医院　刘尚义）

◎ 医案2

顾某，女，76岁，2019年4月12日初诊。患者因体检发现胰腺占位，腹部CT示胰腺颈体部占位，考虑胰腺癌，伴胰腺尾部萎缩，胰管扩张。行胰体尾癌根治术＋脾切除。术后病理示胰腺中分化导管腺癌。术后未行放疗、化疗。2019年3月29日，患者复查CT示：残胰旁肿块，复发可能，CEA78.82ng/mL，予替吉奥口服化疗。刻下：乏力甚，语声低弱，胃纳极差，不欲饮食，脘腹胀满不适，夜寐欠佳，排便困难。舌淡暗，苔偏白腻，脉沉。证属枢机不利。处方：太子参45g，当归30g，柴胡、姜半夏、黄芩、枳壳各12g，大黄21g，虎杖、玉米须各18g，五味子9g，巴戟天30g，炙甘草12g。14剂。水煎，温服。

其后患者每2周复诊，守前方，随证、症化裁。随诊半年余，患者不适症状明显缓解，胃纳改善，可进行简单体力活动。2019年12月6日复查CEA25.64ng/mL。随访至2020年10月1日，患者纳差、乏力、腹胀等症状明显改善，纳眠正常，复查腹部CT示复发病灶稳定，可进行简单体力活动，整体生活质量显著提高。

按：患者胰腺癌术后复发，邪实正盛，正气亏虚，枢机不利，此时不可过于攻伐，当标本兼顾，故治以顽痰与癌毒胶痼、化热伤正为切入点，拟予大柴胡汤加减条达枢机、推陈致新。方中，柴胡为君，配黄芩以清解癌毒，伍姜半夏和胃化痰解毒，更添枳壳增强疏利气机之效，大黄、虎杖疏肝利胆、通腑化痰以攻里，玉米须泄利湿浊；攻邪之时，不忘固护正气，予太子参、当归补养气血以建中土，巴戟天、五味子兼顾肾中阴阳，炙甘草意在益气调和。诸法合用，使内外阳气协调转枢而邪盛渐缓，其症渐消。此案扶正与祛邪并重，少予温平之剂，兼顾肝脾肾三脏，抑制癌肿发展延缓病情，改善患者生存质量，疗效显著。

（医案来源：浙江省立同德医院　柴可群）

第四章　泌尿及生殖系统肿瘤

第一节　肾癌

肾癌是泌尿系统常见的恶性肿瘤之一，发病率仅次于膀胱癌。此病好发于 50 ～ 70 岁，诊断时平均年龄为 65 岁，20 岁以下少见，罕见于儿童，男性与女性的发病比例约为 2∶1。肾癌的预后有明显的个体差异，已有转移的肾癌患者生存时间差异很大。术后 5 年生存率平均为 45%。对特异性和非特异性免疫治疗有效，在一定程度上与机体的免疫功能有关。

肾癌属中医学肾积、溺血、腰痛等范畴。此病本虚标实，全身为虚，局部为实，故治疗应扶正与祛邪兼顾，早期以祛邪为主，兼以补肾；中期扶正与祛邪并重；晚期以补气养血为主，兼以祛邪。扶正以滋肾阴、补肾阳、补脾气、益气养血为主，祛邪以清利湿热、理气活血、化痰散结、解毒为则。

一、辨证论治

1. 肾虚毒聚

神疲乏力，腰酸痛，血尿，或午后低热。舌淡红，苔薄白，脉沉细。

治法：补肾解毒。

主方：六味地黄丸加减。

常用药：生地黄 12g，熟地黄 12g，山药 12g，山茱萸 12g，牡丹皮 12g，茯苓 30g，黄芪 15g，女贞子 12g，补骨脂 12g，怀牛膝 12，大蓟 15g，小蓟 15g，半枝莲 30g，土茯苓 12g，仙鹤草 30g。

2. 湿热瘀毒

腰部或上腹部包块，腰酸痛，血尿，口干苦，渴喜凉饮，纳呆，恶心呕吐，低热。舌暗红，苔白或黄腻，脉弦滑。

治法：清热利湿，化瘀解毒。

主方：五淋散合桃红四物汤加减。

常用药：茯苓 30g，当归 12g，甘草 12g，赤芍 15g，栀子 12g，姜半夏 12g，竹茹 6g，瞿麦 20g，小蓟 15g，桃仁 12g，红花 9g，丹参 30g，大黄炭 10g，龙葵 30g，蛇莓 30g。

3. 气血双亏

消瘦，神疲乏力，面色无华，心悸气短，头晕，腰部肿块疼痛，血尿，纳呆，口干，低热。舌淡红，苔薄白，脉细弱。

治法：益气养血，解毒。

主方：八珍汤加减。

常用药：黄芪 30g，党参 12g，茯苓 12g，白术 12g，地黄 15g，当归 12g，赤芍 15g，白芍 15g，炒酸枣仁 15g，珍珠母 30g，白英 15g，半枝莲 15g，焦山楂 15g。

4. 阴虚火旺

消瘦，低热，五心烦热，腰酸痛，腰膝酸软，血尿，口干，头晕耳鸣。舌质红，少苔或苔花剥，脉细数。

治法：滋阴清热，解毒。

主方：知柏地黄汤加减。

常用药：知母 12g，黄柏 12g，牡丹皮 12g，地黄 15g，山茱萸 15g，茯苓 15g，玄参 15g，女贞子 15g，青蒿 12g，鳖甲 15g，大蓟 15g，小蓟 15g，藕节炭 12g，半枝莲 30g。

加减：①血尿：酌加生侧柏叶、小蓟、仙鹤草、槐花炭、蒲黄炭、贯众炭、藕节炭、茜草炭、煅花蕊石、煅龙牡、三七粉等。②腰痛：肾虚者加怀牛膝、杜仲、桑寄生、续断等；血瘀者加桃仁、红花、没药、五灵脂等。

二、常用中成药

鳖甲煎丸：适用于肾癌血瘀证，每次 1 丸，日服 2 次。

六味地黄丸：适用于肾癌肾阴不足证，每次 30 粒，日服 2 次。

金匮肾气丸：适用于肾癌肾阳虚证，每次 1 丸，日服 2 次。

三、防护和预后

1. 防护

减少吸烟，保持健康体形，改善相关职业人员的工作环境，对高危人群进行监测，争取早发现、早诊断、早治疗。

2. 预后

肾癌的预后差别较大，个别病例有自然消退的报道，也有的病例进展很快，一般与病理及病期关系较为密切。

肾癌无症状病例占 40%，无症状者往往病期较早，其 1、3、5 年生存率分别为 93%、83%、60%；有症状者 1、3、5 年生存率分别为 82%、63%、35%。

肾癌细胞的类型与预后也有很大关系。透明细胞癌的恶性程度较低，预后较好；颗粒细胞癌恶性程度较高，预后较差；未分化癌分化最差，恶性程度最高，常在早期即有转移，预后极差。临床上，很多肾癌细胞的类型是混合的，则以恶性程度最高的一类癌细胞来估计其预后。

（北京中医药大学：胡凯文　何秀兰　左明焕　曹阳）

◎ 医案 1

王某，男，77 岁，2007 年 8 月 10 日初诊。2 年前发现左肾癌，行左肾切除术，术后应用白介素 -2 等治疗。经查肾功能，发现血肌酐升高，大于 200μmol/L。刻下：下肢浮肿，嗜睡，乏力，纳少，二便尚可，夜寐安。舌淡胖，苔薄白，脉沉滑。查体：双侧下肢浮肿，肾区无叩痛。化验：Scr236μmol/L，BUN16.94mmol/L，UA429μmol/L。既往有高血压、冠心病史 10 余年，糖尿病史 20 余年，前列腺炎病史。西医诊断：慢性肾功能不全，肾癌术后。中医诊断：水肿（阴水），证属气血亏虚，水瘀互结，浊毒壅盛，治宜益气养血，活血利水，泄浊解毒。方以当归芍药散加减。处方：黄芪 30g，当归 15g，赤芍 15g，川芎 15g，茯苓 30g，白术 15g，泽泻 30g，肉桂 10g，丹参 30g，益母草 30g，砂仁 10g，陈皮 10g，土茯苓 30g，鬼箭羽 30g，麦芽 30g，菟丝子 15g。7 剂，水煎服，日 1 剂。

2007 年 8 月 17 日二诊：患者浮肿减轻，嗜睡转好，纳食增加。舌淡胖，苔薄白，脉沉缓。查尿 N-乙酰-β-D-氨基葡萄糖苷酶（NAG）16.7U/L，尿微量白蛋白 144.5mg/L，Scr216μmol/L，BUN8.4mmol/L。前方继服 14 剂，水煎服，日 1 剂。

2007 年 8 月 31 日三诊：患者浮肿时轻时重，尿少，周身困倦减轻。舌红胖嫩，苔薄白，脉沉缓。前方去砂仁、麦芽，加制首乌 15g，汉防己 15g。14 剂，水煎服，日 1 剂。

2007 年 9 月 14 日四诊：患者困倦已减，浮肿减轻，大便干，数日一行。舌红，苔薄白，脉弦。前方加枳壳 15g，紫菀 20g。7 剂，水煎服，日 1 剂。

2007 年 9 月 21 日五诊：患者浮肿减轻，仍大便难下。舌痛，舌红，苔薄白，脉沉。前方增枳壳 30g，白术 30g。14 剂，水煎服，日 1 剂。

2007 年 10 月 5 日六诊：患者近日感寒，咽痛，口干，舌痛，舌上溃疡，水肿轻。舌红，苔薄黄，脉浮数。处方：党参 10g，柴胡 10g，陈皮 10g，桔梗 10g，防风 10g，荆芥 10g，甘草 6g，生姜 2 片，大枣 4 枚，儿茶 3g。5 剂，水煎服，日 1 剂。

2007 年 10 月 10 日七诊：患者浮肿轻，舌痛减轻，大便时难下。舌红，苔白滑，脉细。处方：黄芪 30g，当归 15g，赤芍 15g，川芎 15g，茯苓 15g，白术 30g，泽泻 15g，丹参 30g，益母草 30g，汉防己 15g，鬼箭羽 15g，酒大黄 10g，土茯苓 30g，枳壳 30g，砂仁 10g，甘草 10g，儿茶 3g，青黛 3g。7 剂，水煎服，日 1 剂。

2007 年 10 月 19 日八诊：患者下肢浮肿，胸闷喘憋，咳嗽，少量黄痰，大便难下。舌暗红，苔白滑，脉沉滑数。查胸部 CT 示胸腔及心包积液。处方：芦根 30g，白茅根 30g，冬瓜子 30g，薏苡仁 30g，桃仁 10g，杏仁 10g，桑白皮 15g，葶苈子 15g，汉防己 15g，川椒目 10g，甘草 10g。14 剂，水煎服，日 1 剂。

2007 年 10 月 31 日九诊：患者浮肿减轻，大便已通畅，咳喘亦减，胸腹胀满不舒。舌淡红，苔白，脉沉细。前方增葶苈子至 20g，加太子参 15g。14 剂，水煎服，日 1 剂。

2007 年 11 月 19 日十诊：患者浮肿缓解，胸腹胀满减轻，大便通畅，小便量可，咳喘已大减。舌红，苔白，脉沉。化验：Scr123.1μmol/L，

BUN10.3mmol/L。前方增葶苈子至30g，加茯苓30g。14剂，水煎服，日1剂。

按：本例为黄文政教授治疗肾癌术后慢性肾功能不全的典型病例。针对患者肾癌术后多存在气血亏虚的情况，黄教授认为，气血亏虚日久，必致瘀血阻滞，因虚致瘀，因虚而致水停。故治疗以益气养血、活血利水、泄浊解毒为大法，方用《金匮要略》当归芍药散加减，并重用黄芪，取当归补血汤益气养血之意。白术、茯苓健脾益气，合泽泻淡渗利湿，当归、川芎调肝养血，丹参、益母草、鬼箭羽、土茯苓活血利水泄浊。终以《千金要方》苇茎汤合苓桂术甘汤及己椒苈黄丸，通达肺络，温化痰饮，泻肺行水，而使胸腔积液消除。全案以祛邪为主，血脉利，水道通，浊邪祛而正气得复。

（医案来源：天津中医药大学第一附属医院　黄文政）

◎ 医案2

李某，女，56岁，2010年6月5日初诊。2008年12月因“右肾巨大肿瘤”（占右肾的2/3）行右肾切除术。2009年4月因肿瘤脑转移行开颅肿瘤切除术。患者自第一次手术后出现小便量少，渐至点滴而下，经多方治疗无效，且有进行性加重的趋势。刻下：小便点滴而下，小便时小腹有坠胀感，尿痛。双眼睑、颜面、双下肢及双手背浮肿，握拳困难。耳鸣，脑鸣，头重，头晕。汗出多，怕热，四肢偏凉，右下肢及左膝疼痛，双下肢困乏坠胀。口中和，不喜饮，纳食尚可，但食后心下痞满、腹胀，午后4时左右腹胀明显，得矢气后可缓解。大便干结，需使用开塞露后方下，初为羊屎样，后为成形便。睡眠尚可，体胖肤白。舌质暗衬紫，边有齿痕，舌苔薄白，脉沉浮不见，重按至骨方见寸弦。中医辨病：癃闭，证属血虚水泛，治以化气利水、养血消肿，方以当归芍药散合四妙丸加减。处方：荆芥6g，防风6g，桔梗12g，僵蚕9g，蝉衣9g，当归18g，芍药15g，泽泻15g，川牛膝15g，苍术15g，薏苡仁30g，厚朴12g，陈皮12g，车前子（包煎）12g，桂枝6g。3剂，每日1剂，水煎服。

二诊：患者服药2剂后，双下肢水肿减轻，小便时已无疼痛，小便较前通畅。但3剂药服完，疗效仍不理想。处方：制附子（先煎）12g，茯苓15g，白芍12g，白术12g，干姜6g，猪苓15g，厚朴9g。每日1剂，水煎服。

二诊方服4剂后患者双眼睑、颜面、双下肢、双手背水肿完全消退，小便畅通，每日尿量 1500 ～ 2000mL，已无尿痛和小便时小腹坠胀感，右下肢及左膝疼痛消失，大便已无须使用开塞露，每日一行。

按：分析水肿产生的可能原因，下焦阳虚水泛、中焦脾虚水停、上焦敷布失职都可引起，本案患者三焦都已涉及。因患者体虚肤白，便秘明显，首先考虑肺与大肠。肺为水之上源，且肺与大肠相表里。患者病机虚实夹杂，补虚易助邪阻，故决定分步骤治疗。《黄帝内经》中针对水肿有“去宛陈莝”“开鬼门，洁净腑”的治疗法，故用轻清疏散利肺之品，合治疗血虚水盛的当归芍药散，再合治湿之四妙丸。考虑患者阳虚水肿，稍加桂枝 6g 温阳化气利水，欲待水化后再温阳以治本。二诊分析，本病属少阴病，病机为少阴阳虚，寒饮内泛，治以温阳利水为法，方用真武汤加减。真武汤通过温阳而达利水的目的，肾阳得以温摄，使不循常道之水归位，故水肿消而小便通。

（医案来源：山西中医学院第二中医院　高建忠）

第二节　膀胱癌

膀胱癌是指发生于膀胱上皮组织的恶性肿瘤，临床上常反复出现无痛性血尿，或尿频、尿急、尿道灼热疼痛等尿路刺激症状，晚期可见排尿困难等。此病在发达国家发病率较高，如在欧美国家，膀胱癌发病率居恶性肿瘤第二位。此病在城市中发病率高于农村，发病年龄为 16 ～ 84 岁，多数在 50 岁以上，男性发病率高于女性，男女之比为 4∶1。此病可发生于膀胱的任何部位，多数发膀胱三角区，其他部位次之，有时肿瘤可侵犯整个膀胱。尿路上皮细胞癌发病率较高，占 90% 以上，而腺癌、鳞癌、未分化癌少见。膀胱癌以淋巴转移和局部扩散为主，晚期可出现血行播散现象。自然生存期为 16 ～ 20 个月。此病的中医学病名通常为“尿血”。

一、辨证论治

1. 膀胱湿热

尿血、尿急、尿频、排尿时灼热疼痛，腰背酸痛、下肢浮肿，伴心烦口渴，夜寐不安，纳呆食少。舌质红，苔黄腻，脉滑数或弦数。

治法：清热利湿。

主方：八正散加减。

常用药：车前子（包煎）15g，木通 10g，萹蓄 15g，滑石 15g，瞿麦 15g，栀子 10g，大黄 6g，甘草 10g，灯心草 6g。

加减：热盛心烦口渴重者加地黄、麦冬、天花粉、蒲公英；尿血加白茅根、小蓟；纳呆食少者可加茯苓、焦三仙。

2. 瘀血内阻

血尿，或尿中夹血块、排尿困难或闭塞不通，小腹坠胀疼痛，并可触及肿块。舌暗红、有瘀点或瘀斑，脉沉细。

治法：活血化瘀，养血。

主方：桃红四物汤加减。

常用药：桃仁 10g，红花 10g，川芎 10g，当归 10g，白芍 10g，熟地黄 15g。

加减：气虚明显者可加四君子汤；尿浑浊者加萆薢、瞿麦、萹蓄；大便干者加大黄；腹痛者可加金铃子散；血尿加三七粉、仙鹤草。

3. 瘀毒蕴结

血尿，尿中夹血块、腐肉，尿有恶臭味，排尿困难或闭塞不通，小腹坠胀疼痛，可触及肿块。舌暗红、有瘀点或瘀斑，苔黄或黄腻，脉沉细或沉细数。

治法：清热解毒，通淋散结。

主方：龙蛇羊泉汤加减。

常用药：龙葵 30g，蛇莓 15g，土茯苓 30g，灯心草 30g，白英 30g，海金沙 9g，苦参 15g，白茅根 30g。

加减：热重者加大青叶、蒲公英；尿液混浊者加瞿麦、萆薢、萹蓄；大便干者加大黄、芒硝；疼痛重者加延胡索、泽兰；伴乏力、消瘦、纳呆者加黄芪、白术、当归。

4. 脾肾亏虚

间歇性无痛性血尿，腰背酸痛，神疲乏力，畏寒肢冷，伴纳呆食少，腹胀，便溏，双下肢浮肿。舌淡红，苔薄白，脉沉细无力或沉缓。

治法：温补脾肾。

主方：四君子汤合加味肾气丸加减。

常用药：党参 15g，白术 15g，茯苓 12g，炙甘草 10g，熟地黄 15g，山茱萸12g，山药10g，牡丹皮10g，泽泻10g，制附子5g，肉桂5g，川牛膝12g，车前子（包煎）10g。

加减：气虚甚者加人参、黄芪；腰背酸痛明显者加杜仲、川续断；尿血加三七粉、仙鹤草、血余炭；便溏加补骨脂、炒白扁豆。

5. 肝肾阴虚

无痛性肉眼血尿，口干、口渴，五心烦热，头晕耳鸣，腰膝酸软，消瘦。舌质红，少苔，脉细数。

治法：滋补肝肾。

主方：六味地黄丸加减。

常用药：熟地黄20g，山茱萸12g，山药12g，茯苓10g，泽泻10g，牡丹皮10g。

加减：阴虚较重者加女贞子、墨旱莲；虚热明显者加制鳖甲、地骨皮；口干渴明显者加麦冬、沙参；腰膝酸软明显者加怀牛膝、续断、杜仲；尿血者加白茅根、三七粉。

6. 阴虚火旺

持续性肉眼血尿，色鲜红量多，口干舌燥、口渴欲饮水，午后潮热，有时高热不退，头晕耳鸣，腰膝酸软，消瘦，大便干。舌质光红，无苔，脉细数。

治法：滋阴降火。

主方：知柏地黄汤加减。

常用药：知母12g，黄柏12g，地黄15g，山茱萸12g，山药10g，茯苓10g，牡丹皮10g，泽泻10g。

加减：口干舌燥、高热不退者加芙蓉叶、石膏、麦冬、沙参；便秘者加大黄、玄明粉；尿血者加大蓟、小蓟、侧柏叶、白茅根、三七粉。

二、常用中成药

（1）八正合剂：每次15～20mL，日服3次。适用于膀胱癌湿热内蕴者。

（2）知柏地黄丸：每次1丸，日服2次。适用于膀胱癌阴虚内热者。

（3）复方喜树碱片：每次2～4片，日服3次，饭后口服。适用于膀胱癌瘀血内阻、瘀毒蕴结者。

三、中西医结合治疗

（一）手术与中医药结合治疗

手术是治疗膀胱癌的主要方法，但作为局部治疗，难以解决复发和转移问题，又可对身体造成创伤，损伤正气。手术与中医药结合治疗可促进康复，增强患者的抗病能力，减少复发和转移。治疗原则为补气养血、滋补肝肾。常用的中药有人参、黄芪、当归、熟地黄、山茱萸、山药、白芍、枸杞子、女贞子、墨旱莲等。

（二）放疗与中医药结合治疗

1. 治疗放射性膀胱炎

中医治疗具体如下。

（1）湿毒下注

小便频急，灼热刺痛，尿黄赤，口干喜饮，大便秘结。舌质红，苔黄或黄腻，脉弦数或滑数。

治法：清热利湿，解毒活血。

主方：八正散加减。

常用药：地黄 15g，萹蓄 15g，甘草 6g，车前子（包煎）10g，大黄 6g，灯心草 3g，炒栀子 9g，川牛膝 10g，陈皮 9g，滑石（包煎）10g，丹参 15g，当归 15g。

（2）肝肾亏损

尿频、尿急、尿痛、尿淡红，口干喜饮，五心烦热，或伴腰膝酸软，午后潮热。舌红苔少，脉细数。

治法：补益肝肾，养阴清热。

主方：知柏地黄汤加减。

常用药：山茱萸 20g，赤芍 15g，白芍 15g，山药 30g，泽泻 20g，牡丹皮 9g，茯苓 15g，知母 15g，黄柏 9g，地黄 20g，地骨皮 20g，银柴胡 9g，鳖甲 15g。

西医治疗：主要是抗炎、止血。失血过多者应输新鲜血液。若膀胱壁硬化，尿路狭窄，可有肾盂积液，严重者导致肾功能衰竭，以致尿毒症，应考虑手术或透析治疗。另外，不可忽视药物对膀胱的冲洗作用。

2. 治疗放射性肠炎

中医治疗的具体方法如下。

（1）热毒蕴肠

腹泻，便中带血，肛门灼痛，胸闷烦渴，恶心纳呆。舌质红绛，苔薄黄，脉滑或滑数。

治法：清热解毒。

主方：白头翁汤加减。

常用药：白头翁 10g，黄柏 12g，黄连 12g，秦皮 12g，苦参 10g，槐花 15g，炒地榆 15g，薏苡仁 20g，马齿苋 30g，广木香 10g。

（2）下焦湿热

腹泻而便溏不爽，便血带黏液，腹胀后重。舌红、苔白腻，脉濡或濡数。

治法：清利湿热。

主方：甘露消毒丹加减。

常用药：茵陈 10g，黄芩 10g，藿香 10g，薏苡仁 30g，滑石（包煎）10g，石菖蒲 10g，紫草 10g，陈皮 10g，侧柏叶 15g。

（3）气滞血瘀

便血色暗，腹痛腹胀，排便不爽，里急后重。舌暗红，苔白，脉涩。

治法：理气活血。

主方：四逆散合活络效灵丹加减。

常用药：柴胡 10g，赤芍 10g，枳实 15g，丹参 10g，三七（冲服）0.5 ～ 1g，茜草 10g，当归 10g，甘草 10g。

（4）脾胃虚弱

面色萎黄，气短乏力，便血色淡，大便溏薄，里急后重，肛门坠胀或脱肛。舌淡红，苔白或薄腻，脉缓或弱。

治法：补益脾胃。

主方：补中益气汤合参苓白术散。

常用药：黄芪 30g，人参（另煎）6g，柴胡 10g，白扁豆 15g，茯苓 15g，莲子 15g，砂仁（后下）3g，白术 15g，薏苡仁 20g，山药 15g，升麻 6g，陈皮 10g。

（5）气血亏虚

便血色淡，面色㿠白，心悸气短，乏力腰酸。舌淡，苔白，脉弱。

治法：益气养血。

主方：人参养荣汤加减。

常用药：党参 10g，黄芪 10g，白术 10g，茯苓 10g，当归 10g，白芍 10g，熟地黄 20g，炙甘草 10g，五味子 10g，秦皮 10g。

（6）外治方

①坐浴：苦参 30g，五倍子 50g，枯矾 20g，败酱草 50g，水煎取汁趁热坐浴。②中药灌肠法：大黄 10g，石榴皮 30g，黄连 12g，黄柏 12g，白及 10g，甘草 6g。煎 2 次，取药液 150 ～ 200mL，每晚 1 剂保留灌肠，1 个月为 1 个疗程。可加锡类散或加维生素 B_{12}。腹泻较频、药液难以保留者可酌加普鲁卡因，或用补法针刺足三里穴。

西医治疗：腹泻严重时应首先停止放疗，应用肠黏膜保护剂小六角蒙脱石（思密达），每次 3g，每日 3 次。腹痛、黏液便及里急后重时，可用黄连素 0.3g，每日 3 次；诺氟沙星 0.2g，每日 3 次。另外，希望改善症状，可用庆大霉素 16 万 u，颠茄酊 0.5mL，地塞米松 1.5mg，加米汤至 30mL，做保留灌肠，每日 2 次。骶前封闭可以减轻肛门区疼痛：用 8cm 长的 7 号针，取链霉素 0.5g，维生素 $B_6$100mg，维生素 B_{12}200μg，0.5% 普鲁卡因 40mL，于尾骨肛门做浸润注射，5 ～ 7 日封闭 1 次。

（三）化疗与中医药结合治疗

化疗药膀胱灌注时因局部损伤或化疗药的刺激，常出现排尿困难，尿频、尿急、尿痛或血尿，中药可以凉血清热、利尿通淋法治疗，药用地黄、牡丹皮、滑石、木通、大蓟、小蓟、蒲黄炭、藕节、白茅根、竹叶、栀子、萹蓄、瞿麦、甘草、车前子、泽泻等。方剂可用六味地黄丸加味，药用地黄 25 ～ 40g，山茱萸 10 ～ 15g，山药 30g，茯苓 30g，牡丹皮 10g，泽泻 10g，黄柏 10g，砂仁 10g，猪苓 10g，蒲公英 15g。

全身化疗的副作用较多，以消化道反应、骨髓抑制最为常见。

1. 治疗化疗呕吐

以“和胃降逆，调畅气机，微苦微辛，以轻取之，药具和平”为治疗大法。以清半夏 10 ～ 15g，芦根 10g，山药 12g，鸡内金 10g，苏叶 6g，川连 4g 为主治之。

常用的止吐西药有吩噻嗪类和丁酰苯类以及昂丹司琼、托烷司琼等，但这些药物长期应用可产生一些不良反应（如肝损伤、造血功能损害及锥体外系反应等），可短期使用。

2. 治疗化疗性肝损伤

西药一般用于保肝治疗，中药有其优点，治宜健脾化湿，疏肝和胃，调理气机，佐以解毒，调理脾胃又宜“避温燥，远壅补”，药取“轻灵性平味淡”。方用甲乙煎（经验方）：茵陈 10g，茯苓 15g，薏苡仁 15g，佩兰 10g，泽泻 10g，郁金 10g，柴胡 10g，连翘 10g，甘草 10g。

腹胀者加厚朴 10g；纳差者加焦三仙各 10g；口苦、苔腻者加白茅根 10g；胁痛者加延胡索 10g，川楝子 10g。

3. 治疗化疗所致骨髓抑制

化疗造成的骨髓抑制，西药可应用鲨肝醇、利血生、氨肽素等，中药治疗当补气血、益脾肾，佐以活血行瘀。方用调补营血饮（经验方）：熟地黄（或生地黄）15g，山茱萸 10g，山药 15g，鸡内金 10g，何首乌 10g，黄芪 15g，当归 10g，黄精 10g，丹参 10g，鸡血藤 15g。

便溏者加白扁豆 10g，芡实 10 ~ 15g；心悸、少寐者加炒酸枣仁 10g，合欢皮 10g；自汗者加浮小麦 30g，甘草 10g，大枣 7 个，龙骨、牡蛎各 30g。

四、预防与护理

1. 预防

积极开展普查工作，做到早发现、早诊断、早治疗。

生活有规律，加强体育锻炼，动静结合，持之以恒；保持乐观积极的心理状态，养“精”，养“气”，养“神”。

饮食有规律，不暴饮暴食，少吃高脂肪、油炸等不易消化的食物，多吃新鲜蔬菜、水果等。

针对病因积极地采取预防措施，如改善化工厂工人的工作环境，减少与有害物质的直接接触等。

改变不良的生活习惯，如吸烟、酗酒、憋尿等。

积极治疗膀胱的慢性炎症、结石和血吸虫病。

对于身体日渐消瘦、无痛性血尿，尤其是 40 岁以上男性不明原因的肉眼血尿，应高度重视，及时检查。

2. 护理

科学的调护应贯穿于膀胱癌治疗的全过程，包括康复治疗阶段。除积极配合各种治疗外，合理的饮食、乐观的心态、适度的劳逸、灵活多样的体能锻炼、家庭和社会的关爱均很重要，要树立战胜疾病的信心，避免紧张，避免急躁情绪。加强体育锻炼，提高自身的免疫力。保持泌尿系统的清洁卫生，适当多饮水，预防感染。多吃有营养、易消化的食物，如胡萝卜、大白菜、瘦肉等。

（河北医科大学第四医院：刘亚娴　刘羽　霍炳杰）

◎ 医案 1

陈某，男，56 岁，2018 年 3 月 21 日初诊。患者于当年 3 月 7 日因尿血至医院检查，彩超提示膀胱占位。3 月 11 日行电切术，病灶呈片状分布，切除较大病灶 2.0cm×1.8cm×0.5cm 肿块。术后病理检查提示：局灶高级别乳头状尿路上皮癌。刻下：神志清，精神欠佳，腰腹时感酸痛不适，食纳一般，夜寐尚可，小便稍感疼痛，尿色深黄，大便正常。舌质淡暗，苔白厚，脉沉弦。西医诊断：膀胱尿路上皮癌电切术后。中医诊断：包积。辨证：肾虚毒瘀证。治法：扶正解毒、攻补并施，主以散结抗癌、清利湿热、补肾疏肝，兼以止血。方以益肾解毒汤加减。处方：黄芪 30g，党参 20g，薏苡仁 30g，茯苓 10g，土茯苓 20g，半枝莲 30g，萹蓄 10g，瞿麦 10g，车前子 15g（包煎），乌药片 10g，制香附 10g，郁金 10g，女贞子 10g，菟丝子 10g（包煎），淫羊藿 10g，山药 15g，小蓟 10g，益智仁 20g，杜仲 10g，红甘草 5g。21 剂，水煎服，每日 1 剂。

2018 年 10 月 24 日二诊：患者服中药无特殊不适，神志清，精神可，无明显腰腹酸痛不适感，食纳较前改善，夜寐一般，小便无明显疼痛，偶有灼热感，大便正常。舌质暗，苔黄稍厚，脉弦。处方：上方去山药、小蓟、益智仁、杜仲，加泽泻 10g，鳖甲 30g（先煎），土鳖虫 10g，石见穿 20g。35 剂，水煎服，每日 1 剂。

2019 年 6 月 17 日三诊：患者定期服用中药，神清，精神良好，纳可，夜寐较差，二便调。舌质淡红，苔薄白，脉弦。处方：上方去淫羊藿、泽泻、石见穿，加酸枣仁 30g，合欢皮 20g，首乌藤 30g。28 剂，水煎服，每日 1 剂。

据随诊知，患者夜寐明显改善，定期复查 CT 及膀胱镜等相关检查，未有不适及复发迹象，病情稳定，嘱其按期服药以巩固治疗。

按：初诊时，患者膀胱癌电切术后 10 天，毒瘀将去，元气受损，此时为虚实夹杂的状态，治疗时注意辨病与辨证相结合，虚实兼治，顾护术后患者的正气。处方为益肾解毒汤，其中黄芪、党参补气养血，茯苓、薏苡仁健脾祛湿，土茯苓、半枝莲清热解毒、抗癌散结，萹蓄、瞿麦、车前子清热利湿通淋，乌药温肾散寒、缩尿止遗，香附、郁金疏肝解郁、行气止痛。在此基础上，根据患者具体情况，加减用药。正如《素问·上古天真论》所言："(丈夫)七八肝气衰，筋不能动，天癸竭，精少，肾藏衰，形体皆极。"患者正处于术后体虚的状态，故补肾滋肾在此案中有重要地位，故加女贞子、菟丝子滋补肝肾、补益肾精，淫羊藿、山药补肾阳、滋肾阴，益智仁暖肾固精缩尿；因患者尿色深黄，予以小蓟凉血止血。二诊时患者精神明显好转，腰痛、尿痛好转，纳食改善，无尿血，但小便偶有灼热感，舌质暗，苔黄稍厚，恐郁热于内，故在前方中去山药、小蓟、益智仁、杜仲，加泽泻归肾、膀胱经以利水渗湿兼泄热，鳖甲退热除蒸、软坚散结，土鳖虫破血逐瘀，石见穿清热解毒、活血镇痛。三诊时患者一般情况良好，除夜寐较差外无其他特殊不适，处方前方中去淫羊藿、泽泻、石见穿，加酸枣仁、合欢皮、首乌藤解郁养心安神。

（医案来源：湖南省肿瘤医院　黎月恒）

◎ 医案 2

曲某，女，81岁，2013年3月10日初诊。患者于当年1月因血尿就诊，查膀胱镜等确诊为膀胱癌，遂行膀胱癌部分切除术，术后病理检查示（膀胱）尿路上皮乳头状癌（高级别），遂行膀胱灌注，每周1次。既往有高血压、糖尿病史，血压、血糖控制尚可。因自觉膀胱灌注副作用多，且为防止进一步复发而来寻求中医治疗。目前仍每周做膀胱灌注，已做6次，当日将再次灌注。刻下：腰腿酸楚，乏力明显，尤其跨步欠利，口干，胃纳可，大便日行、成形；舌淡红苔薄白，舌下络脉略暗，脉弦。西医诊断：膀胱癌。中医诊断：尿血，属正虚邪恋（气阴两虚）之证，治宜扶正祛邪。处方：生晒参9g，霍山石斛12g（另煎），猪苓20g，女贞子18g，枸杞子20g，黄芪15g，地黄12g，天花粉12g，山茱萸10g，夏枯草12g，半枝莲15g，金钱草30g，金银花20g，淡竹叶12g，重楼9g，绞股蓝20g，薏苡仁30g（另包）。

2013年4月2日二诊：患者每周做膀胱灌注，已做8次，之后改为每个月1次。灌注后尿频、尿急症状较瘥，夜尿6次左右，舌苔薄、脉弦。原方改地黄15g，加蒲公英30g。

2013年5月16日三诊：患者4月30日做膀胱灌注后，出现明显尿频、尿急、尿失禁，复查膀胱镜示膀胱炎症，舌苔薄、脉略数。予以原方调整：生晒参9g，霍山石斛12g（另煎），猪苓30g，女贞子18g，枸杞子20g，黄芪15g，地黄15g，白花蛇舌草30g，山茱萸10g，黄柏10g，半枝莲15g，金钱草30g，银花20g，淡竹叶12g，重楼9g，绞股蓝20g，薏苡仁30g（另包），蒲公英30g，杜仲15g。

2013年5月30日四诊：患者药后尿频、尿急轻瘥，6月4日将再次行灌注治疗。原方去杜仲，用重楼15g，加入滑石12g，甘草10g。

2013年6月4日五诊：患者行膀胱灌注后尿频、尿急诸证改善，遂原方去黄柏。

2013年6月27日六诊：7月4日将再做灌注，原方改地黄10g，金银花24g。灌注后，诸证尚可。

2013年7月23日复查膀胱镜示"未见复发"，偶有头胀，时值盛夏，加青蒿15g清凉透热、清利头目，偶有溲时欠舒，去山茱萸之收涩。

患者服中药一年余，情况稳定，复查膀胱镜提示原有炎症消失，排尿情况也较前有明显改善，仍将继续巩固治疗。

按：患者为老年女性，夙有高血压、糖尿病等慢性疾病，开始发现血尿时未予重视，拖延数月方就诊，经膀胱镜检查发现肿块已较大，故行膀胱癌部分切除术，术后病理诊断为尿路上皮乳头状癌（高级别），此类型是移行细胞癌中恶性程度最高的，不仅术后容易复发，而且容易发生远处转移。初诊时见腰腿酸楚，乏力，尤其跨步欠利，口干，纳可，大便日行，舌下纹紫暗，苔白脉弦，一派气阴两虚之状，方予参芪苓蛇汤加味。方中生晒参、霍山石斛、黄芪、女贞子、枸杞子益气养阴扶正，半枝莲、重楼、金钱草清热解毒祛邪，银花、淡竹叶清热解毒利尿，地黄、天花粉、夏枯草、山茱萸、绞股蓝助养阴泻火降血糖，合用共奏扶正祛邪、养阴清火之功。二诊为患者行膀胱灌注后，尿频急、夜尿多，水多利则更伤阴，又因膀胱癌术后本下焦水湿郁结、阴虚有热，故地黄加量。地黄甘寒养阴，入肾经而滋阴降火、生津止渴，苦寒泄热，养阴津而泄伏热，凉血止血，同时兼顾阴虚内热之消渴证。另加蒲公英清热解毒、清利下焦湿热。再诊时患者排尿尚可，又处非灌注期，但患者始终偏于脾肾气阴两虚之状，且腰腿酸软，故加杜仲以甘温补肾。

（医案来源：浙江中医药大学附属第三医院　何若苹）

◎ 医案 3

向某，女，73 岁，2021 年 9 月 29 日初诊。患者因左腰疼痛半年，于当年 5 月 20 日行 CT 检查示：左输尿管占位，大小 1.9cm×1.4cm，长 8cm，增强扫描明显强化，上段积水，左肾萎缩。行输尿管镜病理活组织检查示：查见不典型细胞，考虑尿路上皮癌。患者拒绝行手术切除，出院后反复腰疼，引左侧腹痛。刻下：腹痛，左腰痛，小便时疼痛，近 1 周无尿血，稍感尿频，气短乏力，大便不畅，肛门坠胀，时有肛门脱出，打嗝，胃时痛；舌淡红，苔薄脉细。西医诊断：输尿管恶性肿瘤。中医诊断：癥积，证属湿瘀互结，肺脾气虚。处方：盐小茴香 6g，醋延胡索 30g，醋没药 6g，酒川芎 12g，当归 12g，赤芍 30g，蒲黄炭 15g（包煎），侧柏炭 30g，陈皮 15g，竹茹 30g，姜半夏 30g，烫刺猬皮 15g，金钱草 30g，萹蓄 30g，乌药 15g，大叶茜草 15g，旋覆花 30g（包煎），党参片 45g，白术 45g，黄芪 60g，升麻 9g，竹叶柴胡 9g，壁虎 15g，酒黄连 12g。7 剂，水煎服，2 日 1 剂，每日 3 次。

2021 年 10 月 13 日二诊：患者服药后腹痛、左腰痛、小便时疼痛、肛门脱出、坠胀好转，大便干结，打嗝，胃时痛；舌淡红，苔薄，脉细。原方去金钱草、萹蓄、竹叶柴胡，加炒火麻仁 30g，麸炒枳实 15g。7 剂，水煎服，2 日 1 剂，每日 3 次。

2021 年 10 月 27 日三诊：患者服上药后腹痛、左腰痛、小便时疼痛、大便坠胀好转，大便稀，肛门灼痛，打嗝，胃时痛；舌淡红，苔薄，脉细。诊为癥积，证属肺脾气虚夹湿瘀。二诊方去蒲黄炭、壁虎、炒火麻仁，去白术改用炒白术 45g，用黄芪 45g，加金钱草 30g，地榆 30g，萹蓄 30g，炒白扁豆 30g，莲子 18g，喜树果 6g。7 剂，水煎服，2 日 1 剂，每日 3 次。嘱定期复查。

2023 年 8 月 8 日四诊：患者 2023 年 7 月 29 日 CT 检查示：左输尿管 1.7cm×1.3cm。刻下：腹痛，左腰痛，小便时疼痛，大便坠胀好转，大便干结，双下肢凹陷性水肿，肛门灼痛，时有头痛，打嗝，胃时痛；舌淡红，苔薄，脉细。诊为癥积，证属痰瘀互结。处方：盐小茴香 9g，醋延胡索 30g，醋没药 6g，炙甘草 15g，当归 20g，酒黄芩 15g，白芷 10g，石膏 30g（先煎），陈皮 15g，竹茹 30g，姜半夏 30g，金钱草 30g，干姜 10g，白芍 60g，柿蒂 15g，党参片 45g，白术 45g，黄芪 45g，盐泽泻 30g，酒黄连 12g，炒火麻仁 30g，壁虎 15g，麸炒枳实 15g，大黄 9g（包煎），全蝎 6g。

10剂，水煎服，2日1剂，每日3次。

2023年12月6日五诊：患者腹痛、左腰痛、解小便疼痛、大便坠胀好转，大便干结，双下肢凹陷性水肿，肛门灼痛，时有头痛，打嗝，胃时痛；舌淡红，苔薄脉细。处方：盐小茴香9g，醋延胡索30g，醋没药6g，酒川芎20g，当归20g，酒黄芩15g，白芷9g，大黄9g（包煎），陈皮15g，竹茹30g，姜半夏30g，金钱草30g，白及10g，乌药15g，柿蒂15g，党参片45g，白术45g，黄芪45g，盐泽泻30g，酒黄连10g，炒火麻仁30g，壁虎15g，麸炒枳实15g，白芍45g，全蝎5g。15剂，水煎服，2日1剂，每日3次。

按：这是一例纯中医药治疗的输尿管尿路上皮癌。患者为老年女性，年过七旬，《素问·上古天真论》认为女子“七七，任脉虚，太冲脉衰少，天癸竭，地道不通”。输尿管属“肾”之外候，冲任虚损，天癸耗竭，膀胱气化功能失常，故见小便时疼痛，“腰为肾之府”，肾精失养，膀胱气化失常，湿浊内生，久则血行不畅，外溢成积，湿瘀互结，故见腰疼、尿频。足厥阴肝经绕阴器，入少腹，与冲任二脉相通，且冲为血海，冲任亏虚而肝血不足，肝失疏泄，肝气偏亢，横逆犯胃，胃失和降，胃气上逆，故见打嗝、大便不畅、胃时痛。同时，患者伴气短乏力、肛门坠胀、肛门脱出症状，为胃不降浊，脾亦不能升清，固摄之功失司，则肛门坠胀，肛门脱出。脾胃运化失常，气血生化乏源，则气短乏力。本例患者为湿瘀互结下焦，肺脾气虚下陷之虚实夹杂的证候。故初诊采用少腹逐瘀汤合旋覆新绛散活血化瘀，通络止痛，金钱草、萹蓄清热通淋利尿以祛其实，补中益气汤补中益气，升阳举陷，再合橘皮竹茹汤加姜半夏和胃降逆。

少腹逐瘀汤在临床上已成为治疗盆腔甚至下腹部肿瘤的常用方剂，是王清任取张仲景《金匮要略》温经汤和失笑散化裁而成。方中，小茴香、干姜、官桂温经散寒、通达下焦；延胡索、没药利气散瘀，消肿止痛；失笑散（蒲黄、五灵脂）活血通瘀，散结止痛，其中蒲黄生用，重在活血祛瘀，五灵脂用炒，重在止痛而不损胃气；当归、川芎乃阴中之阳药，血中之气药，配合赤芍用于活血行气。全方共奏活血祛瘀、温经散寒、散结止痛之功。

患者二诊时腹痛、左腰痛、小便时疼痛、肛门脱出、坠胀好转，效不更方，仍以上方为主，但患者出现大便干结，故去利尿通淋之金钱草、萹蓄，加火麻仁润肠通便。三诊时患者大便稀溏，肛门灼痛，脾气未见，清气下陷而为飧泻，去火麻仁，用炒白术，加炒白扁豆、莲子健脾渗湿以止泻，继续加入金钱草、萹蓄，一则利尿通淋，二则利小便而实大便。此后以上法加减治疗近两年。患者2023年7月29日复查增强CT示：左输尿管肿瘤仍在，未增大，稍有缩小。继续以温经活血、化瘀止痛散结为法治疗，并根据其临床症状加减，患者肿瘤控制情况尚可。

（医案来源：重庆市中医院　邱敏）

第三节　前列腺癌

前列腺癌是一种好发于男性老年人的疾病，其发病率在世界各国很不一致，在欧美国家发病率明显高于亚、非地区。在美国，其发病率居男性肿瘤的第1位，病死率居男性肿瘤的第2位。据报道，前列腺癌的发病率较以往增长70%，居男性生殖系统恶性肿瘤增长率的首位。不少隐匿性前列腺癌患者生前无症状，于其他疾病尸检时才被发现。中医认为此病主要是由于年老，肾气亏虚，加上瘀血内阻，或湿热蕴积，或热毒内结所致，治疗宜在辨证论治的基础上注意滋补肾阴或培补肾气。

一、辨证论治

1. 肾气虚亏

夜尿增多，尿意频繁，或尿流变细，腰膝酸软，神疲畏冷，口干而不欲多饮。舌质淡或淡红，苔白或少苔，脉沉细或细弱。

治法：益气补肾，通阳利水。

主方：六味地黄丸加味。

常用药：熟地黄16g，泽泻15g，牡丹皮12g，茯苓12g，山茱萸10g，山药12g，黄芪20g，白术10g，桂枝10g，猪苓30g，白英15g，马鞭草15g。

2. 湿热蕴积

小便不畅，尿线变细，排泄无力，滴沥不畅或成癃闭；小腹胀满，小便黄、大便溏软或秘结，腰酸肢痛，口干口苦。舌质红或紫暗，苔黄腻，脉滑数或细弦。

治法：清利湿热，散结利水。

主方：八正散合二妙散加减。

常用药：黄柏10g，苍术10g，车前子30g，川木通12g，萹蓄15g，甘草梢 6g，肿节风 15g，瞿麦 15g，白花蛇舌草 30g，金钱草 30g，土茯苓 30g，龙葵 15g。

3. 瘀毒内结

小便不利或滴沥不畅，小腹胀满，腰背或关节疼痛，甚至剧痛难忍，口干舌燥，烦躁不安，或有发热，小便黄、大便秘结或大便次数增多、里急后重。舌质红或绛或暗紫，苔黄或无苔，脉细数或细弦。

治法：清热解毒，化瘀散结。

主方：解毒化瘀汤加味。

常用药：半枝莲 30g，白花蛇舌草 30g，败酱草 30g，土茯苓 30g，夏枯草 30g，黄药子 10g，泽兰 12g，蒲黄 12g，琥珀 3g（研末冲服），枸杞子 15g，绞股蓝 15g，香附 10g。

4. 正虚邪盛

小便不利，或周身疼痛，疲乏无力，形体消瘦，面色无华，动则气促，不思饮食。甚至卧床不起，口苦、口干或不欲多饮。舌质淡红或红赤，绛紫，脉沉细无力或细弱。

治法：气血双补，解毒化瘀，利水通淋。

主方：八珍汤加味。

常用药：生晒参 15g，白术 12g，茯苓 12g，甘草 6g，熟地黄 20g，白芍 10g，当归 12g，川芎 10g，紫河车 15g，乌药 10g，半枝莲 30g，白花蛇舌草 30g，马鞭草 15g，连钱草 30g。疼痛甚者加延胡索。

二、中药注射治疗

据报道，可用中药鸦胆子油乳局部或静脉注射治疗中晚期前列腺癌患者。其中，Ⅲ期在腺体内局部注射，每次两侧叶各注射 10% 鸦胆子油乳 5mL，3 日 1 次，最少 6 次，最多 22 次；Ⅳ期除局部注射外，同时每日用 10% 鸦胆子油乳 30mL 加生理盐水 500mL 静滴，10 次为 1 个小疗程，间隔 3 ～ 5 日后继用，30 次为 1 个大疗程。

三、针灸

小便淋漓不畅或癃闭，取肾俞、膀胱俞、关元、中极、三阴交、阴陵泉等穴位，用泻法，留针 15 分钟，间歇运针，每日 1 次，5 ～ 10 次为 1 个疗程。

四、预防与护理

1. 预防

避免高脂肪饮食，多食蔬菜、水果，避免辛辣、烟酒等刺激物，适度节制性生活。中老年男性是前列腺炎高发人群，应定期做体检，通过直肠指诊、实验室检查等争取做到尽早发现。

2. 护理

做好手术后或放疗、化疗后的护理，注意观察患者排尿、排便、疼痛和生命体征。有骨转移的患者要注意预防骨折。

（江西省中医药研究院：熊墨年　唐晓玲　方丹）

◎ 医案 1

杨某，男，65 岁，2019 年 5 月 17 日初诊。2018 年 8 月 30 日因排尿困难、尿痛、腰痛就诊，查 PSA 水平升高。后全身骨扫描未见异常，确诊前列腺癌，行前列腺根治术，术后伤口恢复尚可，未予以内分泌治疗，医嘱 3 个月复查 PSA 及前列腺 B 超。近半年来，神疲、乏力加重，易汗出，尿频，偶有尿失禁，夜尿增多，每晚 4 ～ 5 次，为求中医调理，遂来就诊。刻下：面色萎黄，精神不佳，情绪低迷，语声低微，少气懒言，手掌不温。舌淡，苔薄白少，脉细弱。证属脾肾两虚、气血不足，治以温肾益脾、补气养血，方以圣愈散化裁。处方：生地黄 15g，熟地黄 15g，川芎 10g，党参 15g，当归 15g，黄芪 15g，白芍 15g，五味子 10g，红景天 15g，乌药 10g，益智仁 10g，甘松 15g，大枣 15g。14 剂，日 1 剂，水煎，分 3 次服用。嘱患者放松心情。

2019 年 6 月 1 日二诊：患者复查 TPSA2.61μg/L，夜尿 2 ～ 3 次，尿失禁较前好转，神疲改善，大便稍溏，每日 2 次。前方去生地黄，加补骨脂 15g。14 剂，服法同前。嘱患者放松心情，每日做提肛运动 200 次。

2019 年 6 月 15 日三诊：患者夜尿、尿失禁及乏力改善，大便成形，近日口干，睡眠欠佳，胃纳差，舌质偏红，苔薄黄腻，脉细。前方去熟地黄、黄芪，加地榆 15g，功劳叶 15g，远志 10g，薏苡仁 30g。14 剂，服法同前。嘱患者放松心情，继续提肛运动，晚 8 点后少饮水。

2019 年 6 月 29 日四诊：患者复查 TPSA0.87μg/L，口干及睡眠改善，舌质偏红，苔薄黄，脉细。前方去甘松、功劳叶，加生地黄 15g，山楂

30g，炒鸡内金 20g。14 剂，服法及其他医嘱同前。

2019 年 7 月 13 日五诊：患者胃纳可，精神较初诊时大有改观，欣然步入诊室，舌淡红，苔白，脉细。改用六味地黄汤加当归、白芍、乌药、川芎、五味子、仙鹤草扶正治疗。14 剂，服法及其他医嘱同前。

后每 2 ～ 4 周随诊，每 1 ～ 2 个月查 TPSA 均维持在 0.5μg/L 左右。

按：患者已过“八八”之年，脏腑虚衰，又经前列腺根治术后，元气受损，脾肾之气虚衰，故有气虚不摄之尿频、尿失禁，精微不充之神疲乏力、精神倦怠，以及阳气受损之手掌不温等。患者虚证明显，故以扶正为先，以圣愈散配以益气温阳、固肾缩尿之品治疗。圣愈散出自《兰室秘藏》，原用治气血不足之“妇人月经先期，量多色淡，其质稀薄……纳谷不消”等，崔云老师将其化裁，用于前列腺癌术后的治疗，其中党参、黄芪、红景天、大枣益气健脾，配以甘松开郁醒脾，升华其用；益智仁、乌药、五味子固肾缩尿；熟地黄、当归补血，川芎活血使补而不腻；生地黄、白芍滋阴增液，助正气之复。诸药共用，气血津液皆补，成“持续扶正”之基础。二诊时，药中病机，改善明显，大便稍溏，故去生地黄之寒，配补骨脂暖脾止泻。三诊时，患者口干，睡眠、胃纳欠佳，此为湿热之毒积久成多，为清毒之机，故去熟地黄、黄芪之温，加地榆、功劳叶、薏苡仁清热解毒，并配远志安神。四诊时，加山楂、鸡内金以和胃化浊，生地黄滋阴清热，仍属清毒。五诊时，患者舌脉改变，表明毒势已弱，故换方扶正，六味地黄汤三补三泄相合，肝脾肾兼顾。

（医案来源：浙江中医药大学附属宁波中医院　崔云）

◎ 医案 2

吴某，男，68 岁，2018 年 3 月 16 日初诊。小便不适 6 个月，其他无特殊不适。PSA：37ng/mL。盆腔核磁共振（MR）检查示：前列腺中央叶左下部类圆形异常信号灶，考虑恶变。前列腺穿刺病理检查示：前列腺恶性肿瘤，前列腺癌病理 Gleason 评分为 7 分。骨放射性核素 CT（ECT）检查示：未见骨转移。术前肿瘤分期为 T2cN0M0。3 月 28 日行腹腔镜前列腺根治术，术后予针刺双侧足三里，平补平泻，留针 30 分钟；艾灸气海、关元、中极，温和灸，艾灸 30 分钟。每日 2 次，治疗 14 天。予补中益气汤加减。处方：黄芪 20g，党参 20g，白术 15g，升麻 10g，柴胡 10g，当归 10g，陈皮 10g，甘草 5g。9 剂，日 1 剂，水煎 2 次取汁 300mL，分早、晚2次服。

二诊：患者术后10天拔除尿管，无明显尿失禁，控尿可。术后14天出院，继续辅助全雄激素阻断内分泌治疗（MAB），其间出现神疲、乏力、气短、潮热、汗出、纳差等症状，舌红，苔少，脉弦。西医诊断：前列腺恶性肿瘤，腺癌PT2cN1M1a。中医诊断：积聚。证属营卫失调。治宜调和营卫。予柴胡加桂枝汤加减。处方：柴胡15g，法半夏10g，黄芩12g，党参15g，生姜10g，大枣15g，炙甘草6g，桂枝10g，白芍10g，甘草6g。日1剂，水煎2次取汁300mL，分早、晚2次服。嘱服用18个月，每月复诊1次。

三诊：术后1个月，患者乏力、汗出、气短、潮热等症状减轻。予挽救性局部放疗，每日1次，每周5次，疗程35次。放疗后出现尿频、尿急及尿痛等尿路刺激症状，排尿困难和夜尿增多，大便次数增多及里急后重等直肠刺激症状、直肠炎等并发症。辨证为气阴两伤，气虚血瘀，热毒内盛。治宜益气养阴，清热解毒。予犀角地黄汤加减。处方：水牛角10g，生地黄20g，白芍15g，牡丹皮10g，陈皮10g，甘草6g。日1剂，水煎2次取汁300mL，分早、晚2次服。同时予前列清合剂30mL，每日3次口服。犀角地黄汤加减、前列清合剂均服用至放疗结束。

四诊：6月18日，患者放疗结束后继续MAB，诉5月30日复查PSA<0.01ng/mL。予柴胡加桂枝汤合滋水清肝饮加减。处方：熟地黄20g，山药20g，山茱萸10g，牡丹皮10g，茯苓10g，泽泻10g，白芍10g，当归10g，酸枣仁10g，栀子3g，柴胡15g，黄芩15g，党参10g，法半夏10g，生姜10g，大枣15g，炙甘草6g，桂枝10g。日1剂，水煎2次取汁300mL，分早、晚2次服。

上方服用6个月，PSA波动于0.002ng/mL左右，无明显不适，控尿可。MAB疗程结束后停用。2020年3月10日复查PSA<0.001ng/mL，全身骨ECT检查未见异常。盆腔MR示前列腺术区未见肿瘤复发及转移。

按：本例属局部中危前列腺癌，术后切缘阳性。在整个诊治过程中，无论是现代医学的手术、放疗、内分泌治疗等，都以攻邪为主，在切除肿瘤组织或杀灭肿瘤细胞时，人体气血、津液、正气受到损伤，出现诸多并发症。在现代医学治疗的基础上，陈志强教授进行分期辨证论治。术前中医药调理阴阳，使患者以最佳的状态迎接手术。手术后患者气血不足，脾胃受损，气滞血瘀导致纳差乏力、腹胀、术区疼痛、血尿、大便难解等，运用针刺、艾灸、补中益气汤口服等综合疗法，促进围手术期快速康复。术后内分泌治疗损伤人体正气，放疗所用的放射线属热毒之邪，耗气伤阴，损伤机体津液，导致纳差、乏力、潮热、汗出等症状，运用中药补益肝肾，调理阴阳，清利下焦湿热瘀毒，减少放疗、化疗、内分泌治疗的副作用，提高患者生活质量。

（医案来源：广东省中医院　陈志强）

第四节　阴茎癌

阴茎癌是指发生于阴茎部位的恶性肿瘤。据统计，阴茎癌占全部恶性肿瘤的 1%，占男性恶性肿瘤的 2.32%，占泌尿系统肿瘤的 8.9%。其发病年龄为 19 ～ 80 岁，其中 31 ～ 60 岁占 77% ～ 88%，平均年龄为 45 岁，多见于有包茎或包皮过长的男性。最常见的发生部位是阴茎龟头部、冠状沟、包皮内板及尿道外口边缘、包皮系带处，极少发生于阴茎干皮肤。早期可表现为皮脂溢出、湿疹、丘疹、小疣或小溃疡等。包茎患者由于包皮口较小，对最初病变不易察觉，以后渐觉包皮内瘙痒，继之出现烧灼、疼痛，能触到包皮内肿块，或菜花样肿物，伴有糜烂、流出脓性恶臭液体等症状。此病因与包茎、包皮过长以及病毒感染、性传播疾病、紫外线辐射、吸烟、免疫系统受损等有密切联系。包茎或包皮过长，引起排尿不畅，经常有尿液残留于包皮囊内，又因包皮囊内积聚包皮垢，包皮不能上翻，无法清洗阴茎头部尤其是冠状沟，长期局部存在慢性刺激，最终导致阴茎癌的发生。

阴茎癌的转移主要是淋巴转移，早期扩散至两侧腹股沟淋巴结，经血行转移可至肝、肺、胸膜、脑部、骨盆等部位。腹股沟转移性淋巴结逐渐长大，最终穿破皮肤，坏死破溃、感染，患者可能死于营养不良、败血症，或转移癌腐蚀股动脉所致的大出血。此病的中医学病名为“翻花下疳”“肾岩翻花”。

一、辨证论治

（一）常证

1. 邪毒内侵

见于乳头状阴茎癌，症见阴茎头或包皮结节状改变。舌质偏红，舌苔薄黄或黄燥，脉弦滑。

治法：清热解毒，软坚散结。

主方：黄连解毒汤加减。

常用药：黄连 6g，黄芩 10g，黄柏 10g，蒲公英 30g，栀子 10g，夏枯草 12g，黄药子 10g，白芷 10g，甘草 9g，皂角刺 10g，土茯苓 30g。

加减：阴茎部疼痛，加乌药 12g，延胡索 12g，理气止痛；阴茎肿胀疼痛、大便干结、小便黄，加大黄 6g（后下），白茅根 30g，清热泻火，利尿解毒。

2. 湿热下注

多见于浸润型或溃疡型阴茎癌，症见阴茎头或包皮糜烂，有恶臭味。舌红苔黄腻，脉滑。

治法：清热解毒，疏肝利湿。

主方：龙胆泻肝汤加减。

常用药：柴胡 9g，龙胆草 10g，栀子 10g，黄芩 10g，地黄 15g，车前子 12g，泽泻 12g，当归尾 10g，半枝莲 10g，薏苡仁 30g，苍术 10g，土茯苓 30g。

加减：阴茎头或包皮糜烂、有恶臭味，加白芷 10g，蒲公英 30g，清热解毒，排脓止痛；阴茎肿胀、出血，加赤芍 12g，仙鹤草 30g，活血止血，凉血消肿。

（二）变证

1. 肝经湿热

阴茎局部肿块，瘙痒疼痛，小便不畅，有灼热感，口干口苦，身热无汗，或局部肿块破溃，脓水淋漓，伴有恶臭。舌苔黄，脉弦滑。

治法：泻肝清热，解毒利湿。

主方：当归拈痛汤加减。

常用药：茵陈 12g，柴胡 10g，黄芩 10g，猪苓 12g，泽泻 12g，当归尾

9g，苦参12g，苍术12g，知母10g，太子参18g，土茯苓30g，防风10g。

加减：热毒旺盛，加蒲公英30g，白花蛇舌草15g，清热解毒，消肿散结；阴茎瘀结痛甚，加桃仁12g，延胡索12g，化瘀散结，理气止痛；小便不畅，加白茅根30g，车前草12g，清热利尿，凉血消肿。

2. 热毒蕴结

阴茎龟头肿物处大部分破溃腐烂，出血恶臭、疼痛较甚，腹股沟出现淋巴结肿大。舌苔厚腻中黄，脉象滑数。

治法：清热解毒，消肿散结。

主方：散肿溃坚汤加减。

常用药：龙胆草10g，黄芩10g，知母10g，黄柏10g，天花粉12g，桔梗12g，昆布12g，黄连6g，柴胡9g，连翘10g，莪术10g，当归尾10g，赤芍12g。

加减：阴茎溃疡肿痛，加土茯苓30g，大黄6g，清热利湿，泻火解毒；小便时刺痛，小便黄，加白茅根30g，车前子12g，清热利尿，凉血解毒。

3. 脾虚气弱

身倦乏力，四肢困重，胃纳不香，口渴不欲饮，小便时疼痛，阴茎龟头处肿痛，破溃处有混浊性分泌物。舌苔腻，舌边见齿痕，脉象濡细或细弱。

治法：健脾益气，除湿消结。

主方：补中益气汤加减。

常用药：黄芪30g，太子参18g，白术12g，当归9g，升麻6g，柴胡9g，陈皮6g，土茯苓30g，泽泻10g，薏苡仁30g，甘草6g。

加减：纳差，加麦芽12g，山药30g，健脾和胃，消食导滞；少腹胀痛，加延胡索12g，乌药12g，理气止痛；低热，加银柴胡10g，地骨皮12g，清虚退热。

4. 肝肾阴虚

头目眩晕，腰腿酸软，四肢无力，夜寐梦多，常见五心烦热，低热盗汗，口干咽干；或伴浮肿，阴茎龟头处有肿块，小便时有灼痛感。舌质红，少苔，脉沉细或细数。

治法：滋阴补肾，清肝解毒。

主方：知柏地黄丸加减。

常用药：知母10g，黄柏10g，地黄15g，泽泻15g，土茯苓30g，牡丹皮10g，山茱萸12g，枸杞子12g，蒲公英30g，夏枯草10g，牛膝12g，石斛12g。

加减：口干欲饮，加天花粉15g，葛根18g，解肌生津止渴；盗汗自汗，加浮小麦30g，煅牡蛎30g，清虚热止汗。

二、常用中成药

（1）平消胶囊：每次4～6粒，日服3次。适用于邪毒内侵证。

（2）新癀片：每次2片，日服3次。适用于热毒蕴结证。

（3）知柏地黄丸：每次1丸，日服3次。适用于肝肾阴虚证。

（4）补中益气丸：每次4丸，日服3次。适用于脾虚气弱证。

（5）龙胆泻肝丸：每次1丸，日服3次。适用于湿热下注证。

（6）双黄连（冻干）粉针剂：每次60mg/kg，加入5%葡萄糖注射液中静脉点滴，每日1次，连用7～14日。适用于热毒蕴结变证。

三、中医特色疗法

（一）中药外敷（涂/洗）

（1）新癀片、如意金黄散、紫金锭（玉枢丹）：任选1种，适量，以利多卡因调成糊状，外涂敷患处，每日1～3次。适用于龟头肿痛。已破溃者禁用。

（2）双黄连（冻干）粉针剂：600mg/瓶，以利多卡因调成糊状，外敷患处，每日1～2次。适用于阴茎头或包皮肿痛、糜烂。

（3）冰片田螺液：局部涂抹，每日5～6次。适用于阴茎头肿痛。

（4）氟尿嘧啶软膏：适量，涂敷患处，每日1～2次。适用于阴茎头或包皮糜烂。

（5）大黄30g，皂角刺15g，黄柏30g，苦参30g，冰片6g（冲洗），水煎外洗患处，每日1次。适用于各证阴茎癌。

（二）推拿

1. 取穴及部位

中极、关元、气海、小腹部。

2. 主要手法

一指禅推法、按揉法、摩法。

3. 操作方法

患者取仰卧位。医生用一指禅推法或指按揉法在中极、关元、气海处施术，每穴约 2 分钟。用掌摩法在小腹部施术 3 分钟左右。

脾虚气弱证：用一指禅推法或指按揉法在命门、志室、气海穴处施术，每穴约 1 分钟；点按阴陵泉、三阴交、复溜、曲泉，每穴约 1 分钟；用拿法拿下肢前侧和内侧肌肉 3 分钟左右；按涌泉穴，以透热为度。

热毒蕴结证、肝经湿热证：用一指禅推法或指按揉法在肝俞、天枢、期门、章门处施术，每穴约 1 分钟；用点法或按法点按阳陵泉、行间、丰隆、阴陵泉、太溪各 1 分钟左右；用拿法拿下肢前侧和内侧肌肉 3 分钟左右。

发热：用按揉法在百会、曲池穴处操作 1 ～ 2 分钟；擦大椎，擦背部膀胱经（重点擦大杼至膈俞部位），以透热为度。拿双侧肩，稍用力以酸胀为度。

呕吐：用一指禅推法沿背部两侧膀胱经往返操作 5 ～ 8 遍。用指揉法在脾俞、胃俞、膈俞、足三里穴施术治疗，以有酸胀感为度。

便秘：用轻快的一指禅推法或㨰法沿脊柱两侧从肝俞、脾俞到八髎穴往返施术，时间约 5 分钟；用轻柔的按揉法在肾俞、大肠俞、八髎、长强穴施术，每穴约 1 分钟。

（三）针灸

1. 体针

主穴：三阴交、阴陵泉、膀胱俞、中极、三焦俞、肾俞。

随证加减：邪毒内侵加风池、少商；热毒蕴结加商阳、曲池、大椎；阴茎肿痛加太冲、曲泉；脾虚气弱加气海、足三里、脾俞；肝经湿热加阳陵泉、胆俞、肝俞、内庭；肝肾阴虚加命门、关元、八髎、太溪。

方法：用平补平泻法交替，每日 1 次，每次留针 30 分钟，或点刺放血。

2. 耳针

穴位：膀胱、肾、交感、肾上腺。

方法：每次选 2 ～ 3 穴，中强刺激，留针 20 ～ 30 分钟。每日 1 次，10 次为 1 个疗程。或用耳穴压丸法，2 ～ 3 日 1 次。

3. 耳穴贴压

穴位：皮质下（脑）、肾上腺（下屏尖）、内分泌（屏间）。

方法：用王不留行按压在穴上，胶布固定，按压每个穴位，以耳郭发热为度。每日按4～5次，一般3～4日为1个疗程。适用于阴茎肿痛。

（四）灯火燋法

穴位：阴陵泉、三阴交。

方法：取一根火柴棒点燃，对准穴位迅速灼灸。每日1次，连用3～4日。适用于阴茎头肿痛。

四、预防与护理

1. 预防

为预防阴茎癌的发生，凡有包茎或包皮过长者，劝其手术治疗。

加强卫生宣传，养成良好的卫生习惯，经常翻转、清洗包皮，也是预防阴茎癌的重要措施。

预防性传播疾病，阴茎癌患者的妻子宫颈癌的发病率增3～8倍，有人推测，可能与单纯疱疹病毒（HSV）Ⅱ型或人乳头状瘤病毒（HPV）感染有关。包皮过长或包茎可导致性传播疾病的阴道分泌物停留在包皮内，加重刺激包皮和阴茎头上皮。

避免紫外线照射，避免增加阴茎癌和阴囊鳞癌的危险性。

戒烟，避免接触致癌物质，据统计，吸烟可能增加阴茎癌的发病率。

2. 护理

病室环境宜洁净、通风、凉爽、安静，忌潮湿、闷热。

床旁隔离，衣服须煮沸消毒；地板、床垫用紫外线照射1小时；器械用3%新洁尔灭浸泡半小时后用高压蒸汽消毒；检查治疗均用一次性塑料薄膜垫，或一次性手套。

做好心理护理，关心、体贴患者，解除患者抑郁、焦虑、怕被歧视、自责等心理负担。保持乐观情绪，增强抗病信心。

注意外生殖器清洁干燥卫生，禁房事。患者的衣物、用具应严格分开，禁止不洁性交。

做好局部护理，做好阴茎头及包皮皮肤护理，擦洗时动作轻柔，防止损伤皮肤引起感染。若有下肢水肿者，注意抬高下肢。

做好饮食调护，给予清淡、营养丰富、易消化的食品，如可服食薏苡仁粥，或冬瓜、薏苡仁汤以清热利湿，解毒消肿。黄芪配薏苡仁可加强渗湿利水作用。多食西红柿、橘子汁、生梨、西瓜、荸荠、鲜藕汁等新鲜瓜果。忌食辛辣、油腻食品，禁烟酒。

加强基础护理，预防并发症，促进机体康复。

做好康复指导，鼓励患者根据自身体力恢复状况进行适宜的体能锻炼，注意动静适宜，劳逸结合，以逐步增强体质，提高机体抗病能力，预防疾病复发与转移。

做好口腔护理，晨起、睡前用银花甘草水煎液，或黄芩水煎液漱口，不限次数，清洁口腔，消除口苦及口臭。

（广西医科大学附属肿瘤医院：黄智芬）

◎ 医案 1

郭某，男，50 岁，2011 年 10 月 19 日初诊。当年 4 月行阴茎肿物广泛切除加皮瓣转位修补术，术后化疗 3 个周期。刻下：体倦乏力，小腹部掣痛，遇寒加重，两侧腹股沟酸胀不适，纳可，大便黏腻不成形。舌暗淡，苔白厚腻，脉弦缓滑。查体：双侧腹股沟可触及肿大淋巴结。中医诊断：肾岩翻花。辨证：肝肾阴寒，气滞湿阻。治法：暖肝温肾，行气化痰，散结止痛。方以暖肝煎加减治疗。处方：乌药 15g，柴胡 15g，清半夏 10g，陈皮 6g，茯苓 20g，当归 10g，枸杞子 10g，干姜 10g，橘核 12g，防风 6g，紫苏梗 10g，炙甘草 15g，黄连 6g，苍术 10g，白术 10g，砂仁 6g，佩兰 10g，鹿角霜 10g。

2011 年 10 月 26 日二诊：患者自觉乏力、小腹及两侧腹股沟不适感较前减轻，纳可，大便尚可，时不成形。舌暗淡，苔白微厚，脉弦。结合患者病情，于前方加白豆蔻 12g，薏苡仁 30g，助化湿行气，继服。

2011 年 11 月 3 日三诊：患者自述乏力症状消失，小腹及两侧腹股沟不适感明显改善，偶感不适，纳可，二便调。舌淡，苔白，脉弦。效不更方，前方继续服用。

后以此方为基础，随症加减治疗，患者形神俱佳，工作如常。

按：本病例的主要病机是正虚邪实、脏腑功能失调、气滞湿阻。《圣济总录》论瘤曰："瘤之为义，留滞而不去也。气血流行不失其常，则形体和平，无或余赘及郁结壅塞，则乘虚投隙，瘤所以生。"由此可见，正气亏虚，脏腑功能失调是其根本，气滞湿阻是其标。本案素体阳虚，复以手术及化疗损其气血，耗其肾阳，阳虚失其温煦、推动之力，则水液运化失常，停滞体内，而见小腹疼痛，遇寒加重。寒湿之邪上蒸于舌，而见舌淡，苔白厚腻，脉缓滑之象。故治以暖肝温肾、行气化痰、散结止痛之法。以暖肝煎加减化裁。二诊患者状况逐渐好转，病情稳定，考虑到体内湿邪犹存，于前方中加入白豆蔻、薏苡仁以助化湿行气。本病中医辨证为肝肾阴寒，气滞湿阻，病位在下焦，《灵枢·百病始生》曰“积之始生，得寒乃生”，可见下焦肝肾阴寒也是肿瘤疾病的重要病机之一，寒凝则气滞湿阻而为病。中医素有“同病异治，异病同治”的方法，而这样的方法是基于中医的辨证理论。相同的疾病可有不同的病因、病机，辨证治疗就是要找到疾病的根本病因而施治，故在阴茎癌的治疗中，若证属肝肾阴寒，可选用暖肝煎加减治疗。病与证是治疗疾病的两个不同层次，对症治疗可以改善机体各个系统的状态，而辨病治疗只是一个泛泛的方向。辨病可以中西医结合，以明确诊断，而具体治疗应该从中医的辨证思维出发，发挥中医药治病的特色。

（医案来源：天津中医药大学　李杰）

◎ 医案 2

朱某，男，48 岁，1999 年 9 月 14 日初诊。1985 年因包皮过长行手术，1994 年发现龟头有肿物，1995 年 5 月诊为阴茎癌腹股沟淋巴结转移，病理诊断为高分化鳞状细胞癌，行化疗 5 个周期。近期发现龟头包皮肿胀，冠状沟糜烂，渗出、结痂。刻下：神清，精神可，发育良好，排便通畅。舌红，苔黄厚腻，脉弦滑。查体：巩膜皮肤无黄染，右腹股沟触及一黄豆大小淋巴结，质硬，活动度差，无压痛，局部无红肿，余浅表淋巴结未触及肿大，心肺（-），腹平软，无压痛及反跳痛，肝脾肋下未触及，肝区叩痛（-），双肾区叩痛（-），龟头冠状沟红肿、糜烂、结节、结痂，有渗出，包皮水肿，双下肢无浮肿。中医诊断：肾岩翻花。辨证：湿热内蕴。治法：健脾除湿，清热解毒。处方：太子参 30g，白术 30g，茯苓 10g，陈皮 10g，半夏 10g，女贞子 30g，枸杞子 30g，菟丝子 30g，黄芪 30g，山茱萸 15g，雷公藤 20g，金荞麦 30g，车前子 30g（包煎），甘草 10g，生姜 3 片，大枣 6 枚。水煎服，每日 1 剂，分 2 次服。同时，用雄黄 10g，冰片 5g，枯矾 10g，三七 15g，共研末，局部外敷；金龙胶囊（鲜守宫、金钱白花蛇等），每日 3 次，每次 3 粒，饭前服。

1999 年 10 月 12 日二诊：患者包皮及冠状沟菜花状肿物较前缩小，糜烂面缩小，渗出较前减少，结痂，包皮下端水肿。舌暗红，边有齿痕，苔黄。前方加北沙参30g，麦冬15g，灵芝15g，孢子粉3g（冲服），土茯苓30g，继服；外用药加雷公藤膏30g，雄黄加至20g，余药同前。

1999年12月14日三诊：患者病灶局部水肿疼痛减轻，舌红，苔黄，脉弦滑。效不更方，前方继服。

2000年1月5日四诊：患者阴茎龟头及包皮呈菜花状，结痂有所脱落，有少量出血、渗出白色分泌物。舌暗苔黄，脉弦滑。拟健脾补肾，解毒除湿。处方：黄芪60g，白术30g，土茯苓30g，陈皮10g，女贞子30g，枸杞子30g，菟丝子30g，山茱萸15g，麦冬15g，灵芝20g，孢子粉3g（冲），天花粉30g，皂角刺15g，瞿麦30g，金荞麦30g，白花蛇舌草30g，半枝莲30g，甘草10g，生姜3片，大枣6枚。每日1剂，分2次水煎，饭后服。同时，雄黄30g，冰片20g，蜈蚣6g，三七30g，共研粉外用；金龙胶囊，每日3次，每次3粒，饭前口服。

临床随证加减服药治疗至2001年1月3日，患者龟头结痂完全脱落，双侧腹股沟出现丘疹，皮肤瘙痒，纳可，大便如常。舌质红，苔薄白，脉弦。2001年2月6日腹股沟淋巴结消失，皮肤红润，右股内侧出现丘疹，痒，随症加服利湿止痒药。又间断服药治疗，至2004年6月8日，共服中药736剂，外用药130剂，临床症状消失，病情稳定，无红肿及疼痛，无渗出。

按：中医学认为，阴茎属肾，故称阴茎癌为“肾岩翻花”，发病因素一般与邪毒外侵、肝郁肾虚、湿热内蕴有关。本例患者为中年男性，由于湿热内蕴、循经下注，出现龟头肿物，包皮肿胀，冠状沟糜烂，渗出，结痂，故治疗首应健脾除湿，清热解毒，方以六君子汤为主加减。《医宗必读》言：“积之成者，正气不足，而后邪气踞之。”恶性肿瘤患者大多脾虚与肾虚互见，以致正不胜邪，邪毒内侵，机体免疫功能受损，故配伍女贞子、枸杞子、菟丝子、山茱萸补肾；黄芪补气升阳，托毒生肌，增强免疫力；雷公藤祛风除湿，通经活络，消肿止痛；佐以金荞麦取其抗炎、抗肿瘤作用；车前子利水渗湿，给邪以出路；甘草解毒并调和诸药。内服同时外用雄黄解毒杀虫，燥湿祛痰，祛风抗菌，抗肿瘤；枯矾化痰祛湿，止血止泻，解毒抗癌活性，加强抗肿瘤作用；三七活血止血散瘀，消肿定痛；冰片消肿止痛，抑菌止痛。中药内服、外用相结合，对改善肿瘤患者的全身症状和提高患者生存质量有独到作用。

（医案来源：北京五棵松中医门诊部　武迎梅）

第五节　睾丸肿瘤

睾丸肿瘤是指原发于睾丸及其附属组织的肿瘤。睾丸肿瘤包括生殖细胞和非生殖细胞肿瘤两大类，其中生殖细胞性肿瘤占95%以上。对于15～35岁男性来说，睾丸肿瘤为常见的恶性肿瘤之一，仅次于白血病、恶性淋巴瘤和脑肿瘤。隐睾尤其是腹腔隐睾被认为是恶性肿瘤发生的危险因素之一，其次可能与睾丸创伤、内分泌障碍、遗传及感染等诸多因素有关。随着诊断技术及治疗水平的不断提高，睾丸肿瘤的死亡率已显著下降。此病的中医学病名为“子岩”“疝子”。

一、辨证论治

（一）常证

1. 肝经郁热

睾丸肿瘤坚硬胀痛，伴胁肋及少腹胀痛，遇情志不畅或恼怒则加剧，心烦失眠，或伴乳房发育，口干、口苦。舌红苔薄黄或黄腻，脉弦或弦滑。

治法：清肝泄热，解毒散结。

主方：龙胆泻肝汤加减。

常用药：龙胆草12g，黄芩15g，炒栀子12g，柴胡9g，泽泻12g，木通10g，车前子（包煎）15g，地黄6g，当归6g，夏枯草30g，海藻30g，昆布30g，重楼15g，浙贝母15g。

加减：疼痛较甚加徐长卿、青皮、延胡索行气止痛；心烦失眠加丹参、莲子心清心凉血安神；腹胀便秘加大黄（后下）、芒硝（冲服）通腑泄热；小便不利加炒黄柏、灯心、滑石（包煎）利湿通淋。

2. 瘀毒互结

睾丸肿大，疼痛重坠，阴囊肤色青紫，少腹疼痛，面色晦暗。舌质紫暗或有瘀点、瘀斑，苔薄白，脉涩。

治法：活血化瘀，消坚散结。

主方：少腹逐瘀汤加减。

常用药：五灵脂 10g，蒲黄 10g，小茴香 10g，当归 15g，川芎 10g，赤芍 10g，牛膝 15g，香附 12g，穿山甲 15g，重楼 15g，白花蛇舌草 30g，三棱 15g，莪术 15g，海藻 30g，虎杖 15g。

加减：少腹痛甚加延胡索、肉桂行气活血止痛；发热加柴胡、葛根解肌退热。

3. 肝肾阴虚

睾丸肿瘤中期，自觉睾丸沉重肿大，坚硬如石，少腹胀痛，伴头昏耳鸣，腰腿酸软，失眠多梦，消瘦，阳痿，遗精，不育，或伴低热。舌红少苔，脉细数。

治法：滋阴降火，解毒化瘀。

主方：知柏地黄汤加减。

常用药：生地黄 20g，熟地黄 20g，山茱萸 12g，泽泻 15g，山药 15g，茯苓 20g，牡丹皮 10g，炙龟甲 15g，鳖甲 20g，山慈姑 15g，炒黄柏 10g，炒知母 12g。

加减：低热加地骨皮、银柴胡滋阴退虚热；失眠多梦加夜交藤、合欢皮安神解郁。

（二）变证

1. 痰瘀毒窜

睾丸肿块，疼痛重坠，少腹痛剧，伴少腹或腹股沟、锁骨上窝包块，或伴发热、胸痛，咳嗽咯血。舌质紫暗或伴瘀点、瘀斑，苔薄白或薄黄，脉沉涩。

治法：活血解毒，化痰散结。

主方：消瘰丸合逐瘀汤加减。

常用药：浙贝母 20g，夏枯草 30g，牡蛎 40g（包煎），玄参 20g，赤芍 15g，川芎 10g，当归 9g，延胡索 15g，五灵脂 10g，炮穿山甲 15g，虎杖 20g，川贝母 10g（冲服），蒲公英 30g，鱼腥草 30g。

加减：胸痛剧加瓜蒌壳、蜂房、干蟾皮理气止痛；咯血量多加血余炭、白茅根、鲜藕汁。

2. 气血两虚

睾丸肿瘤晚期，或经手术，或放疗、化疗后，睾丸肿大，质地坚硬，表面凹凸不平，形瘦乏力，少气懒言，纳呆、便溏或心悸，自汗盗汗。舌质淡暗，苔薄白，脉沉细无力。多见于术后或久病失养，或经多个疗程放疗、化疗后未及系统调养者。

治法：益气养血，解毒散结。

主方：八珍汤加减。

常用药：党参 30g，太子参 30g，北沙参 20g，白术 20g，茯苓 15g，当归 15g，白芍 15g，熟地黄 10g，川芎 6g，木香 10g，砂仁 10g，炙鸡内金 10g，炙甘草 5g。

加减：乏力气短较甚者加黄芪、生晒参易党参，以加强补气之功；纳呆甚者加炒谷芽、炒麦芽、焦山楂开胃健脾胃；放疗、化疗后口干咽燥、渴饮者加南沙参、西洋参易党参，以增强益气养阴的功效；化疗后心悸自汗甚者加五味子、浮小麦以敛阴止汗。

二、常用中成药

（1）龙胆泻肝丸：每次 3 ～ 6g，日服 2 次。适用于肝经郁热证。

（2）云南白药：每次 1 ～ 2g，日服 2 次。适用于瘀毒互结证。

（3）云南红药胶囊：每次 2 ～ 3 粒，日服 2 次。适用于痰瘀毒窜证。

（4）金龙胶囊：每次 3 粒，日服 3 次。适用于瘀毒互结证。

（5）复方斑蝥胶囊：每次 3 粒，日服 3 次。适用于瘀毒互结证。

（6）复方万年青胶囊：每次 3 粒，日服 3 次。适用于瘀毒互结证。

（7）知柏地黄丸：每次 6 ～ 8g，日服 2 次。适用于肝肾阴虚证。

（8）小金丹：每次 0.6 ～ 1.2g，日服 2 次。适用于痰瘀毒窜证。

三、中药外敷（涂 / 洗）

（1）六神丸：取 30 ～ 60 粒，以醋调，外涂患处，日 4 ～ 6 次。适用于睾丸肿痛剧烈者，已破溃者禁用。

（2）如意金黄散：适量，水、醋各半调，外敷患部，日 1 次，每次 4 ～ 6 小时。皮肤破溃者禁用。

（3）熏洗方：大黄 25g，当归 12g，虎杖 20g，红花 10g，白芷 15g，天花粉 20g，芒硝 15g（兑入），煎汤熏洗或坐浴。

（4）青黛散：青黛 30g，苦参 20g，重楼 20g，大黄 20g，冬青叶 10g，研末开水调，加入陈醋 10mL，外敷患部，日 1 ～ 2 次，每次 4 ～ 6 小时。

四、预防与护理

1. 预防

（1）积极治疗隐睾症。一般强调有隐睾（睾丸下降不全）者，应在少儿时期行睾丸固定术，作为隐睾恶变的有效预防措施，尤其是腹腔隐睾者更需关注。

（2）定期自我检查，发现睾丸异常随即就医。

（3）避免睾丸外伤、局部挤压。

（4）积极治疗流行性腮腺炎与病毒感染性疾病。

（5）科学生活，避免纵欲。内裤不要过紧，平时注意外阴的清洁卫生。

2. 护理

（1）做好心理护理。对于男性患者来说，一旦患上睾丸肿瘤，无论婚否，其心理应激反应均较患其他肿瘤强烈，尤其是睾丸摘除后产生的自卑感，难免产生巨大的心理压力，由此而引发的一系列负性情绪往往给治疗带来不利，甚至影响病情的发展、转归及预后。因此，应当对患者进行适时的心理调适和心理支持。针对患者情况进行个体的心理行为调整，积极配合治疗，通过调摄情志，进一步树立战胜疾病的信心，促进康复。

（2）注意饮食调护。睾丸肿瘤在术后初期或放疗、化疗过程中及疗后，常表现为气血亏虚、阴阳失调及脾胃虚弱等病理反应。此时的饮食应以清淡、营养丰富而易于消化为原则，多食高蛋白、富含维生素及矿物质的食物，如鱼肉、瘦肉、蛋黄、蔬菜、水果等。避免进食辛辣、燥热、肥甘厚味之品。可根据不同阶段的病情及素体、口味偏好，选用相应的中药与合适的食物制成药膳食用。

（3）适当锻炼，增强体质。在保证休息时间及睡眠的情况下，选择合适的锻炼方式，如散步、太极拳、气功等，以渐进、适度为原则，以求气血通畅，形体得养，增强机体的免疫力和抗病能力，但切忌因锻炼而过劳。

（4）滋水柔肝，防止复发。睾丸肿瘤的发病与肝、肾二经关系密切，且临床多表现为肝肾阴虚或肝经郁热的病机特点，故滋补肾阴（滋水）及舒肝泄热（柔肝）法则，同样可用于病后的调理、预防复发和转移。可根据患者的具体情况，间断或长期选择服用六味地黄丸、龙胆泻肝丸，以巩固疗效，防止复发或转移。

（云南中医学院第一附属医院：李斯文）

◎ 医案 1

翟某，男，29 岁，2008 年 7 月初诊。患者无意中发现睾丸肿块，被诊为睾丸癌，并接受睾丸切除手术，活组织病理检查示精原细胞癌，腹膜后淋巴结转移，既往有隐睾病史。PE 方案化疗后，放射治疗后。刻下：头晕，耳鸣，失眠，多梦，口苦咽干，腰膝酸软，脉沉细数，舌红苔薄黄。证属肝肾两虚。处方：知母 10g，炒黄柏 10g，生地黄 10g，熟地黄 10g，牡丹皮 10g，泽泻 20g，山茱萸 10g，山药 10g，炒柴胡 10g，黄芩 10g，茯苓 10g，炒白术 15g，女贞子 15g，墨旱莲 10g，天麻 10g，清半夏 9g，合欢皮 30g，炒酸枣仁 30g，炮穿山甲 8g，鳖甲 10g，牛膝 10g，炒杜仲 10g，白花蛇舌草 30g，甘草 10g。14 剂，2 日 1 剂。1 个月后复诊，诸证好转，略有加减，后继续服用，坚持治疗，未见复发及转移。

按：肝肾亏虚多见于睾丸癌的中期，多为阴虚，症见睾丸沉重肿大，多无疼痛，偶有睾丸急痛，潮热，消瘦，头晕耳鸣，腰腿酸软，舌红少苔，脉细数。因肝肾同源，肝藏血，肾藏精，久病虚耗，伤及肝肾，故治宜补益肝肾、软坚散结，兼以清解下焦之毒。方药予知柏地黄丸加减。以熟地黄甘温滋腻，山茱萸酸收，山药性涩益脾。佐以泽泻配熟地黄宣泄肾浊，防其滋腻，牡丹皮配山茱萸凉肝火，茯苓配山药淡渗脾湿。用知母、黄柏清下焦之火，更防毒火内生。此案临床用药，以整体观念来诊治。在解决由于单一病机所致的睾丸癌主要证候时，兼顾其他症状，积极诊治，合理加减，使得全方发挥最大作用。本案配以墨旱莲、女贞子滋养阴精，共奏和阴调阳之功。发生转移者，应对转移的脏腑予以照顾，淋巴结转移者，予炮穿山甲、夏枯草、鳖甲，解毒软坚散结；睡眠欠佳者，予合欢皮、酸枣仁安神；若睡眠不实者，加珍珠母、灵磁石重镇助眠；头晕者，予半夏白术天麻汤或天麻钩藤汤加减。

（医案来源：中国中医科学院广安门医院　孙桂芝）

◎ 医案 2

高某，男，26 岁，2011 年 3 月 23 日初诊。2010 年 10 月发现左侧睾丸癌，行手术切除。同时发现腹腔内有巨大肿瘤（10.3cm×9.8cm×9.4cm）和多个淋巴结肿大，暂未手术，先化疗。2011 年 3 月西医指出化疗耐药，患者遂求中医治疗。刻下：食欲差，便秘，发热，舌多紫斑，脉数而弱。

贫血，血小板计数低（32×10^9/L）。处方：败酱草 30g，土茯苓 30g，绞股蓝 30g，白花蛇舌草 30g，半枝莲 30g，石见穿 30g，莪术 10g，虎杖 10g，连翘 10g，蒲公英 30g，龙胆草 10g，大黄 6g，人参 6g，炒白术 10g，茯苓 10g，山楂 10g，神曲 10g，炒麦芽 10g。1 周后，血象、食欲和大便改善，其后仍然按照抗癌、调补和对症治疗加减。5 月行手术切除腹腔内巨大肿瘤，病理学报告示畸胎瘤淋巴扩散。术后继续中医治疗 4 年多，患者食欲、精神良好，体重增加，甲胎蛋白（AFP）检查正常。2015 年 4 月 15 日 PET–CT 复查未见癌灶。

按：本案中患者睾丸癌和腹腔内巨大畸胎瘤淋巴扩散，术后化疗耐药。陈炳忠临床用药认为癌病无论早期或晚期，均应扶正祛邪，攻补兼施。临床应用抗癌、调补、对症、长期治疗四大原则。针对食欲差、贫血等症状，同时给予山楂、神曲、炒麦芽等健脾益气之品对症治疗，提高患者生活质量。中医治疗逾 4 年，患者食欲、精神良好，体重增加，AFP 正常，PET–CT 复查未见癌瘤。

（医案来源：贵阳中医学院　陈炳忠）

第六节　卵巢癌

卵巢癌泛指卵巢恶性肿瘤，其发生率约为女性恶性肿瘤的 2.5% ～ 5%，约为妇科恶性肿瘤的 23%，死亡率居妇科恶性肿瘤首位。卵巢癌的组织类型繁多，其中以上皮性癌占绝大多数（85% 以上）。由于早期常无症状，约 70% 的患者诊断时已属晚期。此病的中医学病名为“肠蕈”“癥积”。

一、辨证论治

（一）手术后恢复期

1. 脾气亏虚

临厕努挣，便难排出，但粪质并不干硬，便后乏力，汗出气短，神疲，肢倦懒言，食少。舌淡，苔白，脉弱。

治法：益气健脾，润肠通便。

主方：黄芪汤加减。

常用药：黄芪 30g，陈皮 10g，火麻仁 12g，白蜜 5g，白术 30g，当归 20g，肉苁蓉 20g。

2. 气血两虚

神疲乏力，气短懒言，面色淡白或萎黄，头晕目眩，心悸失眠，或便秘，唇甲色淡。舌淡，苔薄白，脉弱。

治法：补气健脾，养血安神。

主方：八珍汤加减。

常用药：生地黄 10g，熟地黄 10g，当归 10g，白芍 15g，白术 15g，茯苓 15g，川芎 10g，牡蛎 30g，炒鳖甲 15g，黄芪 15g，鸡血藤 30g。

（二）化疗、放疗期

1. 气阴两虚

消瘦困倦，神疲乏力，心悸气短，动则汗出，纳呆，口干口渴，或便秘。舌质淡红，苔少或无苔，脉沉细弱。

治法：补脾益气，养阴生津。

主方：生脉散加减。

常用药：党参 15g，五味子 15g，麦冬 10g，黄芪 30g，丹参 15g，阿胶 15g。

2. 脾胃气虚

食欲不振，脘腹痞胀，食后尤甚，或饮食稍多即欲呕吐，面色萎黄，精神萎靡，体倦乏力，神疲懒言，大便溏薄。舌淡，苔薄白，脉细弱。

治法：益气健脾，和胃降逆。

主方：香砂六君子汤加减。

常用药：党参 15g，焦白术 10g，茯苓 10g，甘草 5g，陈皮 10g，法半夏 10g，广木香 10g，砂仁 10g，竹茹 15g。

3. 膀胱湿热

小便频急，灼热刺痛，尿色黄赤，口干喜饮，大便秘结。舌红，苔黄或黄腻，脉弦数或滑数。

治法：清热凉血，利湿解毒。

主方：八正散加减。

常用药：木通 9g，车前子 20g，萹蓄 15g，甘草 6g，大黄 6g，炒栀子 9g，灯心草 3g，金银花 20g，蒲公英 20g，白茅根 30g，大蓟 20g，小蓟 20g。

4. 肠道湿热

腹泻每日数次，大便溏而不成形，甚至为水样便，或便中带鲜血，肛门灼痛，胸闷烦渴，恶心纳呆。舌质红绛，苔薄黄或黄厚腻，脉弦滑。

治法：清热利湿，凉血解毒。

主方：白头翁汤加减。

常用药：白头翁 10g，黄柏 12g，黄连 12g，秦皮 12g，马齿苋 30g，苦参 10g，炒地榆 15g，槐花 15g，薏苡仁 30g，广木香 10g。

5. 痰饮中阻

呕吐清水痰涎，胸脘痞闷，不思饮食，头眩心悸，或呕而肠鸣有声。舌淡胖，苔白腻，脉滑。

治法：温化痰饮，和胃降逆。

主方：小半夏汤合苓桂术甘汤加减。

常用药：法半夏 15g，生姜 10g，茯苓 15g，桂枝 10g，竹茹 15g，白术 10g，甘草 5g。

（三）预防复发期

1. 心脾两虚

心悸，神疲，头晕，健忘，食少，腹胀，便溏，面色萎黄。舌淡，苔白，脉弱。

治法：益气补血，健脾养心。

主方：归脾汤加减。

常用药：党参 9g，黄芪 20g，白术 9g，茯苓 9g，当归 9g，白芍 9g，山药 10g，枸杞子 9g，广木香 5g，制半夏 9g，龙胆草 9g，鹿角霜 9g，陈皮 6g。

2. 脾胃气虚

神疲，肢体倦怠，食欲不振，腹胀，食后尤甚，大便溏薄。舌淡，苔薄白，脉弱。

治法：补中益气，健脾和胃。

主方：补中益气汤加减。

常用药：黄芪 20g，炙甘草 9g，人参 6g，当归 3g，橘皮 6g，升麻 6g，柴胡 6g，白术 9g。

3. 肝郁气滞

情志抑郁，或心烦失眠，喜叹息，胸胁或少腹胀闷窜痛，妇女乳房胀痛，月经不调。脉弦。

治法：疏肝理气，解郁安神。

主方：柴胡加龙骨牡蛎汤加减。

常用药：柴胡 10g，黄芩 9g，生姜 9g，人参 20g，桂枝 9g，茯苓 9g，法半夏 9g，龙骨 20g，牡蛎 20g，大枣 12 枚。

（四）终末期

1. 气滞血瘀

面色晦暗，形体消瘦，肌肤甲错，少腹胀痛，神疲乏力，腹部包块坚硬固定。舌质紫暗或有瘀点，脉细或涩。

治法：行气活血，软坚散结。

主方：膈下逐瘀汤加减。

常用药：当归 15g，桃仁 10g，红花 10g，赤芍 10g，土茯苓 30g，乌药 10g，制香附 10g，夏枯草 30g，莪术 15g，牡蛎 30g，猪苓 3g，茯苓 30g，黄芪 30g。

2. 寒凝血瘀

少腹积块，按之痛甚，畏寒冷痛，得温痛减，肢冷色青，妇女月经后期，痛经，经色紫暗夹块。舌紫暗，苔白，脉沉迟而涩。

治法：温经止痛，活血祛瘀。

主方：少腹逐瘀汤加减。

常用药：小茴香 15g，干姜 30g，延胡索 15g，没药 15g，川芎 15g，当归 30g，莪术 15g，肉桂 30g，赤芍 15g，蒲黄 15g，五灵脂 15g。

3. 痰湿凝聚

形体肥胖或水肿，身倦乏力，胸闷腹满，月经不调，腹部癥块，带下量多。舌体胖、边有齿痕，苔白腻，脉濡缓或滑。

治法：化痰除湿，行气散结。

主方：二陈汤加减。

常用药：陈皮 10g，法半夏 15g，土茯苓 30g，莪术 15g，胆南星 15g，香附 15g，夏枯草 15g，青皮 10g，山慈姑 10g，三棱 10g，干蟾皮 6g，黄芪 15g，女贞子 15g。

4. 湿热毒蕴

身重困倦，腹胀有块，口干口苦不欲饮，大便干，尿黄灼热。舌红，苔厚腻，脉弦滑或濡数。

治法：清热化湿，解毒散结。

主方：四妙丸加减。

常用药：薏苡仁、半枝莲、白花蛇舌草、白英、车前草、土茯苓、大腹皮、鳖甲（先煎）各 30g，莪术 15g，黄柏 15g，怀牛膝 10g。

5. 气血亏虚

腹痛绵绵，少腹有包块，面色少华或无华，精神萎靡，心悸气短，消瘦贫血，纳呆。舌质淡，苔薄白，脉弱。

治法：益气健脾，滋阴补血。

主方：八珍汤加减。

常用药：生地黄 10g，熟地黄 10g，当归 10g，白芍 15g，白术 15g，茯苓 15g，川芎 10g，牡蛎 30g，土茯苓 30g，山甲珠 10g，炒鳖甲 15g，黄芪 20g，鸡血藤 30g。

6. 气阴两虚

面色萎黄或㿠白，气短声微，全身疲乏，精神不振，腰膝酸软，头晕目眩，耳鸣，口干，或渴而不多饮。舌淡，苔少或无苔，脉沉细。

治法：益气健脾，滋补肾阴。

主方：六味地黄丸加减。

常用药：地黄 20g，山药 20g，山茱萸 15g，茯苓 20g，牡丹皮 15g，泽泻 15g，鳖甲 30g，巴戟天 10g，补骨脂 10g，党参 15g，黄芪 30g，女贞子 20g，白花蛇舌草 20g，鸡内金 15g，三棱 10g。

7. 脾肾阳虚，水湿停聚

腹大胀满不舒，入暮尤甚，面色苍白或苍黄，脘闷纳呆，神疲懒言，肢冷或下肢浮肿，小便短少不利，大便稀溏。舌淡暗或淡紫胖大，有齿痕，苔白水滑，脉沉细无力。

治法：温补脾肾，利水渗湿。

主方：济生肾气丸加减。

常用药：地黄 15g，杜仲 15g，补骨脂 15g，桑寄生 10g，炒白术 15g，黄芪 30g，炮附子 10g，猪苓 15g，茯苓 15g，泽泻 15g，龙葵 15g，薏苡仁 15g，白花蛇舌草 20g，地龙 15g，王不留行 15g。若出现湿热可加黄芩、黄连、陈皮、厚朴、枳实等。

二、常用中草药

1. 常用抗癌中草药

半枝莲，莪术，浙贝母，薏苡仁，白花蛇舌草，土茯苓，泽漆，苦参，海藻，夏枯草，土鳖虫，红花，乌药，蛇莓，山慈姑，三棱，重楼。

2. 随证加减用药

（1）夜寐欠佳：可加夜交藤、远志。

（2）心烦烘热：可加麦冬、菊花、黄芩、黄柏。

（3）头昏：可加沙苑子、白蒺藜、石决明。

（4）咳嗽有痰：可加桑白皮、炙紫菀、炙款冬。

（5）胸膜转移有胸腔积液：可加葶苈子、龙葵、泽泻、桂枝。

（6）胃纳欠佳：可加炒谷芽、炒麦芽、神曲、鸡内金、砂仁。

（7）下腹下坠：可加升麻、柴胡。

（8）腹胀：可加木香、沉香、枳实、延胡索、槟榔。

（9）腹泻便溏：可加山药、肉豆蔻、补骨脂、炒白扁豆。

（10）便秘：可加大黄、白术、火麻仁。

（11）肿块坚硬：可加土鳖虫、地龙、水蛭、穿山甲。

（12）大量腹腔积液：可加黄芪、防己、白术、桂枝、茯苓、猪苓、泽泻、半边莲、龙葵、水红花子、大腹皮、车前子、薏苡仁。

三、常用中成药

（1）平消胶囊：活血化瘀，止痛散结，清热解毒，扶正祛邪。每次4～8粒，日服3次。

（2）桂枝茯苓丸：活血，化瘀，消癥。每次1丸（6g），日服1～2次。适用于早期卵巢癌术后辅助治疗。

（3）大黄䗪虫丸：活血破瘀，通经消痞。水蜜丸一次3g，小蜜丸一次3～6丸，大蜜丸每次1～2丸，日服1～2次。

（4）榄香烯注射液：破血行气，消积止痛。400mg/m^2，癌性腹腔积液时腹腔注入，每周1次；或0.4～0.6g，稀释后静脉滴注，每日1次，2～3周为1个疗程。

（5）华蟾素注射液：解毒，消肿，止痛。10～20mL，每日1次，稀释后静脉滴注，用药7日，休息1～2日，4周为1个疗程。

（6）康莱特注射液：益气养阴，消癥散结。100 ～ 200mL，每日 1 次，静脉滴注，21 日为 1 个疗程，间隔 3 ～ 5 日，可进行下一疗程。

（7）艾迪注射液：清热解毒，消瘀散结。50 ～ 100mL，每日 1 次，稀释后静脉滴注，10 ～ 15 日为 1 个周期，间隔 3 日，2 个周期为 1 个疗程。

（8）复方苦参注射液：清热利湿，凉血解毒，散结止痛。12mL，每日 1 次，稀释后静脉滴注，总量 200mL 为 1 个疗程，连用 2 ～ 3 个疗程。

（9）康艾注射液：益气扶正。40 ～ 60mL，每日 1 ～ 2 次，稀释后静脉滴注，30 日为 1 个疗程。

（10）消癌平注射液：清热解毒，化痰软坚。20 ～ 100mL，每日 1 次，稀释后静脉滴注；或 2 ～ 4mL/ 次，每日 1 ～ 2 次，肌肉注射。

（辽宁中医药大学附属医院：殷东风　邢玉庆　张宁苏）

◎ 医案 1

叶某，女，43 岁，1991 年 5 月 17 日初诊。患者在 1989 年行卵巢部分切除术中发现有癌细胞向大网膜转移病灶。术后曾做放疗及介入化疗。刻下：胃纳欠馨，神疲乏力，无明显疼痛，略消瘦，面色稍暗少华，舌苔薄，脉细弱。近日经妇科检查提示腹部肿块较前明显缩小。辨证分析：患者肿瘤术后，气血戕伤，复经化疗、放疗，正气亏损，故神色不华。腹部癥块，不外毒瘀作祟。诊断：癥瘕（气虚，痰凝瘀滞）；卵巢癌术后转移。治法：补气益肾，消瘀解毒散结。处方：黄芪 35g，党参 20g，白术 15g，三棱 20g，莪术 20g，炙甲片 20g，炙鳖甲 20g，巴戟天 18g，仙茅 15g，川柏 18g，丹参 20g，大蜈蚣 2 条，白花蛇舌草 30g。7 剂。

1991 年 7 月 10 日二诊：患者服上方 38 剂，同时做化疗，7 月 3 日查血象示白细胞计数 2100/mm^3，7 月 5 日 B 超检查示子宫后壁可见 11mm×13mm×11mm 实质性低回声团 2 个，右侧卵巢（ROV）24mm×15mm，左侧卵巢（LOV）27mm×15mm。2 次输白细胞，精神稍好转。治遵前法守治，原方改黄芪 40g，巴戟天 20g，熟地黄 30g，14 剂。

1991 年 8 月 7 日三诊：患者时感心悸、胸闷、神疲乏力，查心电图示心肌损害，白细胞计数 2400/mm^3。追询病史，患者有先天性心脏病、法乐氏三联征，1972 年曾做手术。刻下：脉结代细弱。再以补气益肾，解毒消癥。处方：党参 24g，黄芪 35g，当归 18g，熟地黄 30g，龟甲 20g，炙鳖甲 20g，炙甲片 20g，炙全虫 15g，半枝莲 30g，白花蛇舌草 30g，淫羊藿

15g，巴戟天 20g，川柏 18g，川芎 15g。14 剂。

1991 年 8 月 28 日四诊：患者面色无华，头晕耳鸣，腰酸，口干欲饮，大便不实，日行 2～3 次。舌质淡，脉结代细弱。上方加用扶正之品。处方：党参 18g，炒白术 18g，熟附块 9g，鹿角片 4.5g，炙龟甲 20g，川柏 18g，黄芪 35g，枸杞子 15g，巴戟天 20g，熟地黄 30g，当归 18g，炙甘草 18g，茯苓 12g，生姜 3g，大枣 5 枚。7 剂。

1991 年 9 月 4 日五诊：患者口干、头晕好转，神疲，面色不华，大便略溏，半年来咳嗽断续，无痰。左锁骨上扪及淋巴结 1 枚，2cm×2cm，质硬固定，无压痛。X 线胸透两肺（–），主动脉阴影增宽，心影扩大。血红蛋白（Hb）79g/L，红细胞计数（RBC）214 万 /mm^3，白细胞计数（WBC）2250/mm^3，中性粒细胞百分比（N）48%，淋巴细胞百分比（L）44%，单核细胞百分比（M）7%，血沉（ESR）6mm/h。守法续治，上方去生姜、大枣，加牡蛎 30g，莪术 20g，猫爪草 20g。7 剂。生血丸 10 瓶。

1991 年 9 月 11 日六诊：患者右侧头痛，不吐，面色少华，神疲乏力，大便成形，日行 2 次，体征同上，舌苔薄，脉细。仍拟消补兼施之法。处方：三棱 20g，莪术 20g，牡蛎 30g，炙全虫 15g，炙鳖甲 20g，大蜈蚣 2 条，党参 20g，黄芪 40g，当归 18g，熟地黄 30g，巴戟天 18g，川柏 18g，延胡索 24g，丹参 20g。7 剂。

1991 年 9 月 18 日七诊：患者头痛已止，头晕时作，不吐，精神稍振，夜寐亦安，胃纳欠馨，大便日行 1～2 次、尚成形，面色不华，口唇苍白，苔微腻，脉细。癌肿已转移，预后欠佳，仍恪守消补兼施法。处方：党参 20g，黄芪 40g，莪术 20g，牡蛎 30g，炙全虫 15g，炙鳖甲 20g，炙甲片 20g，大蜈蚣 2 条，三棱 20g，当归 18g，熟地黄 30g，白术 18g，熟附块 12g。7 剂。

按：裘沛然先生治肿瘤的基本经验是养正徐图法。目前，西医治肿瘤的主要方法是手术、放疗、化疗。这些方法虽然可以解除某些疾病，但是往往容易损伤正气，以致邪未除而正气已惫，使病情越发加重。针对这一情况采用扶助正气为主，以养胃气、建中气、益肾元，药用黄芪、党参、白术、茯苓、巴戟天、淫羊藿、肉苁蓉、熟地黄、龟甲、鳖甲、甘草等，兼以活血软坚、消瘀解毒，药用桃仁、红花、三棱、莪术、炙全虫、牡蛎、猫爪草、半枝莲、白花蛇舌草等。只要恒心调治，一般均不同程度地增加患者抵抗力，增进食欲，减轻痛苦，延长生命。

本案中患者卵巢癌术后转移，在化疗的同时佐以中药治疗，对改善症状、延长生命发挥了一定的作用，其基本治法不离养正徐图法辅以消瘀散结解毒等。

（医案来源：上海中医药大学暨上海中医药研究院　裘沛然）

◎ 医案 2

郑某，女，53岁，2010年10月19日初诊。患者卵巢癌手术及放疗后8个月，白细胞计数偏低。刻下：饮食、二便、睡眠尚可，平素脾气急躁。舌偏红，苔薄黄，脉细弦数。按其术后呈本虚标实之势，治宜益气养阴、条达木郁。处方：黄芪30g，太子参25g，仙鹤草20g，熟女贞子15g，山药20g，石斛15g，酸枣仁25g，合欢皮30g，无花果15g，炒白芍20g，淮小麦50g，甘草5g。10剂，水煎服，日1剂。

二诊：患者查WBC3.0×10^9/L。刻下：轻度乏力，夜眠欠安，舌暗红，苔薄黄，脉细弦。拟予益气养阴、补益心脾。处方：黄芪30g，太子参25g，仙鹤草20g，熟女贞子15g，山药20g，石斛15g，酸枣仁25g，合欢皮30g，无花果15g，枸杞子15g，灵芝10g，甘草5g。15剂。水煎服，日1剂。

三诊：患者卵巢癌手术及化疗近1年，症情平稳。查血常规示：WBC8.07×10^9/L，Hb103g/L，CA12514.3U/L。刻下：饮食一般，二便均调畅，舌质暗红，苔薄黄，脉细弦。按其病情平稳，拟方继以调之以善其后。处方：黄芪30g，熟女贞子15g，山药20g，炒白芍20g，炒丹参15g，白花蛇舌草15g，仙鹤草20g，灵芝10g，合欢皮30g，酸枣仁25g。15剂，水煎服，日1剂。

按：本案系卵巢癌手术及化疗后，患者平素性情急躁，舌红，苔黄，脉来细数，兼有乏力、白细胞偏低等症，乃为气阴两伤之象，治以益气养阴之法。药选太子参、黄芪、灵芝甘温益气，女贞子、石斛、山药、白芍甘寒养阴，酸枣仁、合欢皮、小麦、甘草养肝开郁安神，仙鹤草益气养血，药虽平淡，而收效颇著，后守治数月而白细胞回升。现代药理研究表明，熟地黄、鹿角胶、人参、紫河车、阿胶等补肾助阳、益精养血之品，对升高人体白细胞、红细胞具有显著疗效，而本案用药未着一味，故遵循中医辨证论治才是临床取效的关键所在，若一味根据现代医学思维来指导中医遣方用药，不但疗效甚微且可产生一些不良反应。故不论何病，都必须坚持中医辨证论治的思维模式，因时、因地、因人地筛选药物和拟定相应的治疗方法，才能真正发挥中医治病的特色和优势。

（医案来源：安徽中医学院第一附属医院　徐经世）

第七节　子宫颈癌

子宫颈癌，又称宫颈癌，是发生于子宫颈上皮的恶性肿瘤。宫颈癌是全球妇女恶性肿瘤中仅次于乳腺癌的常见恶性肿瘤，是我国发病率最高的妇女恶性肿瘤之一。近年来，随着人民生活水平的提高，普查普治工作的开展，子宫颈癌的发病率明显下降，死亡率随之降低，但有资料显示，宫颈癌有年轻化和子宫颈腺癌发病率上升的趋势。宫颈癌的临床特点是阴道不规则出血、阴道分泌物增多、疼痛等。根据其临床表现，此病属于中医妇科的“崩漏”“带下”“癥瘕”等范畴。中医学认为，宫颈癌病因病机与冲任失调有关。

一、辨证论治

1. 肝郁气滞

白带量多，偶带血丝，小腹胀痛，月经失调，情志郁闷，心烦易怒，胸胁胀闷。舌苔薄白，脉弦。

治法：疏肝解郁。

主方：逍遥散加减。

常用药：柴胡 10g，当归 12g，白术 10g，茯苓 20g，薄荷 5g，煨生姜 3 片，甘草 5g。

加减：气郁甚者加佛手、香附、郁金；肝郁化火、潮热颧红者加牡丹皮、栀子；血虚甚者加地黄、何首乌；少腹胀或痛甚者加川楝子、延胡索；纳少腹胀者加炒麦芽、鸡内金，另可酌加土茯苓以解毒。

2. 湿热瘀毒

白带量多，色如米泔或浊黄，气味秽臭，下腹、腰骶酸胀疼痛，伴见口干口苦，大便秘结，小便黄赤。舌质红，苔黄或腻，脉滑数。

治法：清热解毒。

主方：八正散加减。

常用药：木通 10g，瞿麦 12g，滑石 30g，萹蓄 12g，车前子（包煎）15g，大黄（后下）10g，栀子 5g，甘草 5g，灯心草 3g。

加减：热毒甚者加蒲公英、重楼；口渴思饮者加天花粉、石斛；心烦难寐者加黄连、茯神；腰酸痛者加桑寄生、杜仲；小腹痛甚者加赤芍、台乌药；阴道流血者加三七粉（冲）、牡丹皮。

3. 肝肾阴虚

白带量多，色黄或杂色，有腥臭味，阴道时呈不规则出血，头晕耳鸣，手足心热，颧红盗汗，腰背酸痛，下肢酸软乏力，大便秘结，小便涩痛。舌质红绛苔少，脉细数

治法：滋养肝肾。

主方：知柏地黄丸加减。

常用药：知母 12g，黄柏 10g，熟地黄 15g，山茱萸 10g，山药 12g，茯苓 15g，牡丹皮 10g，泽泻 10g。

加减：下焦热毒甚者酌加土茯苓、白花蛇舌草；出血量多者加白茅根、茜草、仙鹤草；阴虚目干涩者酌加枸杞子、杭菊花；大便秘者加火麻仁、郁李仁；少腹痛、口干欲饮者加鳖甲、乳香、没药。

4. 脾肾阳虚

白带量多，带下伴有腥臭味，崩中漏下，精神疲惫，面色苍白，颜目浮肿，腰酸背痛，四肢不温，纳少乏味，大便溏薄，小便清长。舌淡胖，苔薄白，脉沉细无力。

治法：温肾健脾。

主方：参苓白术散合肾气丸加减。

常用药：党参 15g，茯苓 20g，白术 10g，山药 20g，薏苡仁 20g，莲子 12g，白扁豆 12g，桔梗 5g，砂仁（后下）3g，甘草 5g，熟地黄 20g，山茱萸 12g，泽泻 12g，茯苓 12g，牡丹皮 12g，桂枝 5g，附子 5g。

加减：崩漏不止者加血余炭、大蓟、小蓟；肾虚夜尿次数增多者酌加补骨脂、益智仁；泄泻不止者加诃子、肉豆蔻；湿毒甚者加土茯苓、重楼；大汗淋漓、似有阳脱之兆者急加人参回阳固脱；腰膝冷痛甚者加杜仲、续断、狗脊。

二、中医验方

（1）阴道出血过多，加味固冲汤加减：炒白术 20g，黄芪 30g，山茱萸 15g，煅龙骨 30g，煅牡蛎 30g，白芍 15g，茜草 15g，仙鹤草 30g，棕榈炭

15g，小蓟炭 20g，五倍子粉（冲服）0.5g，阿胶（烊化）10g。气虚明显者加党参 20g；偏血热者去炒白术，加地黄 20g，栀子 10g，地榆 15g；虚热明显者去炒白术，加墨旱莲 30g，地黄 20g，地骨皮 15g；血瘀明显者去炒白术、山茱萸，加益母草 20g，蒲黄 10g，炒山楂 10g。

（2）白带过多者，完带汤加减：党参 15g，炒白术 15g，苍术 10g，山药 20g，车前子 10g，荆芥炭 10g，白芍 10g，龙骨 30g，牡蛎 30g，海螵蛸 30g。偏湿热重者去党参，加金银花 30g，蒲公英 20g；寒湿重者加白芷 10g，艾叶 10g。

三、外治疗法

（1）三品一条枪锥切疗法：对原位癌及只限于宫颈癌的疗效较好，可达根治。药物组成：砒石 45g，明矾 60g，雄黄 7.2g，没药 3.6g。先将明矾、砒石放入小罐内，煅红俟凉，加入雄黄、没药，共研为细末，厚糊调稠搓成药条。每次用一条敷贴于宫颈病灶处或插入宫颈管内，用凡士林纱布保护阴道穹窿，再用双紫粉（由紫草、紫花地丁、草河车、黄柏、墨旱莲、冰片组成，有消炎止血之功）棉球压紧固定，48 小时换凡士林纱布，每日换双紫粉 1 次。一般 5 ～ 8 日脱落，患者根据具体情况上药 5 ～ 10 次，以达近期治愈。药条能促使宫颈组织凝固坏死，自溶脱落，是主药；双紫粉清热解毒、祛腐止血，为辅助药。

（2）催脱钉疗法：主要药物为山慈姑 18g，麝香 1g，白砒 9g，雄黄 12g，蛇床子 3g，硼砂 3g，枯矾 18g，冰片 3g。诸药研为细末，加适量糯米糊，制成 1cm 长的钉剂，阴干后，插入宫颈口内。

四、常用中成药

（1）消瘤丸：每次 1 丸，日服 2 次。

（2）征癌片：每次 3 ～ 4 片，日服 3 次。

（3）化癥丸：每次 1 丸，日服 2 次。

五、针灸

（1）尿潴留：宫颈癌手术后，膀胱麻痹常常发生尿潴留，可进行针灸治疗，穴位取阴陵泉、归来、水道、气海、三阴交、关元、太溪等。

（2）白细胞减少：治疗放疗所致白细胞减少，可选取大椎、足三里、血海、关元穴。

六、中西医结合治疗

（1）手术前以补益肝肾、调补气血为主，佐以行气化瘀软坚之品，忌滥施攻伐。

（2）排尿异常为宫颈癌术后常见并发症，针对病机，投以相应方药，可使症状较快缓解。小便频数或失禁者多系阳虚气弱，肾元不固，宜助阳补肾，方选补中益气汤、附桂八味丸之类；排尿困难者，多系气血两亏，膀胱气化不力，宜益气养血，温运气机，药用人参、当归、熟地黄、山药、山茱萸、泽泻、砂仁、炙黄芪、车前子、炙甘草。

（3）化疗易伤及肝肾而致头发脱落、面色灰暗、肌肤甲错不仁等，治当补益肝肾，益精养血，药用肉苁蓉、枸杞子、巴戟天、猪脊髓、鱼鳔胶、当归、白芍等。

（4）放射性肠炎是宫颈癌放射治疗引起的常见病症，其基本病机为气阴两虚，湿毒下注，治宜益气养阴，祛湿解毒，药用黄芪、党参、白术、沙参、麦门冬、土茯苓、白花蛇舌草等。

七、预防与护理

1. 预防

（1）晚婚、晚育、注意性生活卫生是防止本病发生的根本措施。

（2）积极治疗慢性宫颈炎、宫颈糜烂、宫颈白斑、息肉等，以防止癌变。

（3）定期普查妇女高危人群，尽量做到早发现、早诊断、早治疗。

（4）注意阴部卫生，常清洗，勤换内裤。

（5）宫颈癌患者治疗后应定期复查，以防复发或转移。

2. 护理

（1）情志调护：保持开朗、乐观的心境，避免精神紧张、情绪过激。患者确诊为宫颈癌后，鼓励她们克服焦虑、悲伤、恐惧的心理，树立与癌症做斗争的信心。

（2）饮食调护：饮食多样化，不可偏食或不节，尽可能选择新鲜的水果、蔬菜，常吃豆类和粗杂粮。忌烟酒，少吃韭菜、生葱、辛辣食物等。

（3）生活调护：保持良好的生活习惯，做到起居有常，不妄劳作，经常参加适度的体育活动。

（湖北中医药大学：杨新中）

◎ 医案 1

曹某，女，52岁，1976年7月15日初诊。患者处于宫颈鳞癌晚期，癌肿呈菜花状破溃，膀胱、直肠浸润转移，已不能手术。刻下：患者出血日见增多，少腹憋胀，疼痛如绞，里急后重如痢，尿频、尿急，带下色青黄夹黑，秽臭，呕逆不思饮食，双腹股沟淋巴结肿硬如枣，触痛。苔黄厚腻，脉弦滑劲急。西医诊断：宫颈鳞状细胞癌，晚期。中医诊断：癥瘕，证属肝郁气滞，湿热化毒结于胞宫。方拟攻癌消癥，解毒利湿。处方：①败酱草、白头翁、重楼、白花蛇舌草、半枝莲、墓头回、川草薢、当归、刘寄奴、乌贼骨、酒大黄、土茯苓各30g，茜草炭18g，桂枝、桃仁、牡丹皮、赤芍、黄柏、甘草各15g。每日1剂，煎2次，混匀，取浓汁600mL，分3次服用。②松、柏、槐、桑、嫩核桃树枝各30g，大黄、甘草各30g，莪术60g，煎汤一大盆，熏洗坐浴。两方各10剂。

1976年8月10日二诊：患者服完5剂后，腹痛、里急后重、尿频、尿急均愈；6～10剂去大黄，近3日未出血。刻下：患者上方内服、外洗各10剂，晚期癌症所致中毒症状迅速消除。呕逆除，食纳增，出血渐少。杂色带消失，黄臭带亦大为减少。唯时当盛夏，反觉畏寒，心悸、汗出、微喘，夜寐不安，脉弦滑而软。辨为久病用攻，药过病所，损伤正气。治宜速见机转舵，扶阳益气，养阴宁心，行九补一攻之法。处方：附子15g，山茱萸、党参各30g，麦冬18g，五味子10g，夜交藤30g，炒酸枣仁15g，当归、赤芍各25g，石菖蒲12g，败酱草、白花蛇舌草、墓头回、川草薢、乌贼骨、朱茯神、薏苡仁各30g，茜草炭、桂枝、桃仁、牡丹皮、炙甘草各15g，生姜10片，大枣10枚。10剂。

1976年8月29日三诊：患者药后汗止，心宁、寐安、食加，体质初见改善。偶见出血，黄带渐少渐稀。又见便燥，里急后重，尿急、尿痛。辨为邪正交争，一胜一负。正气来复，治宜相机缓攻。处方：黄芪45g，当归、丹参、夜交藤、乌贼骨、薏苡仁、土茯苓、白花蛇舌草、半枝莲、紫草、白茅根、刘寄奴各30g，苍术、黄柏、儿茶、炙甘草各10g，莪术30g，茜草炭15g，山豆根15g，生姜10片，大枣10枚，大黄䗪虫丸4丸。10剂。

1976年9月20日四诊：上药，每服3剂，将养1日，共进9剂。熏洗方因天热，洗洗停停，用15剂。血止，有时内裤偶见血点。黄臭带大减，臭味轻微。食纳日胜一日，面色红润。体重由37kg增至45kg。近因气恼，郁怒伤肝，致两胁窜痛，头面升火。辨为久病八脉损伤，邪退正虚，腰困如折，带下又见增多。治以调补奇经为主，佐以疏肝利湿解毒。处方：龟甲（先煎）25g，桑寄生、续断、盐巴戟肉、川杜仲、肾四味各15g，柴胡、卷柏、甘草各10g，当归、赤芍、丹参、土茯苓、薏苡仁、猪苓各30g。

1976年11月1日五诊：上药共服21剂，腰困如折痊愈，带下稀白量微，食纳大增，体质明显增强。请妇科专家会诊，妇科检查：宫颈部菜花状破溃瘤体已大部脱落，仅剩小指甲盖大一块，腹股沟肿大之淋巴结消失。妇科检查后，出现接触性出血数日不止，量不多。少腹痛，带下色变黄，大便燥结，心烦不寐。辨为邪正相争，正方大占优势，治宜攻癌为主，佐以扶正。处方：白花蛇舌草、莪术、地黄各60g，贯众炭、桃仁、党参、夜交藤、墓头回各30g，黄芪45g，五灵脂、牡丹皮、桂枝、茯苓、大黄炭各15g，合欢花、合欢皮、苍术、黄柏、儿茶、五味子、甘草各10g，薏苡仁45g。

1977年4月24日六诊：上方守服80剂，腊月初八至正月十五停药。病情稳步好转，出血停止已月余，体重增至51kg。近又因气恼偶见出血，带色转黄。胁肋窜痛，面赤目赤，胸中憋闷，耳鸣，头面烘热，舌红无苔，脉弦急。此由水亏木旺，春气升发太过，天人相应，内外相因，治拟滋阴补肾，调补奇经，涵肝，敛肝，轻泻肝火。处方：龟甲、鳖甲各30g，醋柴胡10g，当归、赤芍各30g，牡丹皮15g，栀子10g，桃仁泥、莪术、地黄、贯众炭、墓头回、丹参、薏苡仁、龙骨、牡蛎、磁石各30g，合欢花12g，薄荷3g，车前子、炙甘草各10g，苍术、黄柏各10g，白花蛇舌草120g。煎汤代水。

1977年5月17日七诊：上方守服20剂，肝郁化火见证消失，出血全止。治以全力攻癌。处方：白花蛇舌草60g，莪术、地黄、贯众炭、桃仁泥、党参各30g，五灵脂15g，牡丹皮、桂枝、茯苓各15g，墓头回、夜交藤、龙骨、牡蛎各30g，大黄炭、儿茶、五味子、甘草各10g，全虫12只（研末冲服），大蜈蚣4条（研末冲服）。

1977年6月19日八诊：上方连服30剂，诸症均退，体质大为增强，体重增至63.5kg，外观已无病容。唯又因气恼出现胁肋不舒，潮热阴痒，口苦，尿急热痛。治以侧重攻癌。处方：狼毒5g，马钱子6g（勿打破），甘草30g，大枣30枚，白花蛇舌草、莪术、蛇床子、木鳖子、白鲜皮、醋鳖甲、地黄、玄参、沙参、贯众炭、桃仁、党参各30g，五灵脂15g，龙胆草、青黛、二妙、儿茶、五味子、醋大黄炭各10g，白薇12g，牡丹皮、桂枝、茯苓各15g，龙骨、牡蛎、嫩核桃枝各30g，全虫12只（研末冲服），大蜈蚣4条（研末冲服）。

上方服至8月15日，共30剂。龙胆草、青黛仅用3剂，随证增调补气血入奇经之品，3个月未出血，白带偶见，体重增至65kg，面上老年斑退净，部分白发变黑，皱纹消失。前后治疗13个月，服药210余剂，外洗坐浴约90剂，临床治愈。嘱患者豁达心胸，怡悦情怀，善自调摄，停药观察。追访22年，活至近80岁，无疾而终。

按：晚期患者由于迁延失治，或久病攻多，或放疗、化疗摧残，气血耗伤过甚，邪盛正虚格局已成。此时，宜着眼整体，抱定“扶正邪自退，养正积自消”的宗旨，急用补法：

凡见面黄肌瘦，气怯神疲，纳呆食少，便稀肢凉，出血淋漓不断，尿多，带多如注，舌淡无苔，脉细如丝，上不满寸、下不及尺者，此为脾胃大伤，中气下陷，脾不统血，气不摄血之重症。切忌见病治病，妄用攻癌之剂。当下病治上，从重建脾胃元气入手，以补中益气四君子汤合方化裁，加姜炭、三仙炭温脾统血。棉子炭辛热暖胃，壮腰固肾，补火生土，止崩漏。炒二芽醒脾，红参、五灵脂等量同用，相畏相激，益气醒脾化瘀。柴胡升清举陷，重用黄芪45g，益气升阳举陷，内托化腐生肌，兼理八脉损伤。仅以薏苡仁、猪苓性驯良之品抗癌而化湿浊。如此守方常服，即可收到胃气来复，食纳大增，体重回升，血红蛋白、白细胞上升，崩漏、带下大减之效，从而促进虚实转化，使邪盛正虚局面逆转，进入邪正相持阶段，为下段持久攻坚奠定坚实基础。脾胃一败，生机顿灭！保得一分胃气，便有一线生机。治疗晚期癌症，以保护脾胃为第一要义。此种治法，看似平淡无奇，实则深含奥理。“不治之治，方臻化境”，是最上乘的治法。与西医学比较，这正是中医学的最大特色与优势。

凡兼见各脏腑气血虚衰见证，用本药进治不效，而见腰困如折，转侧不利，不能久立、久坐者；或虽无显著病象，而时欲呻吟以为快者，此“肾主呻”也。久病损伤肾气，生命根基动摇，较脾胃之伤又深一层。见机增入肾四味，万病不治，求之于肾，便会立见转机，取得突破，进入人体正气对癌毒取得压倒性优势阶段。

调补脾、肾1～3个月，人体正气得固，外观已无病象，癌毒由嚣张转向伏匿，此时即可相机攻癌。或以攻为主，或攻补兼施，或补七攻三，立方守服，密切观察，随时调整攻补比例。一见伤正苗头，如气怯食少，嗳腐嘈杂，或喘或汗，腰困膝软等，则速转手进补。待元气一复，则敌退我打，攻之，荡之，削之，磨之，除恶务尽，直到临床妇科检查，癌瘤萎缩脱落，转移灶消失，仍需丸方久服，养正消积。勿使灰中之火，再成燎原。凡临床治愈1年以上死亡病例，皆属此类。

凡化疗、放疗损伤气阴，而见潮热、烦渴、舌红无苔等症，慎勿轻投滋阴降火、清热解毒苦寒之品，重伤胃阳，病必不除。补中益气汤加山茱萸、乌梅、知母、天花粉、龙骨、牡蛎，甘温除大热，酸甘化阴生津，敛得正气，即退得邪热，取效甚速。且“舌红非常并非火”，寒证亦有见黄苔时，当全面辨析，方不致误。

凡化疗、放疗后，或久病耗伤肾阴，浮阳上奔，而见头面升火，胸中烘烘发热，面红目赤，口舌生疮，多属火不归元。大剂引火汤两服必退。双膝冷甚者，加油桂15g米丸先吞，取效更速。脾寒便溏者，加砂仁、姜炭，慎勿误作实火论治。

（医案来源：灵石县中医院　李可）

◎ 医案2

齐某，女，49岁，2017年12月11日初诊。当年6月行腹腔镜下“广泛全子宫+右侧附件+左侧输卵管切除术+盆腔淋巴结清扫术+左侧卵巢悬吊术”，术后病理检查示：宫颈鳞癌Ⅱ～Ⅲ级，侵犯肌层，累及深度>1/2肌层，灶区可见脉管癌栓形成，侵犯宫颈管，淋巴结未见癌转移。术后患者接受化疗，同步放疗。刻下：患者结束放疗、化疗不久，精神体力恢复尚可，唯苦于潮热、盗汗甚，行走过多则双下肢水肿、关节酸疼，阴道偶有少量分泌物，色淡黄，于外院行妇科检查未见异常。胃纳可，夜寐一般，二便尚调；舌质偏红，苔微黄腻，脉细。西医诊断：宫颈恶性肿瘤（术后）。中医诊断：带下病（肝肾阴虚，下焦湿热）；治法：补肝益肾，清利下焦，解毒祛邪。处方：知母10g，黄柏10g，生地黄10g，熟地黄10g，山茱萸10g，牡丹皮10g，牛膝10g，炙鳖甲10g，续断10g，槲寄生10g，苍术10g，土茯苓15g，蛇床子10g，泽兰10g，泽泻10g，玉米须20g，鸡内金10g，炙甘草5g。14剂，每日1剂，早晚各服1次。

2017 年 12 月 25 日二诊：患者下肢水肿有所减轻，阴道基本未再出现黄色分泌物，但潮热、盗汗仍作，舌质偏红，苔黄腻较前好转，脉细。原方加生龙骨、生牡蛎、煅龙骨、煅牡蛎各 10g（先煎），浮小麦 30g。14 剂，服法同前。

2018 年 1 月 8 日三诊：患者潮热盗汗明显减轻，夜间未觉出汗，下肢水肿基本消失。治以前法，巩固疗效。

患者在舒教授处调治，后诸症皆平，定期进行宫颈癌复查均显示病情稳定，未出现复发转移，生活质量显著提高。

按： 此例患者具有宫颈癌肝肾阴虚的典型病理基础，潮热盗汗、关节酸痛、舌脉皆为佐证。经西医综合治疗，癌肿已去，瘀毒之象虽不显，下焦湿热仍留，且手术和放疗、化疗导致的下肢回流障碍极大影响患者肿瘤恢复期的生活质量。中医药治疗改善诸症，使患者重获健康生活。患者初诊之时，潮热盗汗明显，阴虚火旺较甚；同时，因手术和放疗损伤，出现淋巴回流障碍而下肢活动过多后水肿；另外，患者阴道偶有少量分泌物，苔微黄腻，下焦湿热症状存留。故在治疗上，以补肝益肾、清利下焦、解毒祛邪为法。选用知母、黄柏、生地黄、熟地黄、山茱萸、炙鳖甲、牡丹皮补益肝肾、滋阴养血、清热除烦；槲寄生、牛膝、续断加强补肾而强筋健骨、通利关节；苍术、土茯苓、蛇床子清热燥湿解毒；泽兰、玉米须利水渗湿、利尿消肿；鸡内金、炙甘草顾护脾胃。诸药合用，主次兼顾，可获良效。二诊之时，患者潮热盗汗缓解不多，其他诸症已有缓解，考虑到培肝肾之本为缓治，效难速达，而患者苦于潮热盗汗，故在原方基础上，用生龙骨、生牡蛎、煅龙骨、煅牡蛎、浮小麦加强潜降肝阳、收敛止汗作用，以免过汗进一步损伤阴液。三诊之时，患者诸症大有缓解。

（医案来源：南京中医药大学附属医院　舒鹏）

第八节　子宫体癌

子宫体癌又名子宫内膜癌，约 80% 的子宫体癌发生于绝经后的妇女。近年来，该病的发生呈上升趋势。该病属中医学“崩漏”“五色带下”“癥瘕”等范畴。

一、辨证论治

1. 肝郁血热

阴道突然大出血或出血淋漓，伴胸胁胀满，心烦易怒，口干口苦。舌质红，苔薄黄，脉弦数。

治法：疏肝清热，凉血止血。

主方：丹栀逍遥散加减。

常用药：仙鹤草 30g，阿胶（烊化）15g，茯苓 15g，柴胡 12g，赤芍 12g，地黄 12g，益母草 12g，牡丹皮 12g，栀子 10g，白术 10g，薄荷（后下）3g，三七末（冲服）3g。

2. 湿热蕴毒

阴道不规则出血，带下黄赤，臭秽异常，阴户肿痛，脘腹疼痛，胸闷纳呆，腰膝酸软，口黏口苦，小便短赤，大便干燥。舌质红，苔黄腻，脉弦滑或细数。

治法：清热利湿，解毒散结。

主方：四妙丸加减。

常用药：薏苡仁 30g，半枝莲 30g，龙葵 30g，白花蛇舌草 30g，土茯苓 30g，车前草 30g，白英 30g，苦参 20g，黄柏 10g，怀牛膝 10g，黄连 5g。

3. 气滞血瘀

阴道不规则出血，时崩时止，淋漓不净，或突然量多，夹有瘀块，少腹疼痛拒按，腹痛如针刺刀割，部位固定。舌质紫暗，边有瘀点，苔薄，脉沉涩或弦细。

治法：行气活血，祛瘀散结。

主方：少腹逐瘀汤加减。

常用药：当归 15g，五灵脂 15g，小茴香 12g，延胡索 10g，香附 10g，川芎 10g，赤芍 10g，蒲黄 10g，肉桂 5g，干姜 5g。

4. 脾肾阳虚

阴道出血淋漓不尽，色淡质清稀，神疲乏力，气短懒言，纳少，腰膝酸软，小腹冷痛，浮肿肢冷，小便清长，大便溏。舌质淡，苔白，脉沉细无力。

治法：温肾健脾，固摄止血。

主方：右归丸合举元煎加减。

常用药：山药30g，党参15g，黄芪15g，杜仲15g，熟地黄15g，阿胶（烊化）15g，鹿角胶（烊化）10g，白术10g，制附子10g，山茱萸10g，补骨脂10g，菟丝子10g，升麻5g，肉桂5g。

5. 肝肾阴虚

阴道不规则出血，量多少不一，色鲜红，形体消瘦，头晕目眩，耳鸣心悸，五心烦热，两颧红赤，腰膝酸软。舌质红，苔少，脉细数。

治法：滋补肝肾，固冲止血。

主方：左归丸加减。

常用药：熟地黄20g，山药20g，枸杞子12g，山茱萸12g，菟丝子12g，鹿角胶（烊化）12g，龟甲胶（烊化）12g，知母10g，黄柏10g，川牛膝10g。

二、常用中成药

1. 化瘀丸

主要药物：香附、艾叶、当归、川芎、地黄、赤芍、桃仁、红花、三棱、莪术、干漆等。

功效：活血养血，祛瘀生新，散结止痛。

适用证：瘀血内阻证的子宫体癌。

用法用量：本药为水丸，每次6～8g，日服2次。

2. 崩漏丸

主要药物：棕榈炭、莲房炭、贯众炭、杏仁皮炭、血余炭、茜草炭、香附、木香、当归、栀子等。

功效：固崩止漏。

适用证：子宫体癌出血。

用法用量：本药为水丸，每次6～8g，日服2次。服药期间忌辛辣食物。

3. 妇科四生丹

主要药物：当归、川芎、人参、白术、大黄、红花、苏木、地榆炭、乳香、没药、蒲黄、五灵脂等。

功效：益气养血，活血解毒，通络止痛。

适用证：晚期子宫体癌术后放疗、化疗后气血两虚，邪毒未去或复发转移。

用法用量：本药为蜜丸，每次6～8g，日服2～3次，温开水送服。

三、中药外敷（涂）

1. 蛋黄油调膏

药物组成：苦参30g，雄黄15g，白矾15g，黄柏30g，乳香15g，没药15g，麝香2g，蟾蜍2g，冰片2g，硇砂1g。

制法用法：各研细末后混匀，用蛋黄油调膏，外敷于患处，每日换药1～2次。

适用证：子宫体癌疼痛。

2. 白酒酊剂

药物组成：血竭10g，制乳香10g，制没药10g，延胡索15g，红花10g，冰片3g，白酒500mL。

制法用法：上药除白酒外，均研末，放入白酒中浸泡后，外擦痛处，可反复使用。

适用证：子宫体癌疼痛。

四、预防与护理

1. 预防

普及防癌知识，定期进行防癌检查。

减少高危因素，关注高危人群。

正确掌握使用雌激素的指征，避免雌激素的滥用。

更年期月经紊乱或绝经后出现不规则阴道出血者，要首先排除本病。

2. 护理

使患者保持积极、乐观的精神，树立战胜疾病的信心，避免悲观、紧张情绪，协助患者调节心理适应过程。

多食营养丰富、易消化的食物及适量新鲜蔬菜、水果，保证大小便通畅。

维持适当的活动与休息。

注意局部清洁，经常用低压冲洗阴道，并保持宫颈管引流通畅，防止因宫腔积血或积脓而加重疼痛。

（湖北中医学院：杨新中）

◎ 医案1

李某，女，57岁，2011年3月16日初诊。患者患子宫内膜癌2年，曾服三七血宁片、云南白药，未放疗、化疗，未手术治疗。患者被搀扶步入门诊室，面色蜡白，重病状态。刻下：阴道不规则出血，淋漓不断，已 2 年，小腹剧痛，每日必服止痛药7次，同时伴有头晕，心慌气短，自感极度无力，纳呆。便溏，日 1 ～ 2 次。唇甲舌无血色，血红蛋白 4g/L，诊为贫血。苔薄白，脉滑数无力。证为恶性肿瘤所致崩漏。治以扶正，凉血止血。处方：黄芪 20g，党参 20g，升麻 6g，葛根 12g，山茱萸 20g，桂圆肉 20g，乌贼骨 30g，茜草炭 10g，地黄炭 30g，藕节炭 30g，牡丹皮炭 15g，大蓟 15g，小蓟 15g，槐花 20g，地榆 10g，阿胶 20g，三七粉 6g（冲服）。7 剂。

2011 年 3 月 23 日二诊：患者服药后阴道不规则出血减少，腹痛减轻，余症如前。舌红，苔黄，脉滑数无力。继服上方 14 剂。

2011 年 4 月 6 日三诊：患者阴道不规则出血减少，纳增，大便正常，体力增进，能自己行走，不用搀扶。近日小腹又剧痛，胃脘不适。舌稍红，苔薄白，脉滑数无力。上方减牡丹皮炭，加炒五灵脂 10g，蒲黄炭 10g（包煎），艾炭 10g，炮姜炭 4g，川楝子 10g，延胡索 15g。14 剂。

2011 年 4 月 20 日四诊：患者阴道不规则出血停止，小腹痛明显减轻，止痛药用量已减半。体力增强，面见红润，谈笑自如。纳好，大便正常。舌红，苔薄白，脉滑。上方再进 10 剂。

2011 年 4 月 30 日五诊：患者阴道流出少量淡黑色混有黄色液体，有恶臭味，已 2 天，较前有力，能操持家务。舌红，苔薄白，脉滑数。处方：黄芪 20g，党参 20g，升麻 6g，葛根 12g，山茱萸 20g，桂圆肉 20g，仙鹤草 15g，血余炭 12g，棕榈炭 12g，土茯苓 20g，白花蛇舌草 20g，半枝莲 15g，薏苡仁 20g，小白花蛇 1 条，三七粉 6g（冲服），蒲黄炭 10g，炒五灵脂 10g。42 剂。

2011 年 6 月 13 日六诊：患者上药服完 4 剂，阴道所流液体即止，已无血及带下。小腹痛明显好转，1 日只服 1 次止痛药，行动、语言如常人。舌红，苔薄白，脉滑数。处方：黄芪 20g，党参 20g，柴胡 8g，炒白术 10g，陈皮 8g，升麻 6g，当归身 15g，小白花蛇 2 条，白花蛇舌草 20g，甘草 6g。

2011 年 8 月 24 日七诊：上方连服 2 个月，一直很好，未再有出血及带下。近日晨起身热，不恶寒，无汗，体温不高，疲乏无力。舌稍红，苔薄白，脉滑数。上方加紫苏叶 8g，3 剂而愈。

按：患者舌红、脉数为热象，热迫血妄行，以致崩漏下血。气随血下，气血俱虚。《黄帝内经》云：“正气存内，邪不可干。”故治以扶正祛邪，基本方是补中益气汤加减，气足以摄血，佐以凉血止血之品，增强止血之功。小腹剧痛，用金铃子散合失笑散止痛。虽为热证，三诊时，胃脘不适，恐药凉伤脾胃，方中加入炮姜炭、艾炭，温经散寒，兼以止血。阴道流出的黑黄色恶臭之物是杂色带，妇科癌症常见，是湿、热、毒共致，所以治疗方中加入土茯苓、白花蛇舌草、半枝莲、白花蛇等，以清热解毒、利湿、攻毒治癌症。

（医案来源：河北医科大学中医学院　田淑霄）

◎ 医案 2

王某，女，39 岁，2009 年 11 月 9 日初诊。患者患子宫内膜癌Ⅲ期，卵巢、子宫全部切除 4 个月，放疗 1 次，未用化疗药物。刻下：少腹不定位痛，腹股沟淋巴结术后囊肿。面热，面红，阵烘热汗出，腰痛，饮食、睡眠可，二便调。脉弦细数。舌红稍绛，舌中心无苔。证属肝阴不足，肝阳上亢，胃津亏。治宜滋肝胃之阴，平肝潜阳。方以三甲复脉汤加减。处方：鳖甲 30g，龟甲 30g，龙骨 30g，牡蛎 30g，白芍 15g，地黄 15g，石斛 15g，花粉 12g，玉竹 12g，牡丹皮 10g，丹参 15g，赤芍 12g，乌梅 7g。21 剂。

2009 年 11 月 30 日二诊：患者腰痛减，腹尚隐痛，阵烘热、面红热，渴喜饮，精力差，食凉易腹泻，胁下时痛，眼稍干，舌尖略痛，足冷。舌红无苔，脉沉细数。证属脾胃虚，气阴不足。治宜建中以制阴火。方以黄芪建中汤加减。处方：炙黄芪 12g，桂枝 9g，白芍 25g，炙甘草 9g，大枣 7 枚，饴糖 30mL，龙骨 18g，牡蛎 30g，山茱萸 15g，女贞子 15g，炒杜仲 15g。62 剂。

2010 年 3 月 16 日三诊：患者烘热、面热已消，目干、腰痛、肋下痛已不明显，淋巴结肿已消，病灶（–），已恢复工作。

按：本案突出表现为阳浮而烘热、面热，一诊以其脉弦细数，且舌绛中心无苔，乃胃津亏。予三甲复脉汤养阴平肝，累进 21 剂，虽见小效，然脉转沉细数。细为阴虚，减为气虚，故诊为脾胃两虚，气阴不足，改予黄芪建中汤主之。此烘热、面热，乃脾胃气阴两虚、阴火上冲所致，故予黄芪建中汤主之。李东垣的补中益气汤除大热，性温而升浮，故云甘温除大热。而黄芪建中汤，乃刚柔相济，益气滋阴以培中。《金匮要略》曰：“虚劳里急诸不足，黄芪建中汤主之。”建中者，健中州脾胃也。古云，诸不足者，取之于中。脾乃后天之本、生化之源，必得脾胃健，水谷得进，乃能生化精微，以补诸虚。补中益气汤与黄芪建中汤，皆强健中州之佳方，故皆可制阴火上冲。

虚者当补，理固然也。但是怎么补，却大有讲究，不是一味蛮补就能补得起来的，有时反会事与愿违。何也？其中一个重要原因是没有顾护脾胃。倘脾胃不能运化，恐再多的食补、药补都无济于事。必得脾胃能够运化，所进之补品、补药方能化为精微，起到补虚的作用。所以，虚劳诸不足者，取之于中，确有至理。

虚劳的临床表现纷纭繁杂，尚有虚实夹杂、虚实真假、虚实转化，能准确判断属正虚与否，亦非易事。吾判断正虚，关键在脉之沉取有力无力，有力为实，无力为虚，纵使脉浮、大、数等，只要沉取无力，皆以虚看，必以沉候为准，因沉为本，沉为根也。

上热足冷，乃阴火上冲、阳气不下达所致。何不诊为上热下寒？上热，指上焦实热，当苦寒降泄；下寒，可为下焦阳虚之虚寒，亦可为客邪外侵之寒实，当温阳或散寒。而本案之上热，乃是虚热，是脾虚而引起的阴火上冲，当培土以制阴火，而非苦寒清降之实热。何以别之？上热者，阳脉实；虚热者，脉当虚，正如李东垣于《内外伤辨惑论》中所云："证象白虎，惟脉不长实有辨耳。"

（医案来源：河北医科大学中医学院　李士懋）

第九节　外阴及阴道癌

外阴癌是指发生于外阴部的原发性恶性肿瘤。原发于阴道的恶性肿瘤包括原发性阴道鳞状上皮细胞癌、阴道透明细胞腺癌及阴道肉瘤（平滑肌肉瘤、纤维肉瘤及葡萄状肉瘤）等。其主要临床表现为阴部的肿块，古人多将两病相并论述。在古代中医文献中，类似于"阴菌""阴茄""阴蕈"等疾病。外阴癌约占女性全身恶性肿瘤的1%，占女性生殖道恶性肿瘤的3%～5%。外阴癌包括来自表皮的鳞状细胞癌、基底细胞癌、佩吉特病、汗腺癌、恶性黑色素瘤和来自特殊腺体的前庭大腺癌、尿道旁腺癌，其中以鳞状细胞癌最常见，占外阴恶性肿瘤的80%～90%。绝经后妇女多发。

阴道癌的原发性恶性肿瘤不多。其组织类型以鳞癌占绝大多数。其他类型为腺癌（包括透明细胞癌）、罕见的黑色素瘤及小儿葡萄状肉瘤（横纹肌肉瘤）等，不足10%。此病的发病年龄高峰在40～59岁。发病原因似与早婚、多产有关，也有认为与HPV感染有关。病变部位以上1/3及阴道后壁为多，易直接侵及直肠、膀胱、尿道，并通过淋巴转移至盆腔等处的淋巴结。

一、辨证论治

临证时，首先辨别阴阳，若红肿热痛，发热急骤，分泌物脓稠臭秽，或伴全身发热者，为湿热证属阳；肿块坚硬，皮色不变，日久不消，或溃后脓稀淋漓，形体虚羸者，为寒湿属阴。其次要辨善恶，溃疡症轻，毒浅，体健者，多属善候；疮疡溃腐，久不收敛，脓水淋漓，恶臭难闻者，多属热毒蕴瘀而气血衰败之恶候。治疗应按热者清之、寒者温之、湿者化之、坚者削之、虚者补之、下陷者托之的原则处理。常采用内外合治的方法。

1. 肝经湿热

阴部肿物，红肿热痛，甚则溃烂流脓，黏稠臭秽，头晕目眩，口苦咽干，身热心烦，大便干结。舌红，苔黄，脉滑数。

治法：泻肝清热，解毒除湿。

主方：龙胆泻肝汤加减。

常用药：龙胆草9g，黄芩12g，栀子12g，泽泻15g，木通12g，车前子12g，当归6g，地黄12g，柴胡9g，甘草6g。每日1剂，水煎服。

2. 脾虚寒湿

阴部肿物，硬实疼痛，溃后脓水淋漓，神疲倦怠，食少纳呆。舌淡，苔白腻，脉细弱。

治法：健脾祛湿，温经透脓。

主方：托里透脓散加减。

常用药：人参9g，白术9g，穿山甲9g，白芷9g，升麻6g，甘草6g，当归18g，黄芪30g，皂角刺15g，青皮6g。每日1剂，水煎服。病位在下，先服药，后饮煮酒1盅。

加减：寒凝难以成脓者，加白芥子、川芎；脾虚湿盛者，加苍术、薏苡仁；脾肾阳虚者，加制附子10g，肉桂3g。

3. 痰凝瘀滞

阴部肿块，肿胀疼痛，僵硬色白，甚则久溃不敛，脓水清稀，淋漓不止，或漫肿难溃，隐隐疼痛，面色㿠白，神疲乏力，形寒肢冷。舌质淡、胖，舌苔薄白，脉象细软。

治法：温经散寒，化瘀除痰。

主方：阳和汤合小金丹化裁。

常用药：麻黄 6g（先煎，去沫），熟地黄 30g，白芥子 6g（包煎），鹿角胶 9g（烊化），肉桂 3g（后下），炮姜 3g，甘草 3g。水煎服，每日 1 剂。加小金丹 3g（分吞），每日 3 次。

4. 肝肾阴虚

阴部干涩，奇痒难忍，或阴部皮肤变白，增厚或萎缩，皲裂破溃，五心烦热，头晕目眩，时有烘热汗出，腰酸，腿软。舌红、苔少，脉弦细而数。

治法：调补肝肾，滋阴降火。

主方：知柏地黄丸。

常用药：熟地黄 24g，山茱萸 12g，干山药 12g，泽泻 9g，茯苓 9g，牡丹皮 9g，知母 15g，黄柏 15g。每日 1 剂，水煎服。

加减：瘙痒甚者，加制首乌 15g，白鲜皮 15g 以养血祛风。

二、常用中草药

葎草、仙鹤草、蚯蚓等。

三、急证和兼证的治疗

（1）排尿困难：小便涩痛或疼痛，或尿频、尿急和血尿，或浑浊如米泔水，见于癌肿侵犯尿道或膀胱，致下焦气化不利，无以分清泌浊。伴口苦咽干，舌红，苔腻，脉数者，证属湿热下注，用清热利湿、分清泌浊法，方用程氏萆薢分清饮，以萆薢、石菖蒲分清泌浊，黄柏、茯苓、车前子清热利湿，莲子心、丹参清心除烦，白术健脾化湿。如形体日渐消瘦，头昏无力，腰膝酸软，舌红，脉细数者，为肝肾阴虚，可用知柏地黄丸滋阴清热，补虚止血。酌加小蓟、墨旱莲、阿胶等凉血补血之品。若小便点滴而下，或时而通畅，时而阻塞不通，小腹胀满疼痛，舌紫暗，或有瘀点，脉涩或细数，为瘀阻气滞，用代抵当丸，以归尾、穿山甲片、桃仁、大黄、芒硝、地黄、肉桂行瘀活血，可加牛膝、瞿麦等补肾利水之品。

（2）排便困难：排便困难、里急后重，或有黏液脓血，或伴头痛烦躁，小腹疼痛，舌红口干，或舌质瘀暗，脉细数。用清热凉血、祛瘀解毒法，方用白头翁汤合下瘀血汤加减。气虚明显者，可加用四君子汤。

四、其他治法

1. 针灸

穴位：关元、气海、水道、足三里、三阴交。

方法：针刺得气后给予中等强度刺激，留针 30 分钟，每日 1 次，10 日为 1 个疗程。

适用证：阴道癌。

2. 药物外治

（1）溻痒汤：苦参 30g，仙鹤草 30g，蛇床子、当归尾各 15g，威灵仙、鹤虱各 10g，煎汤熏洗患处。适用于外阴红肿、瘙痒或皮肤剥脱者。

（2）锡类散：牛黄 1.5g，冰片 1g，珍珠 9g，人指甲 1.5g，象牙屑 9g，青黛 18g，壁钱 20 个。为末，涂敷患处。适用于外阴肿物溃烂、肿痛者。

（3）金黄散：大黄、黄柏、姜黄、白芷各 10g，天南星、陈皮、苍术、厚朴、甘草各 4g，天花粉 24g。共研细末，用芝麻油调敷。具有清热除湿、散瘀解毒、止痛消肿的功效，适用于初肿期属阳证，外阴肿物呈红肿疼痛但未溃烂者。

（4）五味消毒饮：金银花 15g，野菊花 10g，蒲公英 30g，紫花地丁 30g，紫背天葵子 15g，黄连 10g，川牛膝 10g。水煎外洗，或鲜药捣烂敷患处。适用于局部肿物溃烂、渗液者。

（5）蜈蚣白芷散：人参、赤芍、白芷、当归身各 10g，甘草 5g，蜈蚣 5 条。上药共研细末，同猪肝煮熟，蘸药末纳入阴道。具有活血祛风、通络止痛、解毒散结的功效，适用于中晚期阴道癌或阴道癌痛痒难忍者。

（6）藜芦散：川芎、藜芦、雄黄、丹砂、蜀椒、细辛、当归各 7.5g。上药共研细末，每次取 2g，用纱布裹纳于阴中。具有活血化瘀、解毒散结的功效，适用于阴道癌。

（7）黄石散：矾石 15g，大黄 7.5g，甘草 4g。矾石熬后研末，与甘草、大黄共为散，取枣大药棉缠导阴中。具有清热解毒、燥湿散结的功效，适用于阴道癌见阴肿坚痛者。

（8）蛇地煎：地骨皮、蛇床子各 30g，水煎后，用药液冲洗阴道，每日 1～2 次。具有清热祛风、燥湿杀虫的功效，适用于阴道癌湿热盛者。

（9）香黄散：黄柏 15g，雄黄 3g，梅片 0.3g，蜈蚣 2 条，麝香少许。共研细末，将药物放入棉球中间送入病灶处，每日 1 次。具有清热利湿解毒的功效，适用于阴道癌。

3. 食疗

（1）湿热瘀毒：①杞子黄花饮：取猪膀胱 1 个，黄花菜 100g，山楂 50g，枸杞子 20g。先将猪膀胱洗净切细，后 3 味分别用纱布包妥，与猪膀胱一起煮熟，和盐、姜、葱、味精调味服食。②黄花菜木耳鸡肉汤：取鸡肉 250g，黄花菜 30g，黑木耳 9g。先将黄花菜洗净；黑木耳浸开，洗净；鸡肉洗净，切丝，用调味料、生粉拌匀。然后把黄花菜和黑木耳放入沸水锅内，武火煮 10 分钟，放入鸡肉丝煮沸，调味即可。随意饮汤食肉。

（2）五脏虚损：①参芪健脾汤：取猪排骨 300g 或光鸡 1 只，党参、山药各 18g，枸杞子 15g，桂圆肉 14g，当归、高丽参、黄芪各 10g，陈皮 5g。先将高丽参、黄芪等中药洗净后放入布袋中扎口，和排骨或鸡一起加水煮。先大火后小火，煮 2 ～ 3 小时。捞出布袋，加入盐、胡椒等调味品即可。每次 1 小碗，每天 1 次。以上物料可做 5 小碗。吃肉喝汤。多余的放入冰箱保存。②桑寄生煲鸡蛋：取桑寄生 30g，鸡蛋 2 个。将桑寄生洗净后切碎，与鸡蛋加水同煮熟。取蛋去壳后再煮 5 分钟即可服用。

五、预防与护理

癌症的治疗，除了有效的治疗外，还与个人的情绪、饮食、卫生等密切相关。临证时，常见相同的病症、相同的药物、相同的治疗，而预后转归相差甚远。这固然与肿瘤的生物学特性有关，但与患者的个性也有关。有人提出“癌性格”的概念，认为肿瘤的预后与个性特异性有关。根据此病的发病特点，患者的康复治疗需注意以下几点：

（1）调畅情绪，精神内守：心理医学研究表明，精神心理状态能协调全身的功能，紧张、焦虑不安等情绪会减弱机体免疫系统的功能。恬淡虚无，精神内守，面对病痛、挫折、逆境能泰然处之，保持情绪稳定，达观开朗，是疾病康复的条件之一。

（2）饮食调摄，戒除烟酒：据流行病学调查，外阴癌患者中，吸烟者的相对危险度是不吸烟者的 4 ～ 5 倍。营养不良，食物中缺乏某些微量元素，也可能使癌瘤的发病率升高。肥胖也可能与发病有关。适当的饮食甚至可以治病，取代药物。鼓励患者多进食新鲜蔬菜、水果、鱼肉、牛奶、鸡蛋等食物，补充机体所需营养物质，以助机体功能的恢复。民间提出的许多“忌口”之物，需提防矫枉过正。

（3）注意卫生，清心寡欲：病毒感染、性行为、性传播疾病等，均与此病的发生有一定的联系。注意个人卫生，定期复查，也是预防复发的有效因素。

（北京光明中医学院知医堂肿瘤科：范竹雯　李彦知　史金花　尚志华　魏素红）

◎ 医案 1

陈某，女，32 岁，2018 年 9 月 11 日初诊。患者 2017 年 11 月 6 日行阴道癌根治术，子宫全切（含双侧输卵管），阴道部分切除。后放疗 25 次、化疗 4 次。患者因病情发展及身体耐受情况差，已无法进行手术及放疗、化疗等西医常规治疗，遂求治中医，以求转机。患者左下肢肿痛跛行，由家属搀扶入诊室。刻下：神志焦虑，悲伤欲哭，面色苍白憔悴，左阴、左侧大腿昼夜疼痛，不能入眠。纳差，食入则欲呕，大便干结难解，阴道有脓性分泌物。舌红，苔白腻，脉细滑。查体：左侧阴部肿大，皮色不变。西医诊断：阴道癌。中医诊断：癥瘕；辨证属气阴亏虚，瘀毒内结；治宜益气养阴，解毒化瘀。处方：北沙参 60g，太子参、厚朴、代赭石各 15g，赤芍 30g，桃仁 10g，蜈蚣 3 条，土鳖虫 5g，半夏、大黄、甘草各 10g，红豆杉 1 包。

2018 年 9 月 18 日二诊：患者精神较前好转，饮食摄入较前增多，诉嗳气、阴道分泌物减少，左阴及左腿疼痛稍减轻，大便稍通畅。舌红少苔，脉沉弦细。前方加冬凌草 1 袋，败酱草、牛膝、枸杞子各 30g，砂仁 10g。

2018 年 9 月 25 日三诊：患者能自行跛行入室，精神好转，胃纳较前增多，疼痛明显缓解。口干、心悸，大便硬。舌红，无苔，脉弦细。余同前。前方加用生地黄 30g。

2018 年 10 月 9 日四诊：患者时有发热，阴道脓样分泌物增多、臭秽，大便水样便，每日 5 ～ 7 次。舌红赤，无苔，脉弦细。余同前。追问病史，患者诉自觉症状缓解，于 9 月 27 日起在肿瘤医院接受纳武利尤单抗注射液（PD–1）治疗 1 周。告知患者阴道癌晚期注射 PD–1 疗效欠佳，嘱其停止该治疗，建议纯中医治疗。前方加玄参 15g，牡丹皮 60g，水牛角 100g。

2018 年 10 月 17 日五诊：患者疼痛难忍，被迫躺于病床，抬入病房就诊。诉半个月来每日下午 5—7 点发热，最高达 38.5℃，乏力，大便每天 10 ～ 20 次，量少，有里急后重感，阴中痛，夜不能眠。舌红，少苔，脉细弦。查体：阴道同前，四肢出现红色皮疹。前方去大黄，加薏苡仁、金银花各 60g。

2018 年 10 月 24 日六诊：患者大便较前成形，每天 3 ～ 5 次，排便后感舒畅，发热减轻，阴道脓样分泌物减少，左阴及左足少许疼痛，夜能安睡。胃纳可，精神状态可。舌红赤少苔，脉沉细弦。前方去金银花，加守宫 10g，忍冬藤 60g。

按：本案患者在未发现此病前，偶有腰痛，诉与配偶同房时阴道疼痛。首诊见患者精神衰惫，行动不便，痛苦不堪，仔细查体问诊后辨属气阴亏虚、瘀毒内结之证。此为患者初诊时阴道癌复发，肿瘤生长迅速，缘患者之前接受过手术、放疗、化疗治疗，正气已虚，现肿瘤复发，增生活跃，邪毒壅盛，本虚邪实，故首诊治以攻补兼施，着重于攻邪。方中北沙参、太子参益气养阴，蜈蚣、土鳖虫、红豆杉、赤芍、桃仁解毒化瘀、消除癥积，代赭石、半夏降逆化浊，大黄、厚朴通腑泻下，使邪有出路，助解毒散结之功。7 剂已下，二诊时患者精神、胃纳已好转，仍诉疼痛，舌苔由白腻转为少苔，缘患者之前大便不通，浊气内结于中焦，排便后腻苔已去，但肿瘤仍处于进展期，故在前方基础上加用冬凌草、败酱草清热解毒、祛瘀消肿，牛膝、枸杞子调理冲任，固本培元，同时仍要注意顾护津液，以防毒气伤阴。三诊时患者情况稳定，有阴虚发热之象，舌象、脉象同前，故加用一味生地黄滋阴清热。四诊时患者因接受 PD-1 治疗后热象显著，舌红赤无苔，患者有热入营血之患，叶天士言“入营犹可透热转气，如犀角、玄参、羚羊等物；入血就恐耗血动血，直须凉血散血，如生地黄、丹皮、阿胶、赤芍等物”，故予清营凉血，化瘀解毒，在前方基础上加用玄参、牡丹皮、水牛角。五诊时患者发热，病势加重，四肢出现红色皮疹，虽热入血分，但幸其里邪透表，加金银花之属清气分热而解毒，使其邪热徐徐透之。六诊时患者精神转好、胃纳渐佳，发热减轻，皮疹渐淡，但因肿瘤压迫，仍有少许疼痛，故治疗上加用守宫、忍冬藤以达通络止痛的目的。

（医案来源：广东省人民医院　王昌俊）

◎ 医案 2

李某，女，61 岁，2019 年 3 月 12 日初诊。2018 年 5 月 22 日行阴道前壁下段肿物切除，肿物大小约 2cm×1cm，术后病理检查示阴道恶黑。2018 年 12 月 24 日开始 PD-1+ 阿昔替尼治疗。2 个月前阴道不规则出血，诊为阴道恶黑复发，未予治疗，为求进一步治疗，遂前来就诊。刻下：呈轻度焦虑抑郁状态（患者描述病情时声泪俱下），平素性急，容易生闷气，自觉口干不苦，胃脘部不适，平素不喜饮水，手指颜色发红，皮肤瘙痒，偶有烘热汗出，眠可，夜尿可，全身怕冷严重。妇科B超检查提示复发后肿物直径约1cm。舌暗红，舌边有瘀点、瘀斑，苔黄腻，脉弦滑。西医诊断：恶黑。中医诊断：癥瘕，证属湿热内蕴，阳郁不伸，治以疏肝理气解郁，清热利湿温阳。方以茵陈五苓散合阳和汤加减。处方：茵陈15g，薏苡仁30g，车前子10g，益母草15g，附子（先煎）20g，鹿角胶（烊化）12g，黄芪30g，当归12g，炒白术20g，茯苓15g，柴胡12g，白芍15g，干姜10g，熟地黄15g，炙麻黄6g，黄连6g，肉桂10g，杜仲15g，莪术15g，焦山楂15g，鸡内金15g，山慈姑12g，陈皮12g，白芥子10g。14剂。每日1剂，水煎服，武火煎煮，水开后转为文火煎煮15～20分钟，倒出药汁，早晚分服。嘱其避风寒，节饮食，调情志。

2019年3月26日二诊：患者烘热汗出较前缓解，手指颜色减轻，服药后肠鸣腹泻，伴乏力，夜尿可。舌暗红，苔黄，舌下络脉迂曲，脉弦滑。上方去鹿角胶、当归、白芥子、炙麻黄，附子减量为10g，加木香10g，半枝莲15g。14剂，煎法及服药注意事项如上。

2019年4月9日三诊：患者服药后病情平稳，心情转好，食欲变佳，夜尿可，全身怕冷较前缓解，皮肤偶感发痒，下腹偶觉疼痛。舌质暗淡，有瘀点、瘀斑，苔薄白，脉数。上方加炙甘草10g，猫爪草15g。14剂，煎法及服药注意事项如上。

2019年5月17日四诊：患者服药后病情平稳，偶感气短腰酸，腹部下坠，阴道偶见血丝，舌暗红，苔黄，舌下络脉迂曲，脉弦。上方去熟地黄、附子、杜仲、薏苡仁、焦山楂、鸡内金，改干姜为炮姜，加姜半夏12g，桃仁12g，泽兰15g，升麻10g，续断15g，砂仁10g。14剂，煎法及服药注意事项如上。服药后腹胀消失，气短消失，未见阴道出血，复查妇科B超，提示肿物直径小于1cm，后间断复诊，口服中药治疗。

按：患者61岁，仍具有更年期综合征的躯体表现：潮热、多汗，夜间盗汗，而且伴有易怒、易烦躁、焦虑，甚或轻微抑郁等情绪障碍。更年期妇女情绪容易波动，多忧思郁怒，忧思伤心，郁怒伤肝，心肝两伤，因肝藏血、心主血，血无所主则妄溢，不能藏则横行，入经络流脏腑，滋生此病。方中柴胡、木香、砂仁、升麻疏肝理气；薏苡仁祛湿清热，和中健脾，脾健则能运化阴阳，阴阳和而气行；茵陈、车前子清利湿热，两药可使湿热之邪从小便而走，合益母草活血化瘀；黄芪量大为君，取其“气行则血行”之意；鹿角胶合当归补血活血，祛瘀生新；附子、干姜、肉桂引火归元，合熟地黄、杜仲补益肝肾；炒白术、茯苓、鸡内金、焦山楂健脾祛湿；山慈姑、白芥子、猫爪草清热解毒，散结抗癌。故取得一定疗效。

（医案来源：北京中医药大学第三附属医院　刘雪君）

第十节　恶性滋养细胞肿瘤

恶性滋养细胞肿瘤包括绒毛膜癌和侵蚀性葡萄胎，是发生于胎盘外层的绒毛膜上皮细胞（即滋养叶细胞）的一种恶性程度很高的肿瘤，在中医古代典籍中，类似于“伪胎”“鬼胎”“石瘕”“肠覃”“崩漏”等疾病。

据流行病学调查，绒毛膜癌及恶性葡萄胎高发的国家都以大米和蔬菜为主食。葡萄胎在欧美国家比较少见，而在东南亚国家多见，在中国长江以南及沿海各地发病率较高。此病的发病可能与营养不良、病毒感染、内分泌失调、孕卵缺损、种族因素、细胞遗传异常、免疫等因素有关。此病极易在发生早期通过血运发生广泛转移，最常见的转移部位为肺，其次为脑、肝、脾、肾、胃、肠等。此病以往死亡率很高，自从开展化学疗法以来，绒毛膜癌及恶性葡萄胎的死亡率下降至 20%以下。据统计，绒毛膜癌及恶性葡萄胎发病之前约有 50%的患者患过葡萄胎，约 25%发生在流产之后，其余发生在正常妊娠以后。

一、辨证论治

侵蚀性葡萄胎和早期绒毛膜癌，一般单用化疗即可得到根治。晚期和耐药性绒毛膜癌则以全身化疗为主，配合局部治疗作为辅助的综合治疗。对大的转移灶要具体分析，化疗难以根治的大病灶，单个者配合手术或放疗，多个者则宜化疗。对晚期和耐药性绒毛膜癌的巩固化疗，与早期绒毛膜癌有所不同，疗程数应适当增加，以减少复发。各期均宜配合中医中药治疗。

1. 气滞血瘀

阴道不规则出血，有闭经史，面色晦暗，肌肤乏润，小腹胀满，口干不欲饮，子宫胀大或有转移癌肿。舌质紫暗，脉沉涩。

治法：活血散结，行气破瘀。

主方：大黄䗪虫丸加减。

常用药：大黄 10g，桃仁 10g，杏仁 10g，地黄 15g，赤芍 15g，白芍 15g，干漆 10g，水蛭 6g，虻虫 6g，土鳖虫 6g，桂枝 10g，牡丹皮 15g。

加减：胎毒甚者，加白花蛇舌草 30g；经血淋漓难尽者，加仙鹤草 20g；小腹胀气者，加香附 10g；小腹有块，加三棱 10g，莪术 15g。

2. 湿热瘀毒

少腹痞块巨大，质硬，腹痛且胀，按之如囊裹水，身热面赤，小便短赤。舌质紫或绛或有瘀斑，苔白浊或黄腻，脉弦数或滑数。

治法：清热利湿，逐瘀解毒。

主方：当归龙荟丸加减。

常用药：当归 15g，龙胆草 15g，栀子 15g，黄连 10g，黄芩 15g，黄柏 10g，大黄 6g，芦荟 15g，青黛 10g，木香 5g，柴胡 10g，川芎 15g，水红花子 20g。

3. 痰湿蕴结

少腹胀满疼痛，面色晦暗，身重体倦，口渴不欲饮，面浮懒言，阴道出血、色暗。舌淡或红，苔白腻，脉滑或滑数。

治法：健脾除湿，化痰通瘀。

主方：六君子汤合导痰汤加减。

常用药：党参 20g，茯苓 20g，白术 12g，川芎 15g，三棱 10g，枳实 13g，法半夏 9g，陈皮 9g，制胆南星 15g，甘草 6g。

加减：出血重者，加侧柏叶、三七各 15g，活血止血；腹胀满疼痛重者，加大腹皮 15g，延胡索 20g，消除胀满；浮肿重者，加泽泻 15g，猪苓 10g，利水渗湿。

4. 气血两虚

阴道不规则出血，甚则阴道大出血，出现昏厥，面色不华或萎黄，心悸气短，头晕倦怠乏力。舌质淡，脉细弱。

治法：健脾益气，养血活血。

主方：八珍汤加减。

常用药：党参15g，白术10g，茯苓10g，炙甘草10g，当归10g，熟地黄10g，白芍15g，川芎10g，鸡血藤15g，丹参15g，山楂15g。

加减：出血量多者，去鸡血藤、山楂、丹参、川芎，加血余炭15g，海螵蛸10g等，收涩止血。

5. 阴虚毒热

阴道流血，带下污臭，胸背或周身疼痛，腰膝酸楚，口干舌燥，便秘尿赤，心烦失眠，五心烦热，或有发烧，有时尿血。舌质红紫或暗红，苔光剥或薄苔，脉细数或细弦。

治法：滋养肝肾，清热解毒。

主方：左归丸加味。

常用药：山茱萸12g，菟丝子9g，枸杞子12g，怀牛膝15g，鹿角胶9g，龟甲胶9g，熟地黄12g，山药15g，黄连10g，黄芩15g，大黄6g，芦荟15g。

加减：出血过多者，可酌加血余炭15g，藕节20g；大便出血，酌加地榆炭10g；五心烦热，加地骨皮15g；小腹痛甚，加延胡索20g，蒲黄10g；头昏肢软，加黄芪20g，太子参15g。

二、辨病常用方药

根据恶性滋养细胞肿瘤的特点，选择相应的方药，经过药理研究和临床验证，证明确实有效，可配合各型辨证治疗并经常使用。

1. 常用中草药

天花粉、白花蛇舌草、穿心莲、山豆根、半枝莲等。

2. 常用中成药

（1）穿心莲片：为穿心莲浸膏片剂，有清热解毒、凉血消肿的功效，适用于各型恶性葡萄胎、绒毛膜癌。口服，每次5片，每日3～4次。

（2）桂枝茯苓丸：含桂枝、茯苓、牡丹皮、桃仁（去皮尖）、芍药。为蜜丸剂，每丸10g，口服，每次1丸，每日3次。方中，桂枝温通血脉、茯苓渗湿健脾，为君药，宿有瘀血癥块，郁久化热，故配伍牡丹皮、赤芍合桃仁共为臣、佐药清热化瘀。适用于各型恶性葡萄胎、绒毛膜癌、癌毒未清者。

（3）穿心莲注射液：10%穿心莲注射液50～100mL稀释于5%～10%葡萄糖液内静脉滴注，每日1次。可连续使用，无明显毒性。适用于各型恶性葡萄胎、绒毛膜癌。

三、治疗急症、兼证

1. 内出血

症见腹痛剧烈，面色苍白，少气懒言，头晕目眩等；见于病灶穿破子宫肌层和浆膜层时，造成子宫穿孔或穿入腹腔或阔韧带内，引起内出血或血肿。

因阴虚火旺，迫血妄行，伴口干烦渴，舌红，苔黄，宜养阴清热、凉血止血，方用保阴煎加仙鹤草、乌贼骨。

因脾虚不摄，脾不统血，伴神疲乏力、心悸气短、舌质淡，治宜健脾益气，摄血止血。

2. 卵巢黄素囊肿

症见盆腔可扪及囊性包块，囊肿发生扭转时可出现下腹疼痛，拒按，包块增大等。

因气滞血瘀所致，伴胸胁乳房胀痛，烦躁易怒，舌紫暗，有瘀点，脉弦涩，治宜行气活血，化瘀止痛，方用牡丹散加减。

因瘀热互结所致，伴发热，恶寒，或低热起伏，带下量多，黄稠有臭味，小便黄短，舌红，苔黄腻，脉弦滑而数，治宜清热除湿，化瘀止痛，方用清热调血汤加减。

3. 转移症状

肺转移可出现咳嗽、咯血、胸痛，严重时伴有呼吸困难，伴口干渴或发热；舌质红，苔黄腻，脉沉数。辨证为邪毒蕴肺，治宜清热化痰，润肺止咳，方用益肺饮加减。

脑转移可发生呕吐，头痛，视力障碍，抽搐，昏迷，瘫痪等，伴烦躁易怒，胡言乱语；舌质暗紫，脉沉涩。辨证为瘀阻清窍，治宜通窍活血安神，方用通窍活血汤加减。

肝、脾转移可出现肝、脾肿大，伴腹腔积液，腹胀大，皮色苍黄，少气倦怠，黄疸；舌质淡舌苔白，脉弦细。治宜健脾益气，活血消癥，方用茵陈五苓散合下瘀血汤加减。

消化道转移可有呕血及便血，伴口干烦渴，舌红，苔黄，辨证为阴虚火旺，迫血妄行，治宜养阴清热，凉血止血，方用清热地黄汤加减；伴神疲乏力，心悸气短，舌质淡，辨证为脾虚不摄，脾不统血，治宜健脾益气，摄血止血，方用归脾汤加减。

四、中医特色疗法

（一）针灸

穴位：内关、气海、关元、中脘、三阴交、足三里。

方法：缓慢进针，用平补平泻手法，行针5分钟，留针30分钟，每日1次，10日为1个疗程。

适用证：绒毛膜癌术后转移疼痛。

（二）外治法

绒毛膜癌发生转移的可能性很大，阴道转移较多见，对已发生阴道转移的病例可给予阴道转移结节局部注射山豆根注射液。其他外治法如下。

1. 天牙冻干粉

药物组成为天花粉、猪牙皂，主药是天花粉，猪牙皂助其吸收。两药经快速冷冻、干燥制成10%合剂，装入胶囊内，每枚剂量为0.25～0.5g。先以温开水冲洗阴道，排除积水后将天花粉胶囊放入后穹隆，卧床8小时。剂量由0.25g开始，间隔5～7日上药1次，如用药后反应轻微，每次可增加药量0.025g。使用前先做天花粉皮试，阴性者方能给药。具有清热抗癌的功效，适用于恶性滋养细胞肿瘤。

2. 硝矾散

皮硝、明矾各30g，胆矾、雄黄各30g，琥珀、乳香、没药、生南星、黄连各15g，猪牙皂9g，蟾酥5g，冰片5g，上药共研细末备用，用猪胆汁、醋各半调上药末成糊状，摊于患处，厚0.3～0.5mm，包扎固定，药干后滴入胆汁与醋，保持药糊湿润。具有清热解毒、活血祛瘀、消癥散结的功效，适用于绒毛膜癌术后局部转移者。

3. 寒水石散

煅寒水石12g，煅石决明、雄黄、冰片各6g，朱砂、银朱各3g，上药共研细末后放入瓶内，使用时将药粉1g加温开水少许，调匀后涂于患处，每日3次。具有清热解毒消肿的功效，适用于恶性滋养细胞肿瘤化疗引起的口腔溃疡。

五、预防护理

（一）生活调理

进行心理护理，帮助患者解除紧张、恐惧、失望等不良情绪，引导其忘却疾病，心情舒畅，更好地配合各种治疗。注意起居有常，适当地进行体育锻炼，或做气功锻炼来调整身心。另外，患过葡萄胎、侵蚀性葡萄胎及绒毛膜癌的患者，3 年内应避免怀孕，应采用除宫内节育器以外的其他避孕方式。

（二）饮食调理

在平素正常饮食情况下，可适当地进行饮食调理，如清蒸桃胶：桃树胶 10g，冰糖适量，加水少许，隔水清蒸 20 分钟，不拘时间频服。有通经活血、调补气血功效。适用于病后调补气血。具体辨证食疗方如下。

1. 热毒蕴结

（1）赤豆鲤鱼：活鲤鱼 1 尾（约 2kg），赤小豆 50g，陈皮 6g，葱、姜、调料适量。鲤鱼去鳃、鳞、内脏，洗净，将赤小豆、陈皮塞入鱼腹，放入盆内，另加适量姜、葱、食盐、料酒等，再加少量开水，上笼蒸 1 个半小时后即可食用。

（2）凉拌莴笋蕺菜：莴笋 200g，鲜蕺菜 50g，葱、姜、蒜，调味品少许。将蕺菜择去老根，洗净，沸水略焯，加少许盐拌和腌渍待用；莴笋去叶去皮切丝，加少许盐腌渍沥水待用。将莴笋丝与蕺菜放入盘中，加葱、姜、蒜及适量调味品即可。

2. 气滞血瘀

（1）佛手柑粥：粳米 100g，佛手柑 15g，冰糖适量，佛手柑煎汤去渣备用，粳米加水适量煮为粥，粥成后入佛手汁及冰糖微沸即可。每日 1 次，连服 10 ～ 15 日。

（2）桃花粥：粳米 30g，鲜桃花瓣 10g（干品 2g），桃花瓣与粳米煮稀粥，隔日服 1 次，连服 7 ～ 14 日。

3. 肝肾阴虚

（1）首乌粥：粳米 100g，首乌 30g，清水 1000mL，文火煎首乌 30 分钟后去渣，将粳米洗净，置药水中，武火煮沸，改文火熬至粥即可食用。

（2）红杞海参鸽蛋：枸杞子 15g，海参 2 只，鸽蛋 12 个，调料适量。将海参用普通汤焯 2 遍，切片，鸽蛋煮熟放凉水内剥壳，滚干淀粉，放入油锅中炸成金黄色。炒锅内放入鸡汤，加入海参、鸽蛋、枸杞子，用湿淀粉勾芡。

4. 气血两虚

（1）天冬蜜汁：鲜天冬 30 ～ 90g，红糖、熟蜜各适量，天冬洗净、泡透，切碎榨汁，调入适量红糖、蜜水即可饮用。每日 2 ～ 3 次，连服 7 ～ 10 日。

（2）杏圆炖银耳：冰糖 60g，干银耳 30g，南杏仁、干桂圆肉各 15g，北杏仁 6g，以温开水泡发银耳，洗净去根，上笼先炖 1 小时，开水泡杏仁 15 分钟，去皮备用。桂圆肉洗净，浸 10 分钟后，与杏仁共蒸 1 小时，加银耳与冰糖水再蒸 15 分钟即可。每日 2 次，可连服 2 ～ 3 周。

（北京光明中医学院知医堂肿瘤科：杨建宇　贾少谦　李彦知　史金花　魏素红）

◎ 医案 1

张某，女，44 岁，1979 年 7 月 21 日初诊。患者已行全子宫切除术，因葡萄胎肺转移，经西医实施全身联合化疗。患者在第 1 个疗程中未出现严重不良反应，而在第 2 个疗程开始时即出现较重的胃肠道副作用，遂请中医诊治。刻下：倦怠乏力，胸闷脘痞，恶心呕吐，难以进食，甚则吐出黄绿色苦水，口干不欲饮。舌质淡，苔白腻，脉沉无力。此为脾虚湿困之证，治宜化湿和中。处方：藿香 9g，苏梗 6g，厚朴 6g，砂仁 6g，陈皮 12g，茯苓 9g，制半夏 9g，竹茹 9g，焦白术 6g，甘草 6g，当归 9g。

二诊：患者服前方 6 剂，诸症缓解，停服中药，继续进行化疗。9 天后做血常规检查，白细胞计数下降至 1.4×10^9/L。刻下：面色苍白，倦怠乏力，头昏耳鸣，食少眠差，脉沉细无力。治宜健脾益气、养血补肾。处方：党参 15g，茯苓 12g，白芷 15g，黄芪 20g，当归 9g，鸡血藤 15g，补骨脂 12g，岗稔根 12g，仙茅 9g，淫羊藿 9g，陈皮 9g，建曲 12g，炙甘草 6g。

三诊：患者服前方 10 剂，白细胞计数上升至 4.8×10^9/L。继续第 3 个疗程化疗，患者病情稳定，无严重不良反应产生。方以前方加减。

继用前方加减 28 剂，服中药期间继续采用化疗，均未出现严重不良反应，保证了化疗顺利实施。其后，患者肺部病灶消失，血、尿 HCG 检测呈阴性后出院。

按：放疗、化疗和外科手术是目前治疗妇科癌症的主要措施。在接受上述治疗（尤其是放疗和化疗）后，常伴随治疗的副作用。中药疗法有较好的对抗放疗和化疗副作用的效果，同时也十分有利于术后恢复期患者的康复。本病主要表现为恶心呕吐、食欲减退及白细胞减少等症状。对于这些临床表现，治疗这类患者时不拘泥于一方、一药，要坚持辨证论治的原则，在准确辨证的基础上，掌握标本缓急，合理遣方用药。本案开始以恶心、呕吐为主症，故采用化湿和中之法；呕吐停止以后，又表现为气血不足，故以益气养血补肾为主，获得较好的疗效。

（医案来源：复旦大学附属肿瘤医院　薛木泉）

◎ 医案 2

汪某，女，31 岁，2016 年 2 月 25 日初诊。患者 3 个月前因“葡萄胎”行清宫术，术后病理检查诊断为完全性水泡状胎块；术前查血清 HCG 提示 13 万多（具体数值不详）。术后第 8 天查血清 HCG 提示为 1985mIU/mL，此后至术后 46 天监测血清 HCG 波动在 239.08 ～ 553.18mIU/mL 之间；肺部 CT 检查提示左上肺及右肺中下叶分别可见小结节状密度增高影（转移可能）；上腹部 CT 检查提示肝右叶有小钙化灶；盆腔 MRI 检查提示子宫前壁可见斑片状长 T1 稍短 T2 信号，边界模糊，子宫腔内未见明显异常信号。患者拒绝化疗，检测血清 HCG 波动在 405.25 ～ 493.07mIU/mL 之间。刻下：精神紧张，阴道少量鲜红色出血，无腹痛，偶有胸闷，纳尚可，睡眠差，多梦，二便调。舌质暗红，苔白腻，脉涩。患者平素月经规律，末次月经来潮于 2016 年 2 月 19 日，现未净。实验室检查提示血清 HCG 为 650.59mIU/mL，尿 HCG（+）。彩超检查提示子宫稍大，左侧卵巢旁扁平低回声，宫颈纳氏囊肿。西医诊断：妊娠滋养细胞肿瘤。中医诊断：鬼胎病，辨证为气虚血瘀型，治宜益气化瘀，消癥杀胚。方予八珍汤合柴胡疏肝散加减。处方：黄芪 60g，党参 20g，炒白术 15g，茯苓 15g，当归 15g，川芎 12g，天花粉 60g，姜黄 20g，紫草 30g，桃仁 10g，醋柴胡 10g，陈皮 12g，醋香附 12g，厚朴 12g，枳壳 12g，炙甘草 6g，三七 6g，仙鹤草 30g。7 剂，每日 1 剂，水煎服。嘱患者调畅情志。

2016 年 3 月 5 日二诊：患者阴道出血已止，睡眠较前改善，纳可，偶有胸闷，自觉咽中有痰，二便调。舌质暗红，苔白腻，脉滑，血清 HCG 为

292.57mIU/mL。此时邪正交争，疾病有向愈趋势，继续扶正、祛邪并进。上方去三七、仙鹤草，加川贝母 10g，桔梗 10g，再服 7 剂。

2016 年 3 月 13 日三诊：患者胸闷消失，自觉咽中仍有痰，纳眠尚可，二便调，舌脉同前，血清 HCG 为 97.16mlU/mL。此时邪已大衰，恐继续攻邪克伐正气，故以扶正为主，助正气祛邪外达。上方去紫草、姜黄、桃仁，加焦三仙各 15g，再服 7 剂。

2016 年 3 月 27 日四诊：患者诸症好转，咽中痰阻感消失，纳食畅快，睡眠佳，二便调，3 月 21 日月经来潮，4 天净，量色可，无血块，经行无特殊不适，血清 HCG 为 2.15mIU/mL。疾病向愈，故治疗宜补益气血以助康健，大减消癥杀胚之品，增加化湿泄浊、助运中焦之力。处方：黄芪 50g，党参 20g，炒白术 15g，茯苓 15g，当归 15g，川芎 12g，赤芍 12g，焦三仙各 15g，木香 10g，厚朴 12g，枳壳 12g，天花粉 30g，薏苡仁 30g，炙甘草 6g。14 剂，每日 1 剂，水煎服。随访 1 年，患者血清 HCG 未见升高。

按： 本例患者行清宫术后耗伤气血，气不行血而成瘀滞，胎元失养，与瘀相搏，留滞不去，故可见血清 HCG 持续异常；气血亏虚，御外无力，胎癥内侵，舍于肌腠，则子宫前壁有异常信号；胎癥上干于肺，阻碍肺之清肃，气机不畅，则胸闷、肺部有结节；肝失条达，则见烦躁、失眠。结合患者舌脉，中医辨证属气血瘀，予八珍汤合柴胡疏肝散加减。方中，八珍汤补气养血，纠正气血亏虚，扶正祛邪；柴胡疏肝，理气化瘀，条畅气机；天花粉、姜黄、紫草、桃仁消癥杀胚，祛邪外出；三七粉、仙鹤草补虚化瘀止血。

（医案来源：河南省中医院　傅金英）

第五章　骨及软组织肿瘤

第一节　多发性骨髓瘤

多发性骨髓瘤是浆细胞恶性增殖导致的恶性肿瘤，是一种原发的全身性骨髓肿瘤，又称浆细胞瘤、多发骨髓瘤、浆细胞性骨髓瘤，常侵犯多个部位及组织。无全身症状的单发骨髓瘤积极治疗，能达到长期存活（5～10年）。若出现全身症状，生存期将缩短至2～5年。发病年龄多为40～70岁，好发于男性，男女发病比例为1.5∶1。好发部位是脊柱、扁平骨（骨盆、颅骨及肋骨）。该病属中医文献中“骨瘤”“骨疽”“骨痹”等范畴。

一、辨证论治

（一）常证

1. 寒凝毒聚

全身骨痛，或见局部肿块。苔薄白或白滑，舌质淡胖，脉沉迟。

治法：温阳通络，祛痰化湿。

主方：阳和汤加减。

常用药：制天南星15g，麻黄9g，熟地黄24g，肉桂4.5g，炮姜4.5g，白芥子10g，鹿角霜（烊化）10g，土鳖虫9g，山慈姑16g，牡蛎30g，陈皮 9g，甘草 6g。

加减：伴大便不畅加全瓜蒌润肠通便；全身关节酸痛可加羌活祛风通络止痛；畏寒怕冷、大便溏薄酌加补骨脂、锁阳等补肾阳、祛寒滞。

2. 气滞血瘀

胸胁、腰背、肢体剧痛，痛有定处，转侧困难，或见疼痛部位及皮下包块，低热。舌紫暗，有瘀斑，脉涩而细。

治法：活血祛瘀，行气止痛。

主方：血府逐瘀汤加减。

常用药：当归 12g，桃仁 12g，红花 6g，川芎 10g，地黄 20g，枳壳 12g，赤芍 15g，全蝎 10g，土鳖虫 6g，徐长卿 30g，柴胡 12g，牛膝 12g，甘草 6g。

加减：肿块疼痛剧烈加乳香、没药、莪术等行气止痛；大便秘结加大黄、瓜蒌软坚通便；胃脘胀痛加砂仁、佛手行气健脾。

3. 肝肾阴虚

胸胁腰背疼痛，肢体或腰背肌肉萎缩，麻木，活动不利，头晕目眩，腰酸耳鸣，甚至骨蒸潮热。少苔，舌红，脉细数。

治法：滋补肝肾，养阴益精。

主方：知柏地黄汤加减。

常用药：鳖甲（先煎）30g，熟地黄 30g，山茱萸 12g，牡丹皮 12g，黄柏 12g，知母 12g，女贞子 12g，半枝莲 30g，徐长卿 30g，山药 12g，甘草 6g。

加减：疼痛剧烈加蜈蚣、全蝎等通络止痛；气虚加黄芪、黄精补气滋阴；纳呆、腹脘痞闷加陈皮、半夏；发热加石膏、知母、青蒿等滋阴清热。

4. 脾肾阳虚

面色萎黄，纳呆食少，神疲体倦，畏寒怕冷，腰酸腿软，大便溏薄，小溲清长，或伴有下肢痿软。苔薄白，舌质淡，脉沉细。

治法：补脾温肾，通络消肿。

主方：补中益气汤合右归丸加减。

常用药：党参 30g，黄芪 30g，茯苓 20g，白术 15g，甘草 6g，熟地黄 30g，山茱萸 12g，牡丹皮 12g，肉桂 6g，沙参 15g，陈皮 6g，熟附子 12g，土鳖虫 6g，徐长卿 30g，牛膝 12g。

加减：苔腻不化、食欲不佳加制苍术、白扁豆、鸡内金等消食化湿；

大便秘结加制大黄、肉苁蓉等补肾润肠。

（二）变证

1. 邪毒化热

局部症状加重，兼见咳嗽咯血、发热、自汗等肺热证，尿频、尿急、外阴瘙痒等下焦湿热证，皮肤红肿热痛反复发作、皮肤瘀斑甚至溃疡等证。舌红，脉细弱而数。

治法：清热解毒，养阴凉血。

主方：五味饮加减。

常用药：野菊花 30g，蒲公英 30g，连翘 15g，蔓荆子 10g，天葵子 15g。

加减：下焦湿热加泽泻、五加皮、苍术、车前子等清热化湿；肺热加栀子、紫菀、白果、枇杷叶等清热润肺；皮肤红肿热痛加茜草、紫草等清热止痛化瘀。

2. 气血虚弱

贫血，短气，全身衰竭，纳差，乏力。舌质淡而干燥，脉沉细弱。

治法：益气补血，调和阴阳。

主方：八珍汤加减。

常用药：党参 30g，黄芪 30g，茯苓 20g，白术 15g，甘草 10g，当归 30g，川芎 12g，赤芍 12g，熟地黄 10g，牡丹皮 10g，沙参 15g，蒲公英 30g，连翘 15g。

加减：睡眠差加夜交藤、远志、麦冬等潜阴入阳；消瘦衰竭加阿胶、党参、山茱萸大补元气。

3. 多脏亡阳

心阳暴脱，大汗淋漓，呼吸困难；肝脾肿大，腹胀而满；畏寒怕冷，四肢痿废，筋骨不用等。

治法：大补阳气，益精补阴。

主方：参附汤加减。

常用药：人参 30g，黄芪 30g，制附子 30g，炮姜 15g，桂枝 12g，熟地黄 15g，黄精 12g，锁阳 10g，山茱萸 12g，紫河车 30g。

加减：心阳衰竭加紫丹参、炙甘草、麦冬补阳救心；肝肾阴虚阳亢加钩藤、龙骨、牡蛎等滋阴潜阳；脾阳虚衰加阿胶、党参、茯苓、白术等补脾化阳。

二、常用中成药

1. 化岩胶囊

每次 3 粒，日服 3 次。用于辅助治疗。

2. 大黄䗪虫胶囊

每次 2 粒，日服 3 次。用于辅助治疗。

三、中药外敷（涂）

1. 外治膏

冰片 3g，松香 15g，乳香、没药各 15g，血竭 3g 或干蟾蜍 0.5g，研末，白酒或醋调敷患处。适用于多发性骨髓瘤引起的局限性疼痛。

2. 止痛膏

蛤蟆 6g，雄黄 3g，姜黄 0.6g，加酒捣泥外敷痛处。适用于多发性骨髓瘤引发的疼痛。

四、针灸

1. 瘀毒结聚

穴位：合谷、血海、三阴交、行间。

方法：毫针刺，用泻法，不灸。

2. 肝肾阴虚

穴位：肝俞、肾俞、悬钟、阳陵泉。

方法：毫针刺，用补法，不灸。

3. 脾肾阳虚

穴位：脾俞、肾俞、阴谷、足三里。配灸关元。

方法：毫针刺，用补法，可灸。

4. 气血两虚

穴位：脾俞、肾俞、足三里、血海。

方法：毫针刺，用补法，或加灸。

五、预防与护理

1. 预防

可运用中医药进行多发性骨髓瘤的预防。

补肾生髓，预防复发。肾为先天之本，肾藏精，肾主骨，补肾能生髓化血，调节骨骼内环境，预防癌细胞复发或转移，临床常用二仙汤、左归丸、金匮肾气丸等中成药达到补肾益精、壮骨生髓的目的。

益气健脾，预防复发。脾为后天之本，脾主肌肉四肢，是气血生化之源，健脾胃，壮气血，提高机体免疫力，临床常用参苓白术散、补中益气汤、四君子汤等中成药达到益气健脾、化湿通络、预防复发转移的目的。

2. 护理

应卧床休息，保护患肢，监护病情。

饮食宜易消化、营养丰富，忌食发物，多饮水。

居室空气流通，适当进行室外活动，避风寒。

调节心理，积极配合治疗，乐观豁达。

（河南省洛阳正骨医院：古建立　黄满玉　李东升　张志勇）

◎ 医案 1

韩某，男，72 岁，2002 年 8 月 1 日初诊。患者经 CT、核磁共振、骨髓活组织检查证实为多发性骨髓瘤将近 2 年，化疗 4 个疗程，因难以完成全程化疗，遂求治于中医。刻下：腰脊酸冷，腰痛连及两胁，两下肢无力麻木，难以直立，可以勉强慢步；大便时干时溏，小便偶有失禁；口干，苔淡黄、薄腻、质淡紫，脉小弦、滑数。证属风痰瘀阻，肾督受损。处方：制白附子 10g，制天南星 15g，炙全蝎 5g，土鳖虫 6g，蜂房 10g，炙僵蚕 10g，炙蜈蚣 3 条，续断 20g，制川乌 6g，制草乌 6g，炒延胡索 15g，九香虫 5g，当归 10g，川楝子 12g，巴戟天 10g，金毛狗脊 20g。7 剂。另：复方马钱子胶囊 0.3g，日服 2 次。

2002 年 8 月 8 日二诊：患者服药 7 剂，腰痛显减，但仍腿软，手足麻木；大便日行、质偏烂；苔淡黄腻。上方用制天南星 20g，加甘草 3g，黄芪 15g，片姜黄 10g。14 剂。

2002 年 8 月 22 日三诊：患者服药后腰部疼痛明显缓解，但晨起腿有麻痛感；食纳尚可，二便正常；苔薄腻、质紫，脉细弦。上方去甘草、片姜黄，加细辛 4g，骨碎补 10g。21 剂。

2002 年 9 月 12 日四诊：患者偶有背脊痛意，腰不能挺直，左胯酸痛，起步时明显；食纳好，二便调；苔淡黄、腻、质暗，脉细滑。上方去川楝子，加威灵仙 10g，千年健 15g。28 剂。

2002 年 10 月 10 日五诊：患者腰背痛势未减，不耐久坐，背后凉感，临晚足肿；苔薄腻，质暗，脉细弦。上方改威灵仙 15g，加淫羊藿 10g，鹿角霜 10g。

2022年11月7日六诊：患者腰部疼痛、凉感已完全缓解，无任何不适。原法继进，效不更方，继以上方调治。

按：多发性骨髓瘤骨质损害患者，多以腰背疼痛、腰膝酸软、行走乏力、体倦神疲、面色萎黄为主要临床表现，故当属中医“腰痛”“骨痹”“虚劳”等范畴。本病病位在腰，腰为肾之府；痛及两胁，与肝有关，“两胁为肝之分野”；酸冷感主阳虚、寒凝；两下肢无力麻木为痰瘀阻络；难以直立为肾督虚损；大便时干时溏、口干为肾虚失于温煦；小便失控主肾虚气化不行。病机的关键在于肾精亏虚，痰瘀痹阻，经脉筋骨失于濡养。本例患者明确为多发性骨髓瘤，属于恶性肿瘤，辨证决定治疗的原则和方向，是取得疗效的关键所在，在此基础上，适当加入具有抗癌作用同时又能化瘀解毒、通络散结作用的药物，往往能在临床上收到较好疗效。在本例中，我们加入具有化痰散结作用的蜂房、蜈蚣，收效较为明显，同时用马钱子等药解毒，以毒攻毒，且马钱子有很好的通络止痛作用。结合现代中药药理学知识，补肾强脊药多具有提高机体免疫功能、促进骨髓造血功能恢复、升高白细胞的作用；化痰通络、活血化瘀药多具有抗凝、抑制血小板黏附及聚集、改善血液黏稠度、防止血栓形成的作用；抗癌解毒之品多具有抗肿瘤的作用。中药方由三部分组成：①根据肾亏的阴阳偏属，选用偏于温肾祛寒之品，如淫羊藿、鹿角霜、巴戟天、杜仲、当归、制川乌、制草乌、细辛等，或选用偏于滋养肾阴泄热之生地黄、熟地黄、山茱萸、炙龟甲、石斛、枸杞子、白薇等。两类药物皆可配合千年健、续断、桑寄生、金毛狗脊以强腰壮脊。②选用化痰通络、活血化瘀的白附子、制天南星、炙僵蚕、炙全蝎、炙蜈蚣、土鳖虫、炮穿山甲、片姜黄、骨碎补等。③选取抗癌解毒之品，如蜂房、山慈姑、漏芦、菝葜、白花蛇舌草、白英等。

（医案来源：南京中医药大学　周仲瑛）

◎ 医案 2

郭某，女，57 岁，2019 年 9 月 20 日初诊。患者 4 个多月前被诊断为多发性骨髓瘤，行化疗，4 日前出现双下肢麻木，遂来就诊。刻下：双下肢麻木，触之发凉，平素畏寒，乏力，腰部酸痛，纳差，不欲饮食，寐欠安，大便可，偶见便溏，小便可，舌暗、苔薄白，脉沉。西医诊断：多发性骨髓瘤。中医诊断：骨痹（气血亏虚、营卫不和证）。治法：调和营卫，活血通络。方选黄芪桂枝五物汤加减。处方：黄芪 15g，桂枝 10g，白芍 15g，赤芍 15g，柴胡 12g，醋香附 10g，当归 15g，川芎 10g，桑寄生 15g，续断 10g，炒酸枣仁 15g，醋龟甲 15g，鹿角胶 15g，砂仁 10g，豆蔻 10g，骨碎补 15g，益智仁 15g。5 剂。每日 1 剂，水煎，早晚分服。

2019 年 9 月 25 日二诊：患者诉服药后下肢麻木减轻，触之有温热感，腰酸减轻，舌体瘀斑减轻。继服上方 7 剂。

据随访，患者诉服药后症状消失，顺利完成化疗。

按：本案患者原发病为多发性骨髓瘤，手足麻木是化疗药物引起的一种常见药物剂量限制性不良反应，西药对手足麻木症治疗效果有限。麻木表现于肌肤，气血亏虚为发病之本，邪滞血脉为发病之标，故气血亏虚、邪滞血脉致气血不通、皮肉筋脉失养为本病的基本病机。化疗药物亦属于邪气，在祛除内生毒邪的基础上，亦可伤人正气，长期化疗导致人体正气更虚，气血不足，外邪乘机侵袭，致人体营卫俱不足，营气不足，故见下肢麻木、发凉，卫气不固，故见畏寒、乏力；化疗药物伤及脾胃，故见纳差；营卫不和、阳不入阴，故见寐欠安；病久邪气可内舍于肾，故见腰部酸痛。治以黄芪桂枝五物汤化裁。黄芪补在表之卫气，以祛邪外出；桂枝温经通阳，助黄芪益气固表；当归、香附、柴胡、川芎补血行气；砂仁、豆蔻行气健脾；病久邪气易内舍于肾，故以桑寄生、续断、骨碎补、益智仁、鹿角胶补肾益精；营血亏虚，加之精神紧张，劳力伤神，故加龟甲、酸枣仁养心安神；瘀久可化热，故加赤芍以凉血活血。全方共奏补气养血、调和营卫、心肾同治之功。

（医案来源：河北中医学院第一附属医院　胡冬菊）

第二节　软组织恶性肿瘤

软组织恶性肿瘤，又称软组织肉瘤，是指起源于纤维、脂肪、平滑肌、横纹肌、间皮、滑膜、血管、淋巴管等间叶组织并且位于软组织部位（内脏器官除外）的恶性肿瘤。该病约占全部恶性肿瘤的1%，近年来发病率一直保持在1.1～1.9/10万范围内。最常见的软组织恶性肿瘤包括纤维肉瘤、脂肪肉瘤、平滑肌肉瘤、间皮肉瘤、滑膜肉瘤等。该病属中医学“血瘤”“筋瘤”“肉瘤”“气瘤”“脂瘤”等范畴。

一、辨证论治

（一）常证

1. 痰湿凝聚

全身各处可见单个或多个肿块，无痛或疼痛，颜面及下肢红肿，困倦乏力，胸胁满闷，呕吐痰涎，或伴有胸腔积液、腹腔积液，大便稀溏。舌淡，苔薄白或白滑，脉滑。

治法：健脾化湿，软坚散结。

主方：海藻玉壶汤加减。

常用药：海藻30g，昆布30g，海带15g，陈胆星9g，土贝母15g，当归12g，茯苓15g，白术15g，青皮9g，陈皮9g，薏苡仁30g，瓜蒌皮15g，象贝9g，牡蛎30g，白芥子12g，白附子10g。

加减：脾气虚弱加黄芪、党参、白扁豆、山药健脾补气；疼痛剧烈酌加川芎、土鳖虫、鬼箭羽行气止痛。

2. 热毒蕴结

瘤体迅速增大，发红或紫暗，发亮发热，疼痛或肿块破溃，表面恶臭，渗黏稠脓血，烦躁易怒，伴口干、大便干结等热证。舌红、苔黄燥或腻，脉滑数。

治法：清热解毒，消肿散结。

主方：清温败毒煎加减。

常用药：水牛角30g（先煎），地黄20g，牡丹皮12g，赤芍12g，黄连15g，栀子15g，徐长卿30g，白花蛇舌草30g，牛黄1g。

加减：肿块疼痛剧烈加乳香、没药、莪术；大便秘结加大黄、木香。

3. 气滞血瘀

四肢、肩背或胸腹等部位有固定刺痛，单发或多发肿块，肢体麻木，口唇青紫。舌质暗，或有瘀斑或斑点，脉弦细涩。

治法：化瘀消肿，行气散结。

主方：红四物汤加减。

常用药：当归 12g，桃仁 12g，红花 12g，川芎 10g，穿山甲 15g，枳壳 12g，赤芍 15g，乳香 9g，海藻 20g，皂角刺 12g，昆布 30g，陈皮 12g，甘草 6g。

加减：肿块疼痛剧烈加乳香、没药、莪术等行气止痛；大便秘结加大黄、瓜蒌软坚通便；胃脘胀痛加砂仁、佛手行气健脾；溃破、流血水去红花、川芎、乳香，加牡丹皮、竹节、三七、茜草、黄芪托气生肌；胸胁胀满、气促腹胀等加葶苈子、白芥子、瓜蒌皮、大腹皮、厚朴等利水除湿。

4. 气血虚弱

肿块日渐增大，面色不华，气短无力，食纳减少，形体消瘦，有时伴有低热。舌质淡，苔薄白，脉沉细。

治法：益气养血，解毒散结。

主方：黄芪八珍汤加减。

常用药：党参 30g，黄芪 60g，茯苓 20g，白术 15g，甘草 10g，当归 30g，川芎 12g，赤芍 12g，生地黄 15g，熟地黄 15g，陈皮 9g，白芍 15g，鸡血藤 30g，穿山甲 15g，刺猬皮 30g，海藻 30g，象贝 9g，蛇六谷 30g。

加减：腹胀明显，黄芪减量，加八月札、佛手等行气消食；腹泻，减生地黄、当归，加白扁豆、山药健脾止泻；疼痛，加土鳖虫、地龙等活血止痛；怕冷，加淫羊藿、补骨脂补脾肾之阳。

（二）变证

1. 邪陷心肺，发为饮病

局部症状加重，兼见咳喘，辗转难卧，呼吸困难，消瘦神疲。舌淡胖，脉滑而弱。

治法：利水除湿，补气温阳。

主方：十枣汤加减。

常用药：大枣 20g，大戟 12g，芫花 10g，葶苈子 12g，商陆 3g，黑牵牛 10g，白牵牛 10g，大腹皮 20g，黄芪 30g，党参 30g，白术 12g。

加减：全身浮肿，加泽泻、防己、茯苓利水消肿；气闷胸痛较重，加丹参、檀香、砂仁行气活血。

2. 邪毒浸淫，发为历节

支节多处肿胀包块，局部破溃难愈，疼痛剧烈，疽痈重作，全身衰竭，纳差，便秘。舌苔黄燥，脉沉细。

治法：行气止痛，清热利水。

主方：身疼逐瘀汤加减。

常用药：桃仁 12g，红花 12g，当归 20g，川芎 12g，五灵脂 12g，制乳香 10g，没药 10g，黄柏 10g，牛膝 12g，香附 12g，土鳖虫 12g，牡丹皮 10g，甘草 10g。

加减：溃破流脓，加黄芪、白芷、天花粉托毒排脓；肿胀疼痛严重，加桂枝、黄芪、泽泻等消肿止痛。

二、常用中成药

（1）化岩胶囊：每次 3 粒，日服 3 次。用于辅助治疗。

（2）大黄䗪虫胶囊：每次 2 粒，日服 3 次。用于辅助治疗。

三、中医特色疗法

1. 中药外敷（涂）

（1）麝香回阳膏：麝香、冰片、红花、儿茶、乳香、没药、黄连、黄柏、白芷、血竭、独角莲、自然铜、黄芩等份研末，蜜、陈醋调匀成膏外敷。适用于局部红肿、烘热、疼痛或溃破腐臭者。

（2）黑消膏：川乌、草乌、天南星、半夏、磁石、公丁香、肉桂、制乳香、没药各 15g，制松香 9g，研末和匀，加冰片、麝香各 6g，瓶装密封。用时将药粉撒在膏药或油膏上，敷于患处。适用于软组织恶性肿瘤阴证未溃者。

（3）蟾蜍止痛膏：蟾蜍、川乌、天南星、细辛、红花、重楼、白芷、姜黄、冰片适量，加工成中药橡皮膏，外贴患处。适用于疼痛剧烈者。

（4）其他外用中药：①独角莲、轻粉敷治滑膜肉瘤。②斑蝥 150 只，放入 75% 乙醇 100mL 中浸泡 7 日后过滤，滤液煮沸备用，用时取 3mL 加 2% 氢氧化钠 7mL 混匀注射以腐蚀肿瘤。适用于纤维肉瘤、血管肉瘤、神经纤维肉瘤。③川芎 30g，草乌 30g，用水醋适量，调如糊状，敷于患处。适用于脂肪肉瘤。

2. 针灸

针灸辨证治疗，或局部围刺，或对症选穴。

3. 挂线引流

肿物溃破可用中药挂线引流治疗。

四、预防与护理

1. 预防

对软组织恶性肿瘤，现代医学主要采用手术治疗，化疗不太敏感，放疗是局部治疗，有一定局限性，部分患者在缓解症状后仍然有很高的复发率。中医药预防复发主要从以下三个方面开展。

一是补气养血，化痰散结。久病及术后气血必虚，气血不足，正气抵抗毒邪能力下降，恶性肿瘤癌毒痰凝阻滞络脉，瘀毒未尽容易复发，故用大补气血之十全大补汤、归脾养荣膏等补气养血药物与平消散、夏枯草等清除余毒之剂结合使用以预防复发。

二是调畅情志，养生调摄。七情变化、起居失常均可引起五脏六腑功能失调，气血阴阳失衡，大病之后尤其如此，故应做好心理疏导，在医生指导下常服逍遥丸、归脾丸等养生调志之剂，有利于预防复发。

三是调整饮食。手术前后宜多食补气养血之剂，如白萝卜、冬瓜子、莲藕等；放疗后常表现为阴虚内热之象，宜服用绿豆汤、冬瓜、丝瓜、苦瓜、猕猴桃、银耳等食物；化疗后患者脾胃虚寒，宜服用大枣、桂圆肉、干姜、羊肉等温补之品；气血两亏、气阴不足者可以多吃猪肝、甲鱼、海参、白木耳、红枣等食物；痰湿重者多吃薏苡仁、白扁豆、橘子、丝瓜、海带等食物。

2. 护理

应卧床休息，保护患肢，监测病情变化。

给予易消化营养丰富的饮食，忌食发物，多饮水。

居室空气流通，适当进行室外活动，避风寒。

调节心理，积极配合治疗，保持乐观豁达。

（河南省洛阳正骨医院：古建立　黄满玉　李东升　张志勇）

◎ 医案 1

吴某，男，18 岁，2010 年 7 月 12 日初诊。患者左足底腺泡状横纹肌肉瘤术后 1 年余，术后 PET-CT 示左足底局部软组织 FDG 代谢增高，行化疗及局部放疗，先后出现腹股沟、腋窝、盆腔、腰椎多发性转移。患者腰痛，再行化疗，疼痛无缓解，二便正常，舌淡红，脉弦。为图调治，前来求诊。治以滋养下元、调和气血。处方：熟女贞子 15g，墨旱莲 15g，杭白芍 30g，石斛 15g，龙葵 6g，杜仲 20g，煅牡蛎 30g，灵芝 10g，土鳖虫 10g，炒丹参 15g，泽泻 12g。15 剂，水煎服，日 1 剂。

二诊：患者腰痛，左侧腿肿，行走不便，左大腿内侧肿块（5cm×4cm），漫肿无压痛，不红不热，饮食尚可，二便正常。舌淡红，苔薄白，脉弦细数。治以滋养肝肾、化瘀散结。处方：熟女贞子 15g，墨旱莲 15g，石斛 15g，杭菊花 15g，赤芍 10g，地龙 10g，龙葵 6g，杜仲 20g，灵芝 10g，土鳖虫 10g。15 剂，水煎服，日 1 剂。外治：麝香 1g，冰片 5g，小金丸 0.6g×3 瓶，用米醋 250g 浸泡旬日，外搽局部，日 2 ～ 3 次。

三诊：患者左腿包块外用药液涂抹后变软，腰酸痛，右肩部疼痛，口干苦，失眠明显。舌尖红，苔薄黄，脉弦滑数。按其病证，治以养阴清热、化瘀散结。方仿二至丸合鳖甲软坚丸加味。处方：熟女贞子 15g，墨旱莲 15g，炙龟甲 15g，醋鳖甲 30g，石斛 15g，杜仲 20g，龙葵 6g，炒川连 3g，炒桑枝 20g，炮穿山甲 6g，土鳖虫 10g，杭白芍 30g，甘草 5g。10 剂，水煎服，日 1 剂。外用药续用。

四诊：患者服药数月，疗效较著，左腿局部肿块进一步缩小变软，左腿肿胀略有减退，腰部酸痛较前好转，口干苦减轻，仍行走不便，偶有左腿肌肉疼痛，其他无异常。舌红，苔薄白微黄，脉弦数。治宗前法，稍以更删，续进。处方：熟女贞子 15g，墨旱莲 15g，地黄 18g，醋鳖甲 15g，石斛 15g，炮穿山甲 6g，地龙 10g，杜仲 20g，鸡血藤 20g，川牛膝 15g，山慈姑 10g，土鳖虫 10g，甘草 5g。15 剂，水煎服，日 1 剂。

五诊：患者病情平稳，左腿肿块渐平，行走顺畅，亦无疼痛，精神状态佳，复查多项指标趋于正常。病情得到控制，近期疗效明显。

按：横纹肌肉瘤在临床上较为少见，但恶性程度较高，且易于远处转移，对于本病的治疗，手术是最有效的治疗方法，放疗、化疗对本病的敏感度不高，预后较差。本案虽为恶性癌变，且有多处转移，但以中医整体观施治，不可单纯就病治病，一味应用峻烈攻逐之药，仍需谨守病机，依症施治。患者因腰部酸痛，左腿肿痛，行走不便，舌红苔少，乃肝肾阴虚、瘀血阻络之象，故以滋养下元为主，间以三甲散加减以活血通络、软坚散结，龙葵、山慈姑解毒散结。案中所用小金丸出自王维德的《外科全生集》，原为主治痰核、瘰疬、乳岩、贴骨疽等病之初起皮色不变、肿硬作痛者。现将其移治肿瘤诸疾，或外用，或内服，均能够较好地缓解肿瘤引起的各种疼痛以及消除局部肿块。但并非所有的肿瘤都适用，因本方用药多为辛散、温通之品，凡火毒内盛、气阴耗伤、局部肿块红赤疼痛者皆非其所宜。本案以小金丸浸醋涂搽局部，散结消积以治其标。诸药合用，攻补兼施，标本同治，终使症状缓解，病情趋于稳定。

（医案来源：安徽中医学院第一附属医院　徐经世）

◎ 医案 2

张某，男，59 岁，2014 年 5 月 26 日初诊。患者行腹腔脂肪肉瘤切除术 4 次，术后复发。刻下：畏冷，入眠难，纳呆，舌暗，苔白腻，舌下静脉轻度瘀张，脉细。辨证为阳虚瘀结，治宜温阳化瘀、散结消瘤。处方：熟地黄 30g，鹿角胶（烊化）30g，麻黄 10g，炒白芥子 20g，干姜 12g，肉桂 10g，甘草 6g，砂仁（后下）15g，白花蛇舌草 30g，半枝莲 30g，盐黄柏 20g，夜交藤 30g，浙贝母 30g，土茯苓 50g，莪术 20g，蜈蚣粉（冲服）3g。20 剂，配合小金胶囊等中成药口服。同时疏导患者紧张、焦虑等不良情绪，并嘱患者忌吃生冷、油腻之物，宜吃羊肉等温性食物，可吃核桃、香菇等坚果类、菌类食物；按时休息，勿熬夜。

2014 年 6 月 23 日二诊：患者服上药后无不适，已不畏冷，仍入眠困难，加酸枣仁 30g。20 剂继服。

后患者间断来诊，仍以阳和汤为基本方加减服用，未诉明显不适。

按：患者阳虚症状较为明显，兼有瘀滞，并且病程较长，加之年纪较大，故体内瘀滞较重，易发多种肿瘤。方中阳和汤为本方之主方，功在温补肾阳；浙贝母、土茯苓、莪术、蜈蚣粉合用，共奏化痰祛瘀散结之功；瘀滞日久又易化热，加白花蛇舌草、半枝莲既抗肿瘤，又解肿瘤之癌毒；方中熟地黄、鹿角胶量大易滋腻脾胃，加砂仁化浊和胃；患者入眠难，乃瘀滞日久致阴亏阳亢之象，故在方中酌加封髓丹（盐黄柏、砂仁、甘草）滋阴降火，酸枣仁、夜交藤养心安神。全方配伍严谨，用药合理，同时又注重情志疏导和日常饮食调理，故效果明显，疗效满意。

（医案来源：河南中医学院　蒋士卿）

第三节 骨巨细胞瘤

骨巨细胞瘤可能来源于成纤维细胞的低度恶性肿瘤，发展较快，可发生肉瘤变，但肺转移者极少。好发于20～40岁，女性多见，约90%的骨巨细胞瘤发生于长骨，几乎均出现在骨骺部，仅个别病例在生长软骨闭合前发生肿瘤。此病相当于中医学的“骨疽”“骨瘤”“骨痨”“石疽”等。

一、辨证论治

（一）常证

1. 阴寒凝滞

患肢包块酸楚疼痛，局部肿块，痛有定处，遇寒加重，得热痛减，行走不便。局部皮色不红，触之不热。舌淡，苔薄白或白滑，脉弦紧。

治法：温经散寒，通络止痛。

主方：阳和汤加减。

常用药：制天南星15g，麻黄9g，熟地黄24g，肉桂4.5g，炮姜4.5g，白芥子10g，鹿角霜（烊化）10g，土鳖虫9g，山慈姑16g，牡蛎30g，陈皮9g，甘草6g。

加减：伴形寒肢冷，加附子、干姜大补阳气，寒在上肢加姜黄、桑枝、川芎，寒在下肢加牛膝、防己；大便溏薄，加白术、茯苓、薏苡仁等健脾利湿；阳虚寒凝重，酌加补骨脂、鹿角霜、紫河车、杜仲补肾阳祛寒滞。

2. 热毒蕴结

患肢包块迅速增大，疼痛加剧，局部灼热，皮色暗红，肢体活动障碍，可伴发热、口干、大便干结、局部溃疡、流脓黄稠腥臭等热证。舌红，苔黄，脉弦数。

治法：清热解毒，凉血止痛。

主方：仙方活命饮加减。

常用药：银花藤30g，蒲公英30g，黄柏15g，肿节风30g，徐长卿30g，刘寄奴15g，黄芩10g，威灵仙30g，土鳖虫10g，天花粉30g，乳香

10g，没药 10g，赤芍 12g，当归 15g，龙葵 15g，甘草 6g。

加减：发热加石膏、知母清热退烧；神志谵语加安宫牛黄丸开窍醒神；肿物溃破加黄芪、防风、连翘、陈皮、皂角等托毒排脓。

3. 肾虚火蕴

局部包块明显，胀痛难忍，皮色暗红，朝轻暮重，肢体畸形，活动障碍，局部溃疡久不收敛，面色萎黄，消瘦，腰膝酸软，眩晕耳鸣。舌红，苔少，脉沉细略数。

治法：补肾阴精，解毒降火。

主方：知柏地黄汤加减。

常用药：鳖甲 30g（先煎），熟地黄 30g，山茱萸 12g，牡丹皮 12g，黄柏 12g，知母 12g，女贞子 12g，半枝莲 30g，徐长卿 30g，山药 12g，甘草 6g。

加减：肿物溃破、久不收敛加党参、黄芪、天花粉等补气生肌；纳呆、腹脘痞闷加陈皮、半夏、山药。

（二）变证

1. 邪毒陷肺

局部症状加重，兼见咳嗽，咯血，全身虚弱，自汗。舌淡红，脉细弱。

治法：清热解毒，养肺补阴。

主方：八珍汤加减。

常用药：党参 30g，黄芪 30g，茯苓 20g，白术 15g，甘草 10g，当归 30g，川芎 12g，赤芍 12g，熟地黄 10g，牡丹皮 10g，沙参 15g，蒲公英 30g，连翘 15g。

加减：患肢肿胀疼痛加泽泻、五加皮、川楝子行气止痛；咳嗽及咯血较重加紫菀、白及、白果、枇杷叶养肺止咳。

2. 骨断筋伤

骨断筋伤，肿胀疼痛，行走困难，肢体活动障碍加重。舌淡红，苔黄白，脉沉弦。

治法：接骨续断，养血补气。

主方：益气养血接骨汤加减。

常用药：桃仁 12g，红花 12g，当归 20g，川芎 12g，黄芪 30g，自然铜 10g，党参 30g，接骨木 12g，续断 12g，土鳖虫 12g，杜仲 10g，甘草 10g。

加减：睡眠差加夜交藤、远志、麦冬调和阴阳，安神定志；消瘦衰竭加阿胶、山茱萸大补元气。

二、常用中成药

（1）化岩胶囊：每次3粒，日服3次。用于辅助治疗。

（2）大黄䗪虫胶囊：每次2粒，日服3次。用于辅助治疗。

三、中药外敷（涂）

（1）温散消肿止痛散：肉桂10g，白芷10g，没药6g，穿山甲10g，丹参30g，红砒4g，细辛5g，蟾蜍2g，共研末，蜂蜜调糊敷于患处，纱布固定，隔日1次。适用于局部肿痛。

（2）骨癌止痛粉：商陆10g，麝香0.3g，川乌20g，土鳖虫10g，血竭5g，冰片6g，共研为细末，蜂蜜调糊涂敷痛处，隔日1次。适用于疼痛剧烈。

四、针灸

1. 阴寒凝滞

穴位：脾俞、肾俞、阴谷、足三里、血海、阳陵泉。配合灸关元。

方法：毫针刺，用补法，可灸。

2. 热结火蕴

穴位：肝俞、肾俞、悬钟、阴陵泉、曲池、大椎。配合八风穴刺络放血。

方法：毫针刺，补泻兼施，不灸。

五、预防与护理

1. 预防

从脾、肾入手预防复发转移。肾为先天之本，肾藏精，肾主骨，补肾能生髓化血，调节骨骼内环境，预防癌细胞复发或转移，临床常用二仙汤、左归丸、金匮肾气丸等中成药达到补肾益精、壮骨生髓的目的。脾为后天之本，脾主肌肉、四肢，是气血生化之源，健脾胃，壮气血，提高机体免疫力，临床常用参苓白术散、补中益气汤、四君子汤等中成药达到益气健脾、化湿通络、预防复发转移的目的。

患肢制动可预防病理性骨折。

2. 护理

卧床休息，保护患肢，监测病情。

饮食宜易消化、营养丰富，忌食发物，多饮水。

居室空气流通，适当进行室外活动，避风寒。

调护心理，积极配合治疗，乐观通达。

（河南省洛阳正骨医院：古建立　黄满玉　李东升　张志勇）

◎ 医案 1

黄某，女，21 岁，1995 年 10 月 13 日初诊。1994 年 4 月发现右前臂近腕部桡骨处肿痛，并咳嗽、咯血 5 个月余，加重伴消瘦 2 个月余。X 线检查提示右桡骨骨质破坏，范围约 1.5cm×3.5cm。7 月中旬行骨肿瘤切除术，病理报告示右桡骨巨细胞瘤。8 月复查，右桡骨未见肿瘤复发，胸片提示双肺野见多发转移灶，诊断为骨巨细胞瘤双肺转移。9 月初化疗 1 次，用药后咯血加重，持续发热，呕吐，自觉痛苦不堪，因惧怕化疗产生的副作用而寻求中医诊治。刻下：患者神疲消瘦，咳嗽痰稠难出，咳甚见痰血，胸痛，汗出短气，口苦，纳呆，寐差，尿短便溏，月经愆期。舌红、苔白厚，脉滑数。查体：右颈部锁骨上窝触及结节约 1cm×1.5cm 及 2cm×2cm。外院 X 线胸片检查：右上中肺占位约 3cm×3cm、2cm×2cm 及 2cm×2.5cm，左下肺占位约 1.5cm×1.5cm 及 1.8cm×1.6cm。中医诊断：肺积，辨证属肺热痰瘀。治宜清肺除痰，祛瘀散结。方用《千金要方》苇茎汤合《金匮要略》麦门冬汤加减。处方：苇茎、党参各 20g，薏苡仁、冬瓜仁各 30g，桃仁、麦冬、半夏各 15g，土鳖虫、甘草各 6g，大枣 6 枚。每日 1 剂，水煎服。

1995 年 11 月 10 日二诊：患者咳嗽减少，已无血丝痰，晨起有白稠痰，时有胸痛，动则气短，纳呆，大便少，月事已来，经下不畅，量少。舌暗、苔白滑，脉细缓。证属脾虚痰瘀。治宜健脾益气，祛瘀除痰。用茯苓饮合下瘀血汤加减。处方：党参 30g，白术、桃仁、生姜各 15g，茯苓 20g，枳实 12g，陈皮、大黄各 10g，土鳖虫 6g，大枣 6 枚。每日 1 剂，水煎服，服用 15 日。

1995 年 11 月 28 日三诊：患者精神、体力逐渐好转，体重增加，颈部淋巴结明显缩小，咳嗽，无胸痛，胃纳佳，二便正常，口苦，睡眠欠佳。舌暗、苔白滑，脉细缓。证属脾虚痰瘀，仍拟健脾祛痰、化瘀消癥为法。用茯苓饮送服大黄䗪虫丸，每次 3g，每日 3 次。处方：党参 30g，茯苓 20g，枳实 12g，陈皮、生姜各 15g，大枣 6 枚。每日 1 剂，水煎服。

1996 年 3 月 12 日四诊：患者近日偶有咳嗽，有痰，精神、体力佳，胃纳好，大便稍硬，小便正常。舌稍红、苔薄白，脉滑。外院例行复查颈部肿块已消，X 线胸片检查：右肺肿物约 2.2cm×2.0cm 及 2.3cm×1.8cm，左肺肿物约 1.2cm×1.3cm，较前缩小。本例经历半年余中药治疗，证治合拍，效果已见，邪毒已挫，效不更法，但邪正相争日久，势必损伤脾气。拟健脾祛痰、化瘀消癥为法，治宜缓图之。以大黄䗪虫丸为主，每次 3g，每日 3 次，口服；兼服茯苓饮，处方：党参 30g，茯苓 20g，白术、枳实、生姜各 15g，陈皮 12g，大枣 6 枚。每日 1 剂，水煎服，可长期服用。

1996 年 7 月 10 日五诊：患者身体康复，已正常上班半个月，自觉过劳后疲乏、气短，但休息后恢复如初，易患上呼吸道感染，咽间有痰，余无不适，胃纳、二便可。舌红、苔薄白，脉缓。仍拟从缓图之，再如前服用大黄䗪虫丸，以冀带瘤生存，嘱服鱼鳔、猪蹄等补益气血之品。

1997 年 9 月 5 日外院胸片检查示肺部肿物完全消失，右前臂桡尺骨无骨质异常。

按：骨巨细胞瘤好发于青壮年，具有侵袭性并可发生转移。本例初诊时辨证属肺热痰瘀，气阴两虚。方用《千金要方》苇茎汤合《金匮要略》麦门冬汤加减。苇茎轻浮而甘寒，解阳分之热；桃仁活血化瘀，泻血分之结热；薏苡仁、冬瓜仁清热利湿祛痰；半夏燥湿化痰。麦门冬汤方中麦冬清养肺胃、养阴生津；党参补益肺脾之气，大枣、甘草培土生金。并加用土鳖虫疏通肺络，使血和气顺，痰化瘀消，起到事半功倍之效。全方补中兼通，通中兼利，利中化瘀，祛邪不忘扶正，共奏清热化痰、益气生津、活血化瘀之功效。又患者气短、胃纳呆、大便少等脾胃功能虚弱症状明显，故改用茯苓饮合下瘀血汤。茯苓饮以四君子汤为基础，党参、茯苓、白术、陈皮健脾气，化痰湿，去甘平滞中的甘草，加行气宽中的枳壳、生姜。下瘀血汤用大黄以疏通经络、破瘀散结，通利六腑以荡涤胃肠、推陈致新，既能攻下通腑，又能导瘀通经，利于瘀血下行，最终达到消肿、散结、恢复正常气血运行的目的。服中药后患者精神、体力好转，体重增加，咳嗽基本消失，颈部淋巴结明显缩小，前法已取效，效不更方，考虑到下瘀血汤峻猛破血，易耗血动血，改用大黄䗪虫丸起缓中补虚之功效。丸剂吸收缓慢，药效持久，正合肿瘤病属慢性病之特点，可以长期服用。

（医案来源：广州中医药大学　周岱翰）

◎ 医案 2

余某，女，40 岁，2004 年 7 月 20 日初诊。7 月初因右膝疼痛被诊断为右膝关节恶性腱鞘巨细胞瘤，医院建议做截肢手术。患者不愿做手术，遂来就诊。刻下：患者右膝关节肿胀疼痛，弯曲受限，不能行走。舌质淡红，舌苔薄黄，脉沉细。此系正气虚弱、痰瘀毒凝结为患。治以益气扶正，清热解毒，活血化瘀，消肿散结。方用六味抗癌汤：黄芪 30g，白花蛇舌草 30g，半枝莲 30g，白英 30g，龙葵 30g，蛇莓 30g。水煎服。另配服抗瘤丸（人参、水蛭、川芎、蜂房、蜈蚣、制胆南星、壁虎、山慈姑、川贝母、炮穿山甲、重楼、莪术、皂角刺、三七、乳香、没药、僵蚕、黄连、白芥子、三棱、全蝎、郁金各等份，共研细末，制成蜜丸，每丸含生药 10g），每次 1 丸，每日 3 次。上方服用 1 个月，疼痛明显减轻，能扶杖行走，服用3个月，弃杖行走，右膝偶有疼痛，肿胀消退。坚持服用15个月，右膝肿瘤消失，行走自如。

按：六味抗癌汤中黄芪益气扶正，白花蛇舌草、半枝莲、白英、龙葵、蛇莓五味抗瘤药联合应用，以加强解毒抗癌作用。并配合抗瘤丸，集益气解毒、活血逐坚、化痰通络、软坚散结之品于一体，坚持长期服用，既效，守方，缓图收功以带瘤生存。

（医案来源：河南省鹤壁市鹤壁矿务局第二职工医院　郝现军）

第四节　骨肉瘤

骨肉瘤是指成骨间叶细胞产生的原发性恶性骨或软组织肿瘤，是常见的恶性骨肿瘤。典型骨肉瘤有很多亚型，如低度恶性髓内骨肉瘤，继发于畸形性骨炎的骨肉瘤、骨旁骨肉瘤、骨膜骨肉瘤、小细胞骨肉瘤、软组织骨肉瘤、毛细血管扩张型骨肉瘤等。好发年龄为 15 ～ 30 岁，患者男性多于女性。多发于青少年患者的长骨干骺端，一般好发于股骨远端、胫骨近端、肱骨近端及桡骨远端，有时为多中心发病。该病属中医古籍中的“骨疽”“骨瘤”“骨痨”等范畴。

一、辨证论治

（一）常证

1. 阴寒凝滞，脉络阻滞

骨痛初起，酸楚轻痛，时痛时止，逐渐加重，有如针刺刀割，遇寒加重。局部肿块，皮色不变。舌淡，苔薄白或白滑，脉细沉迟。

治法：温经散寒，通络止痛。

主方：乌头汤加减。

常用药：制川乌 12g，麻黄 6g，当归 12g，桂枝 12g，丹参 15g，三七 10g，威灵仙 15g，土鳖虫 6g，乳香 10g，甘草 6g。

加减：伴头晕、气短加黄芪、党参补气扶正；阳虚寒凝重酌加补骨脂、鹿角霜、紫河车、杜仲补肾阳去寒滞。

2. 热毒蕴结，气滞血瘀

局部肿块迅速增大，坚硬如石，疼痛加剧，刺痛拒按，甚至局部灼热、暗红、有瘀斑，难溃难消，时如火烧，肢体活动障碍，转侧困难，可伴发热、口干、大便干结等热证。舌红有瘀斑，脉涩或数。

治法：清热解毒，凉血止痛。

主方：清热解毒汤加减。

常用药：水牛角 30g（先煎），地黄 20g，牡丹皮 12g，赤芍 12g，黄连 15g，栀子 15g，徐长卿 30g，白花蛇舌草 30g，牛黄 1g。

加减：肿块疼痛剧烈加乳香、没药、莪术行气止痛；大便秘结加大黄、瓜蒌、玄参等增液通便。

3. 脾肾两虚，瘀毒内结

局部包块明显，胀痛难忍，皮色青紫，肢体活动障碍，全身衰竭，面色萎黄，消瘦。舌暗，脉沉细。

治法：补脾肾阴，活血祛瘀。

主方：扶正祛瘀汤加减。

常用药：党参 30g，黄芪 30g，白术 15g，当归 30g，川芎 12g，香附 12g，桃仁 10g，红花 10g，牛膝 12g，地龙 12g，乳香 10g，没药 10g，土

䗪虫 6g。

加减：纳呆、痞闷加陈皮、半夏、山药健脾化痰；发热加石膏、知母、苍术清热解毒。

（二）变证

1. 邪毒陷肺

局部症状加重，兼见咳嗽、咯血、全身虚弱、自汗。舌淡红，脉细弱。

治法：清热解毒，养肺补阴。

主方：八珍汤加减。

常用药：党参 30g，黄芪 30g，茯苓 20g，白术 15g，甘草 10g，当归 30g，川芎 12g，赤芍 12g，熟地黄 10g，牡丹皮 10g，沙参 15g，蒲公英 30g，连翘 15g。

加减：患肢肿胀疼痛加泽泻、五加皮、川楝子散行气止痛；咳嗽及咯血较重加紫菀、白及、白果、枇杷叶养肺止咳。

2. 邪毒浸淫

多处肿胀包块，全身衰竭，纳差，乏力。舌质干燥，苔黄厚，脉沉细。

治法：扶正祛邪，软坚散结。

主方：身疼逐瘀汤加减。

常用药：桃仁 12g，红花 12g，当归 20g，川芎 12g，五灵脂 12g，制乳香、没药各 10g，黄柏 10g，牛膝 12g，香附 12g，土鳖虫 12g，牡丹皮 10g，甘草 10g。

加减：睡眠差加夜交藤、远志、麦冬安神定志；消瘦衰竭加阿胶、党参、山茱萸大补元气。

二、常用中成药

（1）化岩胶囊：每次 3 粒，日服 3 次。用于辅助治疗。

（2）大黄䗪虫胶囊：每次 2 粒，日服 3 次。用于辅助治疗。

三、中医特色疗法

1. 中药外敷（涂）

（1）蟾蜍膏：蜈蚣 10g，全蝎 10g，东丹 30g，斑蝥 1g，白果 1g，石膏 15g，共研末，撒在麝香壮骨膏上，外敷 7 日。适用于局部肿痛。

（2）冰片止痛液：冰片 50g，白酒 500mL，制成溶液外搽疼痛部位。适用于局部疼痛剧烈者。

（3）止痛膏：蟾蜍 2 只，马钱子 10g，川乌 20g，天南星 30g，白芷 40g，姜黄 50g，冰片适量。除冰片外，将其他药物按传统方法熬制成膏，用时适量摊于布上，再把冰片末撒于膏药上，外敷患处。适用于疼痛剧烈者。

2. 针灸

针灸辨证治疗或辅助治疗并发症。

3. 其他

（1）白及血管栓塞：在数字减影血管造影（DSA）引导下应用中药白及颗粒行局部瘤体血管栓塞治疗。

（2）中药电离子导入：活血止痛类中药汤剂通过电离子导入，经局部皮肤吸收进入瘤体，可起到止痛作用。

四、预防与护理

1. 预防

骨肉瘤的转移途径主要是血行转移，最常见的转移部位是肺，淋巴转移很少，从诊断到发生肺转移的时间平均为 10 个月，从发现转移至死亡的时间大约为 6 个月，大部分患者在诊断后 1 ～ 2 年内死亡。因此，预防复发和转移是骨肉瘤治疗的重要问题，运用中医药开展康复治疗具有重要的意义。

补肾生髓，预防复发。肾为先天之本，肾藏精，肾主骨，补肾能生髓化血，调节骨骼内环境，预防癌症复发或转移，临床常用二仙汤、左归丸、金匮肾气丸等中成药达到补肾益精、壮骨生髓的目的。

益气健脾，预防复发。脾为后天之本，脾主肌肉、四肢，是气血生化之源，健脾胃，壮气血，提高机体免疫力，临床常用参苓白术散、补中益气汤、四君子汤等中成药达到益气健脾、化湿通络，预防复发转移的目的。

2. 护理

卧床休息，保护患肢，监测病情变化。

给予易消化、营养丰富的饮食，忌食发物，多饮水。

居室空气流通，适当进行室外活动，避风寒。

调护心理，积极配合治疗，乐观豁达。

（河南省洛阳正骨医院：古建立　黄满玉　李东升　张志勇）

◎ 医案 1

徐某，女，11 岁，×× 年 × 月初诊。患者 3 个月前无明显诱因出现右胫骨近端疼痛，活动受限，未予以重视。近 3 个月来局部肿胀明显，夜间疼痛加剧，活动受限，跛行步态，就诊于某医院，行中药外敷和口服止疼片治疗后症状未见明显缓解，遂来就诊。刻下：神疲，精神欠佳，右侧胫骨近端肿胀，膝关节活动受限，跛行步态，纳差，夜寐欠安，便秘，小便短赤。舌淡，苔白，脉弦。专科检查：右侧胫骨近端肿胀，软组织肿胀面积为 7.0cm×5.5cm，局部皮肤温度稍高，关节被动屈伸活动尚可，压痛（+），患肢末梢感觉、运动如常。X 线片示：右侧胫骨近端内侧髓腔呈小的斑点状融骨性破坏，边界不清，呈鼠咬状，四周骨皮质呈筛孔样或花边状缺损，相应局部骨皮质断裂，周围葱皮样骨膜增生，可形成骨膜三角，软组织肿胀。西医诊断：右侧胫骨骨肉瘤。中医诊断：骨瘤病，证属脾肾亏虚，治宜补气健脾，滋肾填精。在为患者进行异环磷酰胺化疗的同时，给予中药辅助。处方：桑寄生 20g，熟地黄 15g，肉苁蓉 12g，杜仲 8g，续断 8g，枸杞子 10g，白芍 12g，白术 10g，当归 10g，黄芪 12g，百合 10g，甘草 6g。15 剂，水煎，温服，早晚各 1 次。嘱患者忌食肥甘厚腻、寒凉之品。

二诊：患者药后诸症缓解，面色较前红润，乏力症状显著改善，神清，精神可，饮食欠佳，夜寐安，二便调。原方去续断，加茯苓 10g。20 剂，水煎，温服，早晚各 1 次。同时嘱患者适当食用牛奶、鸡蛋、肉类等食物。

三诊：患者化疗结束。继续服用原方 2 个月余。嘱避风寒、畅情志。

后据随访知，患者病情控制良好，未见肿瘤转移。建议患者休息后，实施下一阶段治疗。

按：患者年幼，正气不足，肾精尚未充盈，发生恶性骨肉瘤后，由于邪实而盛，耗伤正气，导致体质衰弱，化疗后则进一步加剧气血虚损。由于气血亏虚导致水谷精微运化失司，出现脾胃虚弱之症；脾胃功能虚弱，进一步导致精血亏虚，虚不摄血，血不养气，则进一步引起肾气虚衰。《景岳全书·非风》曰：“筋有缓急之病，骨有痿弱之病，总由精血败伤而然。”由于肿瘤耗伤精血，脾肾虚损，加剧了患处骨疼痛的症状，因此在治疗上必须坚持补肾与健脾并举的原则，方以桑寄生为补肾壮阳之要药，且祛风除湿，为君药；熟地黄善滋肾阴、填精益髓，肉苁蓉温肾阳、益精血，二者共用阴阳双补，为臣药；杜仲、续断、枸杞子补肾益精，白芍、白术、当归、黄芪与百合补气益脾，滋养后天之精，共为佐药；甘草调和诸药，为使药。后期去续断、加茯苓交通心肾，安神益智，其配伍紧紧围绕脾肾亏虚之证，根据病情变化，及时调整，使患者诸症缓解。

（医案来源：甘肃省中医院　谢兴文）

◎ 医案 2

张某，男，19 岁，2009 年 12 月初诊。患者当年 3 月因左侧小腿肿胀、疼痛，夜间尤甚，就诊于某医院，经 X 线片和 CT 检查，考虑为胫骨骨肉瘤，行手术治疗，病理诊断为骨肉瘤，胸片检查未发现肺转移。半年后出现咳嗽、胸痛，胸片复查发现肺转移灶，化疗 2 个周期，复查胸片，结节消失。刻下：身困乏力，胸闷不适，面色略晦暗，纳少，食欲不振，肢体断端刺痛，大便溏，小便正常，睡眠欠佳。舌质暗，舌体胖，苔白略腻，脉沉细。治宜健脾益肾、祛痰活血、解毒抗瘤。处方：黄芪 30g，太子参 15g，土茯苓 30g，炒白术 15g，陈皮 10g，木香 10g，砂仁 10g，清半夏 10g，熟地黄 10g，山茱萸 10g，山药 20g，牡丹皮 10g，泽泻 10g，胆南星 10g，川贝母 10g，僵蚕 10g，九香虫 10g，桔梗 10g，炮穿山甲 10g，鳖甲 10g，补骨脂 10g，骨碎补 10g，透骨草 10g，细辛 3g，延胡索 15g，草河车 10g，甘草 10g。14 剂，2 日 1 剂，水煎服。

2010 年 1 月复诊：患者周身乏力好转，疼痛减轻，纳食、睡眠好转。上方去胆南星、砂仁、延胡索，加乳香 5g，没药 5g，白花蛇舌草 30g。14 剂，2 日 1 剂，水煎服。

后多次复诊，随证加减，1 年后复查，双肺未见转移结节。

按：此案对骨肉瘤的辨证，以本虚标实为基础，辨脾肾之盈虚、瘤毒之寒热、痰湿之有无和血瘀之利弊，在数十年的临床工作中，总结摸索出一套在骨肉瘤诊治中行之有效的小组方和对药。本案方以四君子汤合六味地黄丸加减，四君子汤易党参为太子参，取其平补益气生津之性，加黄芪补气固表，断邪入里之路；痰湿甚者，予清半夏、陈皮、土茯苓祛痰醒脾利湿；脾胃虚寒者，加砂仁、木香温胃理气；六味地黄丸三补三泻，滋养肾中之阴，使阴生阳长，绵绵不绝。外加骨碎补、补骨脂、透骨草等补肾强骨。阴寒透骨、疼痛剧烈，予细辛、延胡索，温中行气止痛。另予僵蚕、九香虫、桔梗、炮穿山甲、鳖甲活血解毒抗癌。

（医案来源：中国中医科学院广安门中医院　孙桂芝）

第六章　造血及淋巴系统肿瘤

第一节　急性白血病

急性白血病是造血系统的恶性克隆性疾病。其主要特征是白血病细胞丧失分化、成熟的能力而异常增殖，同时正常造血功能受到抑制，临床表现为贫血、出血、感染及白血病细胞浸润机体各组织、器官所产生的相应症状及体征。其发病原因尚未完全明确，现有研究认为是由物理、化学、遗传、生物等多种因素相互作用的结果。根据急性白血病细胞的形态学特征可分为急性淋巴细胞白血病与急性非淋巴细胞白血病。因急性非淋巴细胞白血病起源于骨髓，故又称急性髓性白血病。白血病是我国十大常见恶性肿瘤之一，其发病在成年组居恶性肿瘤的第 9 位，在小儿组则居首位。

急性白血病的主要特征是白细胞异常增生，病变部位累及骨髓、肝、脾、淋巴结，亦可累及其他组织和器官。因增生的白血病细胞具有恶性肿瘤的生物学特征，故西医学亦称为“血癌”。但在疾病发生与发展过程中，可与中医学“血证”“虚劳”“癥积”“痰核”“瘰疬”等病名互参。

一、辨证论治

依据疾病具有的临床证候以及在治疗过程中出现的相关证候辨证论治。

1. 气血亏损，热毒内蕴

面色无华，语言低微，倦怠自汗，心悸气短，头目眩晕，失眠多梦；

可见痰核、瘰疬、胁下癥积等；或见鼻衄、齿衄、肌衄、尿血、便血、皮肤瘀斑、瘀点等；时可见低热或高热，汗出恶风，口干欲饮，咽喉肿痛等。舌体胖大，舌质淡红，舌苔薄白或薄黄，脉细弱，或细数。

治法：益气补血为主，兼以清热解毒。

主方：八珍汤加减。

常用药：人参（党参）15g，白术 10g，茯苓 10g，当归 10g，川芎 10g，白芍 10g，熟地黄 10g，生姜 6g，大枣 6 枚，甘草 6g。

加减：外感毒热者，选加石膏、金银花、连翘、黄芩、贯众等；热毒壅盛者，选加虎杖、白花蛇舌草、半枝莲、龙葵等；血热妄行出血者，选加牡丹皮、白茅根、大蓟、小蓟、藕节等；胁下癥积坚硬不移者，选加三棱、莪术、地龙、水蛭、蜈蚣等；颈、项痰核或瘰疬者，选加半夏、胆南星、浙贝母、玄参等。

2. 气阴两虚，毒瘀凝积

面色无华，但两颊潮红，语言低微，倦怠自汗，心悸气短，午后低热，咽干口燥，失眠盗汗；可见痰核、瘰疬、胁下癥积等；或见鼻衄、齿衄、肌衄、尿血、便血、皮肤瘀斑、瘀点等；或兼有高热不退，口渴欲饮，大便干结，小便黄赤等。舌体瘦小或胖大，舌质淡红，舌苔薄白或少苔，脉象细数。

治法：益气养阴为主，兼以清热解毒。

主方：大补元煎加减。

常用药：人参 12g，熟地黄 10g，炒山药 10g，杜仲 10g，枸杞子 10g，当归 10g，山茱萸 10g，炙甘草 6g。

加减：肾精亏虚者，选加阿胶、龟甲胶、鹿角胶等；脾胃虚弱、饮食不振、脘腹胀满者，选加茯苓、白术、陈皮、枳壳、砂仁、焦三仙等；兼自汗盗汗者，选加浮小麦、麻黄根、煅龙骨、煅牡蛎、鳖甲、青蒿、地骨皮等；热毒壅盛者，选加虎杖、金银花、连翘、白花蛇舌草、半枝莲等；胁下癥积坚硬不移者，选加三棱、莪术、鳖甲、龟甲、水蛭等；颈、项痰核或瘰疬者，选加半夏、胆南星、浙贝母、玄参等。

3. 精髓亏虚，瘀毒交织

面色无华或苍白，头目眩晕，咽干口燥，五心烦热，失眠多梦，潮热盗汗，腰膝酸软；并见痰核、瘰疬、胁下癥积等；或见鼻衄、齿衄、肌衄、尿血、便血、皮肤瘀斑、瘀点等；时有发热不退、神志昏蒙、口舌燥裂、大便秘结等。舌质绛红，舌苔少或剥脱，脉细数，或细弱。

治法：滋阴填精为主，兼以化瘀解毒。

主方：大补阴丸加味。

常用药：熟地黄 20g，黄柏 10g，知母 10g，龟甲 12g（可用龟甲胶替代），猪脊髓适量（猪脊髓可单独蒸煮，与本方同时食用；也可以食疗方式食用）。

加减：毒瘀壅盛者，选加虎杖、白花蛇舌草、半枝莲、丹参、桃仁、红花等；胁下癥积坚硬不移者，选加三棱、莪术、地龙、鳖甲等；颈项痰核、瘰疬者，选加半夏、胆南星、浙贝母、玄参等；自汗盗汗者，选加煅龙骨、煅牡蛎、青蒿、地骨皮、银柴胡、浮小麦、麻黄根等；意识昏蒙、口舌燥裂、大便秘结者，可选安宫牛黄丸或紫雪散。

4. 肾阳虚损，痰瘀壅盛

面目虚浮，畏寒肢冷，腰膝酸软，阳痿不举，夜尿频多，脘腹冷痛；见痰核、瘰疬、胁下癥积等；或见尿血、便血、月经量增多，经期延长，皮肤瘀斑、瘀点等。舌体胖大或瘦小，舌质淡红或淡白，舌苔少或无苔，或水滑，脉微弱，或细数。

治法：温补肾阳。

主方：肾气丸加减。

常用药：地黄 20g，山药 15g，山茱萸 12g，泽泻 10g，茯苓 10g，牡丹皮 10g，炮附子 10g，桂枝 10g。

加减：血虚者，选加当归、阿胶、丹参、白芍等；血瘀者，选加赤芍、川芎、红花、桃仁等；癥积不移者，选加三棱、莪术、地龙、鳖甲等；颈、项痰核或瘰疬者，选加半夏、胆南星、浙贝母等。

二、常用中成药

依据疾病临床证候类型选择中成药进行治疗。

1. 瘀毒交织

可选用梅花点舌丹、西黄丸、六神丸、片仔癀（胶囊）等。

2. 痰瘀互阻

可选用小金丹、血府逐瘀胶囊（口服液）、礞石滚痰丸等。

3. 脾胃不和

可选用人参健脾丸、参苓白术丸、香砂养胃丸、胃苏冲剂等。

4. 肝郁脾虚

可选用逍遥丸、丹栀逍遥丸、舒肝丸、疏肝健脾丸等。

5. 脾肾阳虚

可选用金匮肾气丸（颗粒、口服液）、河车大造丸、贞芪扶正胶囊等。

三、预防与护理

工作中接触电离辐射及有毒化学物质的工作人员，应加强防护措施；生活有规律，避免外邪入侵；心情舒畅，乐观向上；避免滥用药物，注意饮食习惯。

（北京中医药大学：陈信义　姜苗　李冬云　侯丽）

◎ 医案 1

王某，女，59 岁，2012 年 8 月 27 日初诊。患者于 2009 年 6 月行骨髓穿刺术诊断为急性髓性白血病，诱导化疗 1 个疗程后达到完全缓解。化疗 8 个疗程后，患者行骨髓穿刺术，诊断为缓解状态。刻下：劳累后乏力，咽干，手足发凉。舌体胖大饱满，边尖有齿痕，舌质淡暗，舌苔薄白，脉沉。血常规检查示：白细胞计数 $4.2 \times 10^9/L$，血红蛋白 116g/L，血小板计数 $162 \times 10^9/L$。西医诊断为急性髓系白血病。中医诊断为证属化疗后伤阴损阳、寒凝经脉，治宜扶正祛邪、温阳通脉。处方：党参 12g，桂枝 10g，白芍 10g，当归 10g，细辛 3g，通草 6g，炙甘草 10g，牡蛎 30g，菟丝子 15g，巴戟天 10g，生姜 10g，大枣 10g。

2012 年 9 月 20 日二诊：患者劳累后乏力减轻，咽干，二便调。苔薄白，脉沉。血常规检查示：白细胞计数 $4.39 \times 10^9/L$，血红蛋白 118g/L，血小板计数 $158 \times 10^9/L$。调整中药汤药，以补肾生血为主，原方加生地黄、熟地黄各 15g，山药 10g，山茱萸 10g，牡丹皮 10g，茯苓 10g，泽泻 10g，补骨脂 15g，菟丝子 15g。

2012 年 12 月 31 日三诊：患者乏力减轻，纳眠安。舌苔薄白，脉沉。血常规检查示：白细胞计数 $4.5 \times 10^9/L$，血红蛋白 120g/L，血小板计数 $127 \times 10^9/L$。守方继用 3 个月。联合服用青黄散 0.4g，每日 1 次。

2013 年 4 月 5 日四诊：患者一般情况良好，精神佳。舌苔薄白，脉沉。血常规检查示：白细胞计数 $5.4 \times 10^9/L$，血红蛋白 132g/L，血小板计数 $151 \times 10^9/L$。守方继用 3 个月。联合服用青黄散 0.4g，每日 1 次。

按：麻柔教授临床辨治白血病患者，化疗后缓解期或表现为四肢末端不温者，辨属“寒凝血脉，四肢厥冷”，并以“治痰饮者，以温药和之”为宗旨，运用当归四逆汤加减治疗。方中，当归、芍药养血和营，为君药；桂枝温通经脉，配细辛、通草疏血脉，温行经络之寒涩以通瘀，为臣药；加党参扶助正气以祛邪，加菟丝子、巴戟天补阳、益气、养血、通脉，加牡蛎软坚散结、滋阴潜阳，为佐药；取甘草、生姜、大枣补脾以扶正，顾护脾胃，为使药，建立中气以生气血、复阴阳、和营卫、调寒热，且调和诸药。诸药合用，相辅相成，共奏扶正祛邪、养血通脉之效。二诊时症状减轻，在原方基础上合六味地黄丸加减补肾滋阴，养血通脉，扶正培本，调整阴阳气血平衡，以利于气血生化，收到良好疗效。

（医案来源：中国中医科学院西苑医院　麻柔）

◎ 医案 2

齐某，男，27 岁，2005 年 6 月 23 日初诊。因齿衄 7 天而来就诊。刻下：齿衄不止，乏力倦怠，面色苍白。舌质淡暗，苔厚腻，脉滑小数。查体：中度贫血貌，周身皮肤散在分布新鲜瘀点、瘀斑，胸骨压痛，腋下与腹股沟淋巴结肿大、质韧、活动度差、无压痛，肝大、肋下 2cm、质软，脾大、肋下 4cm、质韧，肝脾无触痛。血常规检查示：白细胞计数 20.44×10^9/L，血红蛋白 86g/L，血小板计数 12.4×10^9/L，幼稚细胞占 89.0%。骨髓细胞学检查示：骨髓增生活跃，粒细胞系占 95.0%，红细胞系占 2.0%；粒系恶性增生，原始粒细胞 + 早幼粒细胞占 90.0%，早幼粒细胞胞体中等大小，胞核不规则，扭曲、折叠、凹陷，胞质蓝色不透明，可见细小颗粒及奥氏小体；淋巴细胞占 3.0%，形态正常；全片未见到巨核细胞，血小板散在少见。PML-RARa 融合基因：阳性。诊断：急性早幼粒细胞白血病（APL），证属瘀血癥结型。以复方黄黛片口服诱导缓解治疗，初始剂量每次 5 片，每日 3 次，饭后服，1 周后加量至每次 10 片，每日 3 次；同时予中药煎剂以解毒清热、活血化瘀。处方：丹参 30g，赤芍 20g，茜草 20g，菟丝子 20g，黄芪 60g，太子参 30g，地黄 30g，白术 15g，茯苓 20g，板蓝根 20g，半枝莲 20g，白花蛇舌草 30g。10 剂，每日 1 剂，水煎，分早、晚 2 次口服。酌情予以止血、输血、保肝及预防中枢神经系统白血病治疗。

2005 年 7 月 3 日二诊：患者齿衄停止，皮肤瘀斑消失。一诊方中药煎剂去茜草，加莪术 20g。30 剂，每日 1 剂，水煎，分早、晚 2 次口服。

2005年8月3日三诊：患者胸骨压痛消失，肝、脾及淋巴结缩小，轻度乏力，舌质淡红、舌体胖嫩有齿痕、苔薄白，脉稍滑。证属气阴两虚。继服复方黄黛片，汤剂以四君子汤合六味地黄汤加味。处方：黄芪40g，太子参30g，地黄30g，白术20g，茯苓20g，泽泻15g，山茱萸15g，女贞子15g，黄精30g，白花蛇舌草30g。45剂，每日1剂，水煎，分早、晚2次口服。

2005年9月15日四诊：患者无不适，复查血常规与骨髓象正常，获得血液学指标完全缓解。

继以复方黄黛片与联合化疗序贯交替巩固治疗5年，其间配合益气养阴、解毒清热中药煎剂口服，患者骨髓与融合基因持续缓解，疾病治愈。随访至2015年8月，患者身心健康。

按：黄世林教授祛邪扶正治疗急性早幼粒细胞白血病，以雄黄为君、青黛为臣、丹参与太子参为佐使，组方为复方黄黛片。毒邪内蕴，瘀结脏腑、经络，见淋巴结肿大，瘀滞骨髓则骨痛，瘀久化热则发热，瘀阻血脉，血不循经见出血，新血难生见贫血。此型常见于APL进展期，尤其是高细胞型APL。本案辨证为瘀血癥结，初诊治以复方黄黛片口服诱导缓解治疗，同时予解毒清热、活血化瘀中药，治疗10日，齿衄停止、肌衄消失；再治疗30日，轻度乏力，证属气阴两虚，方用四君子汤合六味地黄汤加味；再治疗45日，复查血常规与骨髓象正常，获得血液学完全缓解；继以复方黄黛片与联合化疗序贯交替巩固治疗5年，疾病治愈。

（医案来源：中国人民解放军第210医院　黄世林）

第二节　恶性淋巴瘤

恶性淋巴瘤是原发于淋巴结和（或）结外部位淋巴组织的恶性肿瘤，来源于淋巴细胞或组织细胞的恶变，可发生于身体任何部位。临床以无痛性、进行性淋巴组织增生，尤以浅表淋巴结肿大为特点，常伴有肝（脾）肿大及相应器官压迫的症状，晚期有贫血、发热和恶病质等。按病理和临床特点分为霍奇金淋巴瘤和非霍奇金淋巴瘤两大类。该病起源于人类免疫系统细胞及其前体细胞，其本质是在体内外有害因素作用下，不同阶段的免疫细胞被转化或机体正常调控机制紊乱而发生的异常分化和异常增殖。

但其确切病因至今尚未阐明，一般认为其与感染、理化因素、免疫抑制等有关。任何年龄都可发病，常见于青壮年，在我国发病年龄高峰为40岁左右，男性发病率高于女性。预后与病理类型、分期、全身状况及年龄、性别等有关，疗效相对较好。

恶性淋巴瘤以淋巴结肿大为主要临床表现，且肿大的淋巴结质地坚硬，推荐用“石疽”作为中医学病名，在疾病发生与发展过程中，可与“痰核”或“恶核”“瘰疬”“癥瘕”“积聚”“虚劳”“失荣”等病名相互参照。

一、辨证论治

1. 寒痰凝滞

颈项、耳下或腋下、腹股沟等处肿核，不痛不痒，皮色如常，坚硬如石，或见内脏痰核、癥积；并见面色无华，形寒肢冷，神疲乏力，呕恶纳呆，头晕目眩。舌质淡或淡暗，苔薄白，脉细弱。

治法：温阳益肾，散寒通滞。

主方：阳和汤加减。

常用药：熟地黄20g，鹿角胶10g，白芥子10g，炮姜6g，肉桂3g，麻黄3g，甘草6g。

加减：肾阳虚衰者，选加附片、鹿茸、桂枝、肉桂等；血虚者，选加阿胶、当归、白芍、何首乌等；痰湿者，选加浙贝母、半夏、橘核等；食欲不振者，选加茯苓、炒白术、石菖蒲、焦三仙等；血瘀者，选加川芎、丹参、桃仁、红花等。

2. 气郁痰结

颈项、耳下或腋下等处肿核，不痛不痒，皮色不变，坚硬如石，或见内脏痰核、癥积；并见烦躁易怒，胸腹闷胀，或有胸胁满闷，食欲不振，大便不调。舌质暗红，舌苔白腻或黄腻，脉弦或弦数。

治法：疏肝解郁，化痰散结。

主方：逍遥散加减。

常用药：柴胡12g，当归10g，白芍10g，白术10g，茯苓15g，煨姜6g，薄荷9g，炙甘草6g。

加减：大便干结者，选加大黄、元明粉等；面赤易怒者，选加牡丹皮、栀子、黄芩等；腹胀嗳气者，选加旋覆花、半夏、陈皮、木香、砂仁、乌药等；痰湿互阻者，选加浙贝母、半夏、瓜蒌等；有血液瘀滞者，选加桃仁、红花、丹参、赤芍等。

3. 痰热阻肺

颈项、耳下、腋下、腹股沟多处肿核，不痛不痒，皮色如常，坚硬如石，或见内脏痰核、癥积，并见烦躁易怒，胸胁疼痛，胸闷气短，咳嗽气逆，心悸喘息，头晕乏力。舌质暗红，舌苔黄腻，脉弦数。

治法：清肝泻肺，解郁散结。

主方：黛蛤散合泻白散加减。

常用药：青黛 10g，海蛤壳 10g，桑白皮 10g，地骨皮 10g，甘草 6g，粳米 20g。

加减：痰瘀互阻者，选加浙贝母、黄芩、瓜蒌、川芎、红花、桃仁等；胸胁满闷者，选加半夏、枳壳、香附、郁金等；气逆咳嗽剧烈者，选加旋覆花、款冬花、杏仁等；热毒壅盛、痰热结滞、发热烦躁、口干欲饮、苔黄脉数者，选加金银花、连翘、天葵子、板蓝根等。

4. 痰瘀互结

颈项、耳下、腋下、腹股沟等处肿核，或见内脏癥积，时而疼痛，食欲不振，形体消瘦，腹大如鼓，午后潮热，大便干结，或有黑便。舌质暗或有瘀斑，苔黄腻，脉细涩。

治法：活血化痰，软坚散结。

主方：膈下逐瘀汤加减。

常用药：当归 12g，桃仁 12g，红花 10g，川芎 10g，赤芍 10g，牡丹皮 10g，延胡索 6g，五灵脂 10g，乌药 10g，香附 9g，枳壳 10g，甘草 6g。

加减：腹痛者，选加白芍、乌药、青皮、陈皮等；腹胀者，选加木香、大腹皮、枳实等；腹大如鼓者，选加猪苓、汉防己、木瓜等；午后低热者，选加青蒿、鳖甲、地骨皮、银柴胡等；出血者，选加仙鹤草、茜草、三七等。

5. 气血两虚

颈项、耳下、腋下、腹股沟等处肿核，或见内脏癥积，面色无华，语言低微，倦怠自汗，心悸气短，头目眩晕，失眠多梦。舌体胖大，舌质淡红，舌苔薄白，脉细弱，或细数。

治法：益气补血，清热解毒。

主方：八珍汤加减。

常用药：人参（党参）15g，白术 10g，茯苓 10g，当归 10g，川芎 10g，白芍 10g，熟地黄 10g，生姜 6g，大枣 6 枚，甘草 6g。

加减：外感毒热者，选加石膏、金银花、连翘、黄芩、贯众等；热毒壅盛者，选加虎杖、白花蛇舌草、半枝莲、龙葵等；血热妄行出血者，选加牡丹皮、白茅根、大蓟、小蓟、藕节等；胁下癥积坚硬不移者，选加三棱、莪术、地龙、水蛭、蜈蚣等；颈、项痰核者，选加半夏、胆南星、浙贝母、玄参等。

6. 肝肾亏虚

形体消瘦，消谷善饥，潮热汗出，五心烦热，口干咽燥，腰膝酸软，头晕耳鸣，两胁疼痛，遗精或月经不调，兼见颈项、内脏多处肿核。舌质红绛，舌苔少或无苔，脉细数。

治法：滋补肝肾，软坚散结。

主方：大补阴丸加减。

常用药：熟地黄 20g，黄柏 10g，知母 10g，龟甲 12g。

加减：手足心热者，选加知母、黄柏、地骨皮、青蒿、牡丹皮等；盗汗甚者，加牡蛎、浮小麦、麻黄根等；痰湿阻滞者，选加浙贝母、半夏、玄参等；血液瘀滞者，选加桃仁、红花、丹参、赤芍等；内脏癥块者，选加鳖甲、牡蛎、桃仁、红花等。

二、预防与护理

1. 预防

由于恶性淋巴瘤病因与发病机制尚不清楚，其预防较为困难，只能从以下方面着手：

（1）加强锻炼。免疫机制紊乱在发病中起重要作用。有遗传倾向、免疫功能低下以及有免疫病的患者要加强体育锻炼，提高抗病能力，增强免疫力，预防病毒感染。

（2）避免理化因素刺激。尽可能避免过量接触放射线和某些化学物质，长期从事放射线工作以及接触化学品的工作人员应加强防护。须在医生指导下服用药物，特别是免疫类药物。

2. 护理

护理包括一般护理、心理护理和饮食护理三个方面。

（1）一般护理：晚期患者由于免疫功能低下，极易发生医院感染，甚至因严重感染而死亡。有调查显示，发生医院感染患者的死亡率是非医院感染患者的 3 倍，因此，对感染的预防与护理便成为护理的重要任务。相关措施包括：提高病房内空气洁净度，减少空气中致病菌含量；严格控制探视和陪护人员数量；严格执行无菌操作；长期卧床患者要注意翻身、清洁皮肤与口腔护理；做好卫生健康教育；采取保护性隔离措施；合理使用抗生素；必要的饮食指导。

（2）心理调护：医护人员要向患者解释病情，使患者保持乐观的情绪，并树立信心，与医护人员紧密合作，执行治疗方案。开导患者调整好心态，包括为根治疾病做好耐受各种诊断和治疗措施带来痛苦的思想准备。

（3）饮食护理：围化疗期患者通常需要高蛋白、高脂肪、富含维生素的食品。另外，康复期间忌食大辛大热之品。

（北京中医药大学：陈信义　姜苗　李冬云　侯丽）

◎ 医案1

黄某，男，59岁，2012年5月30日初诊。2011年4月发现两侧颈部淋巴结肿大，逐渐长大，被确诊为“滤泡Ⅱ级恶性淋巴瘤，慢性乙肝”，化疗6个疗程后缓解。刻下：患者颈部双侧不适，精伤倦怠，腰膝酸软，口渴咽干，不欲饮水。舌尖、边暗红，苔黄腻，脉小滑。证属肝肾亏虚，气阴两虚，痰瘀互结，癌毒走经。治拟益气滋阴，解毒祛瘀，软坚散结。处方：炙鳖甲15g，土鳖虫5g，北沙参12g，天冬10g，麦冬10g，地黄12g，太子参12g，山慈姑12g，制天南星10g，白毛夏枯草10g，玄参10g，泽漆20g，僵蚕10g，仙鹤草15g，鸡血藤15g，肿节风20g，漏芦15g，菝葜25g，白花蛇舌草10g，半枝莲20g。

2012年7月11日二诊：患者化疗8次后出院，两侧颈部稍有不适感，午后稍有胀气、肠鸣，大便正常，视物模糊。舌苔黄、薄腻，质暗红，脉细滑。从前法，兼顾健脾利湿。初诊方加焦白术10g，薏苡仁15g。

2012年8月29日三诊：患者腿软无力，胃纳不和，近无其他不适，尿黄，手掌红赤。苔黄、薄腻，质暗，脉小弦。加强扶正之力，初诊方加桑寄生15g，砂仁（后下）4g，焦白术20g，薏苡仁15g。

据随访得知，继续治疗1个月，患者不适症状基本缓解。

按：本案患者确诊淋巴瘤，经多次化疗，癌毒已祛大半。药毒癌毒伤正，患者见精伤倦怠、腰膝酸软、口渴咽干等气阴不足症状，且有颈部不适，舌苔黄腻，边尖暗红，仍有痰热瘀毒残留，治当补益肝肾，调补气血，兼以化痰祛瘀解毒。药以炙鳖甲、北沙参、天冬、麦冬、地黄、太子参等以补益肝肾之阴、调补病体之气血；伍以山慈姑、制天南星、白毛夏枯草、玄参、泽漆、僵蚕、漏芦、菝葜、白花蛇舌草、半枝莲等以解毒化痰散结。体现复法大方配伍严谨、扶正祛邪的优势。二诊、三诊时患者出现胀气、肠鸣，考虑药毒、癌毒损伤脾胃，酿生痰湿，阻滞气机，当加强调护脾胃，加用焦白术、薏苡仁健脾化湿。如此则补益而不滋腻，肝、脾、肾同治，促进机体恢复，预防癌毒复发。

（医案来源：南京中医药大学　周仲瑛）

◎ 医案 2

蔡某，女，50 岁，2010 年 1 月 27 日初诊。9 年前患者无意中发现左侧腹股沟有一个圆形结节，如板栗大，不红，不痛。在某诊所诊断为“炎症”，治疗无效。4 年前右颈部陆续出现 5 个结节，当地服药治疗无效。1 年前在某医院经活组织病理检查诊断为“非霍奇金 B 淋巴瘤，结合免疫表型，符合弥漫大 B 细胞淋巴瘤，侵袭性”，化疗后颈部结节消失 3 个，剩下 2 个无变化，腹股沟淋巴结未改变。其后改服中药，颈部及腹股沟淋巴结似有缩小，但不显著。遂求治于郭老。刻下：颈淋巴结 2 个，约 2cm×3cm。腹股沟淋巴结 1 个，约 3cm×3cm，时有疼痛。患者形体中等，神情忧郁，面色淡红，精神状态尚可。小便黄，大便正常。舌暗红，苔薄，舌根黄，脉弦长有力。辨治：此属“恶核”，证属痰气郁结，瘀血阻滞。治拟行气活血，化痰散结。处方：夏枯草 30g，浙贝母 15g，法半夏 15g，牡蛎 30g，制鳖甲 30g，山慈姑 20g，桃仁 15g，红花 12g，三棱 20g，莪术 20g，蜈蚣 2 条，延胡索 25g，薏苡仁 30g，赤芍 20g，制香附 15g，炒稻芽 20g。10 剂，水煎服，每日 1 剂，每日 3 次。

2010 年 6 月 6 日二诊：患者坚持服用上方，每日 1 剂，持续 4 个月余。腹股沟结节消失，但颈部淋巴结仍如前述。以前方去蜈蚣、延胡索、薏苡仁，加海藻治疗。

按：非霍奇金淋巴瘤的临床表现非常复杂，局部主要有淋巴结肿大或皮下结块，全身症状可见发热、消瘦、出汗、皮肤瘙痒、食欲减退等。属于中医的恶核、石疽等，主要是因风热血燥，或寒痰凝滞，内因忧思喜怒，肝郁化火，痰阻气机，气滞血瘀，积而成结，日久脏腑内虚，气血两亏。本案患者主要是局部症状，尚无明显全身症状，且脉弦有力，正虚不明显，故郭老治疗时以攻邪为主。处方用夏枯草、制香附清肝解郁；浙贝母、法半夏、牡蛎、制鳖甲、山慈姑、蜈蚣化痰散结，软坚消癥；桃仁、红花、三棱、莪术、赤芍、延胡索活血破结；薏苡仁除湿，近年来研究证实，薏苡仁有消癥瘕的作用；炒稻芽消食和胃。蜈蚣为虫类药，通络止痛的力量很强，但其性辛温有毒，不宜久服。故二诊去蜈蚣，易软坚、化痰、利水、消肿的海藻。经过4个月的治疗，患者腹股沟淋巴结消失，获得了初步的疗效，这使患者受到鼓舞，也证实郭老此法有效，值得进一步观察和研究。

（医案来源：成都中医药大学　郭子光）

第三节　慢性粒细胞白血病

慢性粒细胞白血病是一种以粒细胞过度增生，并累及造血干细胞水平的恶性克隆性疾病。发病率仅次于急性白血病，发病年龄以25～50岁为最高，男女发病比例为1.6∶1。慢性期以粒细胞明显增多，并出现不同阶段的幼稚粒细胞及脾大为特征；加速期以原始细胞增多为特征；急变期的临床特征与急性白血病基本相同，缓解率很低。

慢性粒细胞白血病与急性白血病不同的是起病隐袭，不同临床分期症状有所区别。因其为各种致病因素联合侵袭，蓄积成毒，毒邪侵袭骨髓，痰瘀互结，停留于脏腑、骨髓而导致一系列病机变化过程，故建议用“慢性血癌”作为病名。

一、辨证论治

1. 毒邪聚积，气血逆乱

面色晦暗，或面红目赤，胸胁满闷，急躁易怒，胁下胀痛，脘腹胀满，食欲不振，食后腹胀；或见潮热盗汗，口干欲饮；并见胁下癥积，质地坚硬，固定不移。舌质暗红，舌苔薄黄或黄腻，脉弦涩或弦数。

治法：清热解毒，调畅气机。

主方：清瘟败毒饮合青黛雄黄散加减。

常用药：石膏20g，地黄10g，水牛角15g，黄连10g，栀子10g，黄芩10g，赤芍10g，牡丹皮10g，玄参10g，知母10g，连翘10g，青黛10g，雄黄1g，桔梗6g，竹叶6g，甘草6g。

加减：气血损伤者，选加党参、黄芪、白术等；血虚血燥、大便干结者，选加当归、生地黄、熟地黄、白芍、火麻仁等；血液瘀滞者，选加桃仁、红花、丹参、川芎等；邪毒壅盛者，选加虎杖、半枝莲、白花蛇舌草等；肝郁气滞者，选加柴胡、香附、川楝子、陈皮等。

2. 毒瘀蕴结，气血暗伤

面色晦暗，或面色淡暗，胸胁胀满，脘腹胀痛，食欲不振，食后腹胀；或见身体倦怠，气短自汗，头目眩晕，失眠多梦；并见胁下癥积，质地坚硬，推之不移。舌质淡红或淡暗，舌苔薄白或薄黄，脉象细或细弱。

治法：活血解毒，益气养血。

主方：膈下逐瘀汤、青黛雄黄散、当归补血汤合方加减。

常用药：黄芪 15g，当归 12g，桃仁 12g，红花 10g，川芎 10g，赤芍 10g，牡丹皮 10g，延胡索 10g，五灵脂 10g，乌药 10g，香附 9g，枳壳 10g，青黛 10g，雄黄 1g，甘草 6g。

加减：气血两虚甚者，选加人参、党参、白术、白芍、熟地黄等；毒邪亢盛者，选加半枝莲、虎杖、三棱、蜈蚣等；死血瘀积、聚而不散者，选加地龙、水蛭、三棱、莪术等；脘腹胀满者，选加莱菔子、青皮、陈皮、木香等；食欲不振者，选加石菖蒲、焦三仙等。

3. 气阴两虚，毒瘀互阻

面色紫暗，或面色潮红，或面色淡暗，形体消瘦，体倦乏力，精神疲惫，头晕耳鸣，口干咽燥，潮热盗汗，多梦遗精；并见胁下癥积，坚硬，推之不移。舌体胖大，舌质淡红，或淡暗，舌苔少，或无苔，脉细弱，或细数。

治法：益气养阴，化瘀解毒。

主方：四君子汤、六味地黄丸、青黛雄黄散合方加减。

常用药：党参 12g，白术 10g，茯苓 12g，熟地黄 15g，山药 12g，山茱萸 10g，牡丹皮 10g，泽泻 10g，青黛 10g，雄黄 1g，甘草 6g。

加减：毒瘀亢盛者，选加半枝莲、虎杖、三棱、蜈蚣、水蛭、地龙、桃仁、红花、川芎等；脘腹胀满者，选加枳实、大腹皮、焦槟榔等；潮热盗汗者，选加青蒿、鳖甲、地骨皮等；阴虚阳亢者，选加龙骨、牡蛎、代赭石、杭菊花等；阴精虚极者，选加阿胶、龟甲胶、鳖甲胶等。

4. 肾阴亏虚，毒瘀不散

面目黧黑，面色无华，肌肉大消，卧床不起，午后潮热，或夜间发热，口干咽燥，失眠盗汗，或见食欲大减，脘腹胀满，并见胁下癥积，坚硬，固定不移。舌体胖大，舌质淡暗或紫暗，舌红无苔或红光，脉微弱。

治法：滋补肾阴，祛瘀解毒。

主方：左归丸、青黛雄黄散、失笑散合方加减。

常用药：熟地黄15g，山药12g，山茱萸10g，菟丝子10g，枸杞子10g，川牛膝10g，鹿角胶10g，龟甲胶10g，青黛10g，雄黄1g，蒲黄6g，五灵脂6g。

加减：阳气暴脱者，选加附子、细辛、肉桂、仙茅、淫羊藿、补骨脂等；虚损出血者，选加墨旱莲、仙鹤草、茜草、血余炭等；血液瘀滞者，选加桃仁、红花、丹参、赤芍等；血虚者，选加当归、阿胶、何首乌等。

二、常用中成药

1. 六神丸

口服，成人每次10粒，小儿酌减，每日1～2次，含化或温开水送服。适用于慢性期的热毒互结之证。

2. 牛黄解毒丸（片）

口服，每次1丸（2～4片），每日2～3次。适用于慢性期的毒热充斥三焦之证。

3. 六味地黄丸（浓缩丸、口服液）

口服，每次1丸（6g或1支），每日2次。适用于急变期的肾阴虚损之证。

三、中药外敷（涂）

单用青黛、雄黄粉或二者按9∶1比例配伍，以蜜或醋调成糊状，涂抹脾区，对缩小肿大脾脏具有一定效果。皮肤破溃者禁用。

四、预防与护理

1. 预防

从事放射线工作以及接触有毒化学品和致癌物质的工作人员，要加强劳动防护，消除和防治环境污染，注意锻炼身体，增强体质，节制烟酒，调节情志。

2. 护理

对慢性粒细胞白血病患者的护理包括两个方面。

（1）一般护理：①对加速期和急变期的患者，应保持病室清洁，通风良好，阳光充足，并经常用紫外线灯消毒，用来苏水擦地板。②患者要定期理发、洗澡、剪指甲，换用消毒过的衣服，饭前、便后洗手。③保持患者眼、耳、口、鼻的清洁，防治霉菌感染；药物坐浴，可保持肛门清洁。④长期卧床的患者宜勤翻身以预防褥疮。为防止尿酸肾结石，应鼓励患者多饮水，补液量要充足，以保证足够的尿量。保持大便畅通。

（2）饮食护理：应给予高蛋白、易消化的食物，但鱼虾海鲜、牛肉、羊肉、狗肉、猪头肉均属燥热之品，应谨慎食用。

（北京中医药大学：陈信义　李冬云　姜苗　侯丽）

◎ 医案 1

李某，男，58 岁，2003 年 3 月 17 日初诊。患者于 2002 年 5 月自觉右耳前淋巴结肿大，未做进一步诊治，12 月就诊，2003 年 1 月 16 日住院。血常规检查示：WBC18.5×10^9/L，N0.22，L0.73。CT 检查示腹膜后多发淋巴结肿大，BM 示成熟淋巴细胞增生为主，免疫分型支持“慢性淋巴细胞白血病”。临床诊断为慢性淋巴细胞性白血病。予以异环磷酰胺 400mg，静脉滴注，每周 2 次，连用 4 周；苯丁酸氮芥 2mg，口服，每日 3 次，连服 7 日，之后改为每日 2mg。连用 10 日后，血常规检查示：WBC8.1×10^9/L，N0.21，L0.76，PLT127×10^9/L，Hb133g/L，出院，口服瘤可宁每日 2mg 维持治疗。3 月 10 日 WBC 上升至 41×10^9/L，又予环磷酰胺 400mg 静脉滴注 1 次。停用瘤可宁 4 日，血常规检查示：WBC20.4×10^9/L，RBC4.34×10^{12}/L，Hb141g/L，PLT125×10^9/L，N0.4，L0.54。刻下：头晕，乏力，纳可，便调，齿痛，无发热，右耳前有一肿大淋巴结，如黄豆大小，质硬，活动尚可，无压痛，浑身不适，大便日行 2 次，溏薄。苔黄腻，脉细数，舌质淡红。证属风邪侵入，肺失治节，损及脾肾，痰毒内生。治拟祛风化痰，清泄热毒。处方：前胡 15g，杏仁 10g，浙贝母 15g，茯苓 15g，土茯苓 30g，桔梗 10g，莪术 15g，蒲公英 20g，野葡萄藤 30g，陈皮 10g，连翘 15g，炒白术 5g，生甘草 5g，炙甘草 5g，胆南星 12g，炒黄芩 15g。7 剂，水煎服。口服定清片，每次 10 片，每日 3 次。

2003 年 3 月 31 日二诊：患者右耳前淋巴结未见进行性肿大，神疲乏力，时有牙痛，大便溏。苔薄腻、淡黄、略干，舌体胖大，边有齿印，脉细数无力。血常规检查示：WBC8.2×10^9/L，L0.59。BM：增生活跃，淋巴细胞 0.67。继进前法，加入化痰渗湿之品，原方加薏苡仁 15g，14 剂。

此后，给予患者健脾化痰、疏风清肺治疗，药用淋巴Ⅲ号方加减，配合口服定清片，每次 10 片，每日 3 次。

按：此案患者为风湿之邪侵犯肺脏，肺失宣肃，痰浊内蕴，证属本虚标实，治疗时以治标为主，用泻毒之法，清热泄毒，治肺为主，调治肺脾。俟疾病外邪已除，风痰湿毒留恋，精气已亏，以正虚为主，治拟补益精气，祛风邪痰毒，用淋巴Ⅲ号方。该方由黄芪、太子参、炒白术、墨旱莲、麦冬、丹参、生甘草、炙甘草、蒲公英、鬼针草、陈皮、猫爪草、象贝母、莪术、野葡萄藤等组成，健脾化痰，疏风清肺。

（医案来源：上海中医药大学附属岳阳医院　黄振翘）

◎ 医案 2

张某，男，32 岁，2008 年 6 月下旬初诊。6 月中旬经骨髓穿刺检查，诊断为慢性粒细胞白血病（CML）。刻下：头晕，乏力，腰膝酸软，发热，脾大。查体：面色苍白，舌淡少苔，脉沉细数。实验室检查：红细胞计数 3.4×10^{12}/L，血红蛋白 100g/L，血小板计数 120×10^{9}/L，白细胞计数 72.4×10^{9}/L，中性中幼粒细胞占 18%，中性晚幼粒细胞占 12%，嗜碱性分叶核占 6%。骨髓穿刺术检查示：骨髓增生极度活跃，粒系中晚幼粒细胞显著增高，嗜碱性粒细胞比例偏高。中医辨证为脾肾两亏、瘀血内阻，治以健脾益肾、活血化瘀。以“兰州方”加减治之。处方：北沙参 15g，太子参 15g，人参须 15g，潞党参 15g，地黄 12g，山茱萸 30g，山药 10g，麦冬 15g，五味子 3g，桂枝 10g，白芍 10g，甘草 6g，生姜 6g，大枣 4 枚，浮小麦 30g，马钱子 1 个（油炸），土大黄 10g，水蛭粉 6g（分冲），三棱 10g，莪术 10g，海藻 10g，昆布 10g。水煎服，日服 1 剂。

二诊：服用 1 个月后，患者诸症消失，面色红润，饮食、睡眠佳，舌质淡红，苔薄白，脉沉细，脾脏缩小。血常规检查示：红细胞计数 3.6×10^{12}/L，血红蛋白 85g/L，血小板计数 60×10^{9}/L，白细胞计数 3.7×10^{9}/L。继以上方随证加减。

三诊：患者服药 1 年后，血常规检查示：红细胞计数 3.98×10^{12}/L，血红蛋白 138g/L，血小板计数 119×10^{9}/L，白细胞计数 6.2×10^{9}/L，嗜碱性粒细胞 0%；骨髓穿刺检查示：CML 治疗后完全缓解的骨髓象。嘱以裴氏生血颗粒（即“兰州方”）常服，门诊随访，此例 CML 临床完全缓解。

按：裴老以中西医结合十六字方针为指导思想，认为此病病位在骨髓，累及血分，与五脏相关，提出因虚致病、因病致虚、虚实夹杂、本虚标实为此病发病机理。裴老治疗此病常以补肾健脾，益气养血，治本补虚；化痰活血，软坚散结，清热解毒，治标祛邪。虽扶正与祛邪并用，但扶正固本确为贯穿此病治疗始终的大法。因此，裴老在临证中，本虚治以"兰州方"，标实则加马钱子、土大黄、水蛭、白花蛇舌草、半枝莲、三棱、莪术等清热解毒、软坚散结之品。"兰州方"为裴老治疗白血病的主方，由六味地黄汤、生脉散、甘麦大枣汤、桂枝汤四方合方化裁而成。方中，党参、太子参、人参须、北沙参，大补中气，堪称扶正固本之主药；党参、麦冬、五味子乃生脉散，益气养阴；地黄、山茱萸、山药为六味地黄汤之三补，取补肾养血之寓意；大剂量山茱萸有改善骨髓造血功能的作用，此"肾主骨，骨藏髓，髓血同源"之明证；甘草、大枣、浮小麦即甘麦大枣汤，养心安神，心神安则血安；桂枝、白芍调和营卫。诸药并用，补肾填精，健脾益气。

（医案来源：甘肃省肿瘤医院　裴正学）

第七章　皮肤肿瘤

第一节　皮肤癌

皮肤癌是发生于皮肤的恶性肿瘤，其中以鳞状细胞癌和基底细胞癌最为常见。在古代中医典籍中，有类似“癌疮”“恶疮”“石疔”“翻花疮”“石疽”等疾病的记载。

皮肤癌在白色人种中发病率较高，其中澳大利亚的发病率位居世界首位。在我国，皮肤癌发病率较低。此病好发于 50 ～ 60 岁，男性多于女性。皮肤癌好发于身体的暴露部位，如头面、颈部、手背等处。此外，四肢、躯干皆可发病。紫外线照射、电离辐射、化学致癌物质（如焦油、沥青）以及某些癌前病变（如着色性干皮病、顽固性溃疡、角化病、烧伤瘢痕、经久不愈的瘘管）等都与皮肤癌的发生有关。皮肤癌中以基底细胞癌最多见，占 60%以上。组织学分型为表浅溃疡型、表皮下基底细胞癌、基底鳞状细胞癌三型。皮肤鳞状细胞癌一般分化程度较好，高分化鳞状细胞癌占 75%。皮肤癌的预后较好，治愈率达 90%以上。基底细胞癌发展缓慢，呈局部浸润性生长，一般不发生淋巴和血行转移；鳞状细胞癌发展相对较快，且易转移至区域淋巴结，但远处及血行转移很少见，最常见的转移部位为肺部。

一、辨证论治

1. 血热湿毒

皮肤红斑样皮损或糜烂潮红，伴有渗液、渗血，恶臭，触之出血，溃而难收，口苦咽干，心烦易怒，小便黄赤，大便秘结。舌质红，苔黄腻，脉滑数。

治法：清热凉血，除湿解毒。

主方：银花解毒汤合萆薢渗湿汤加减。

常用药：金银花 20g，紫花地丁 20g，黄连 15g，夏枯草 15g，连翘 15g，水牛角 30g，赤芍 15g，牡丹皮 15g，萆薢 15g，薏苡仁 30g，泽泻 15g，滑石 30g，甘草 5g。

加减：溃疡流血不止，加仙鹤草、墨旱莲、白茅根、蒲黄炭等，并用云南白药外敷；溃疡肿痛剧烈，加延胡索、三七、乳香、没药；发热，加柴胡、石膏。临床上，白花蛇舌草、半枝莲、重楼等清热解毒药亦可适量加入。

2. 肝郁血燥

皮肤丘疹或小结节，逐渐扩大，质地坚硬，边缘隆起，中有溃疡，溃后不愈，伴情志不畅，急躁，眠差，胸胁苦满，口唇干焦，大便干涩。舌红苔薄黄或薄白，脉弦细。

治法：疏肝理气，养血润燥。

主方：丹栀逍遥散加减。

常用药：柴胡 12g，当归 10g，白芍 15g，牡丹皮 12g，栀子 12g，郁金 12g，川楝子 12g，地黄 30g，玄参 15g，甘草 6g。

加减：皮肤干燥或瘙痒，加防风、荆芥、地肤子、蝉衣、白鲜皮；口干口渴，加天花粉、芦根、麦冬；大便秘结，加火麻仁、大黄。

3. 瘀毒内结

皮肤丘疹或结节，中央糜烂或边缘隆起，色暗红，坚硬不平，局部刺痛，伴肌肤甲错，面色晦暗，口唇暗紫。舌质暗红，有瘀斑，脉细涩。

治法：活血祛瘀，清热解毒。

主方：桃红四物汤合四妙勇安汤加减。

常用药：桃仁 12g，红花 6g，当归 10g，赤芍 15g，地黄 20g，玄参 20g，三七 10g，蜈蚣 3 条，人工牛黄 1g（冲），白花蛇舌草 30g，蒲公英

20g，金银花20g。

加减：胸闷胁痛，加柴胡、郁金、延胡索、川楝子；肿块坚硬，痛处不移，加三棱、莪术、乳香、没药；兼有气滞，加香附、佛手、乌药。

4. 气血两虚

患病日久，神疲乏力，面色萎黄，骨瘦如柴，纳差，腰酸，头晕目眩，少气懒言，皮肤肿块腐溃，恶肉难脱，稍有触动则污血外溢。舌质淡白，边有齿痕，苔薄白，脉细无力。

治法：补益气血，扶正祛邪。

主方：八珍汤加减。

常用药：黄芪30g，党参30g，当归10g，熟地黄30g，茯苓20g，白术15g，白花蛇舌草30g，重楼30g，金银花20g，甘草6g。

加减：兼见腰酸肢冷、头晕耳鸣，酌加补骨脂、杜仲、川续断；兼五心烦热、口干咽燥、失眠多梦，加女贞子、墨旱莲、山茱萸；纳呆、脘腹痞闷，酌加山药、薏苡仁、陈皮、半夏，或加服香砂养胃丸。

二、常用方药

1. 常用中草药

金银花、重楼、砒石等。

2. 常用中成药

（1）小金丹：白胶香、草乌、五灵脂、地龙、木鳖子、乳香、没药、当归、麝香、墨炭，有化痰祛湿、祛瘀通络的功效。实验研究表明，该方可抑制小鼠肉瘤180和梭形细胞肉瘤的生长，对癌细胞的有丝分裂有抑制作用。适用于皮肤癌初起，皮色不变或肿硬作痛等属寒湿痰瘀者。每次3g，日服3次。

（2）大黄䗪虫丸：大黄、黄芩、甘草、桃仁、杏仁、芍药、地黄、干漆、虻虫、水蛭、蛴螬、䗪虫，有破血祛瘀、消癥散结之功效，适用于皮肤癌热毒壅盛、瘀血内停、大便秘结者。每次3～6g，日服3次。

三、中医特色疗法

（一）中药外敷（涂）

皮肤癌位于皮肤表面，外敷药物较为方便，药物直接作用于肿瘤，有较好的疗效。

（1）蟾酥软膏：取蟾酥10g，溶于30mL液体中，再加入40g磺胺软膏，上药调匀，每次适量外敷患处，每日换药1次。适用于各型皮肤癌。

（2）农吉利软膏：适量，每日1次或隔日1次，涂于创面。适用于皮肤癌热毒型。

（3）信枣散：大枣10枚，信石0.2g。大枣去核，将信石置入大枣内，烤干研细末，与芝麻油调成糊状外敷。有祛腐生肌的功效。适用于3cm以下的皮肤癌。

（4）皮癌净：红砒50g，指甲5g，头发5g，大枣去核71g，碱发白面172g。将大枣去核，红砒研末，头发剪短，指甲切碎。将红砒、头发、指甲混匀后加入大枣内，外用碱水发白面，包成汤圆状，放炭火中烘烤至干熟，再研为细粉过筛备用。已溃疡者直接外用，未溃瘤体用芝麻油调敷，每日用药1次。

（5）巴矾泥：巴豆（带根）7个，红矾9g，大枣7枚，葱白（带皮）7个，混合后用乳钵捣烂如泥状，分3份备用。用时取1份药泥敷于劳宫穴或涌泉穴之某一穴的单侧，外加纱布包扎，5日后取下药物，休息5日。如此在上述2穴之两侧交替用药泥敷贴，每次1穴，每敷5日，间隔5日，共25日将3份药泥敷完。

（6）神功散：整文蛤（钻孔）1枚，金头蜈蚣（研粗末）1条。将蜈蚣末装入文蛤内，纸糊封口，外再用西纸糊7层，晒干，面麸拌炒，以纸黑焦为度，去纸研极细末，加麝香1分（0.3g），再研匀，陈醋调稠。温敷坚硬核处，外用薄纸盖之，每日1换。具有解毒消肿、散结止痛功效，适用于瘰疬未溃之证。

（7）千槌紫金膏：蓖麻仁450g，血竭、儿茶、乳香、没药各90g，广丹150g，银朱21g，松香750g，杵如泥。隔水炖1昼夜。摊于布或纸上，厚约1cm。临用烊化贴于患处。具有拔毒、消肿、止痛功效，适用于瘰疬、石疽等证初起红肿尚未成脓者。

（8）蟾酥捻子：蟾酥（黄豆大）1块，白丁香15粒，寒水石（黄豆大）1块，巴豆（去壳）10粒，寒食面（黄豆大）1块。上药各研末，共合一处再研匀，炼蜜搓成捻子。每用1根，用针将瘰疬当顶针一孔，插捻子入孔内，外用绿云膏盖贴。连插3日后，单换膏药，数日后，顽根自脱，以脓净硬退为效。如硬未尽再用，以尽为度。与绿云膏合用具有解毒散结之效。适用于瘰疬溃后之证。

（9）绿云膏：黄连、大黄、黄芩、玄参、黄柏、木鳖子（去壳）各3g，切片，用芝麻油30g，炸至焦色，去渣；入净松香150g，再熬成膏，倾入水中，扯拨至金黄色，入锅内再熬数滚，候温；将猪胆汁3枚，铜绿9g，预用醋30g，浸1夜，绢滤去渣；同入膏内，用筷子搅之，候冷为度。用时以重汤炖化，薄纸摊贴，甚效。

（二）针灸

1. 寒痰凝滞

主穴：三阴交、丰隆、足三里、阴陵泉。

配穴：颈部恶核可加外关、天井。

方法：毫针刺，泻法，或加灸，每日1次。

2. 气郁痰结

主穴：太冲、足三里、阳陵泉、曲泉。

配穴：如气郁化火，症见口干口苦、急躁易怒，可加悬钟、三阴交；胸闷呕恶，加内关。

方法：毫针刺，泻法，不灸，每日1次。

3. 痰热蕴结

主穴：合谷、内关、曲池、尺泽。

配穴：如见高热不退，可加手少阳三焦经井穴、关冲，点刺出血；腹胀便秘，加上巨虚、丰隆。

方法：毫针刺，泻法，不灸，每日1次。

4. 肝肾阴虚

主穴：太溪、三阴交、中都、阴谷。

配穴：如潮热、盗汗，加鱼际、劳宫；如肝火旺盛，可加太冲、阴陵泉。

方法：毫针刺，平补平泻法，不灸，每日1次。

5. 气血两虚

主穴：足三里、三阴交、阴陵泉、血海。

配穴：如见神疲畏寒，可加灸命门、气海俞；如见恶心呕吐，可加内关。

方法：毫针用补法，配合灸治，每日1次。

四、治疗兼证

（1）癌性溃疡：为皮肤癌发展过程中的常见症状。症见疮口开大、糜烂浸润、渗流血水或脓液，呈菜花样外翻，甚则似火山喷口，疼痛剧烈，伴有恶臭。可选用五味消毒饮加减内服，并用清热解毒的金银花叶、芙蓉花叶或蒲公英捣烂外敷，或用其汁敷于患处。或选用皮癌净以祛腐生新。如病灶溃烂，久不收口，周围组织肤色暗淡而不痛，皮肤发凉，脓少质稀，伴形寒肢冷，面色暗淡无华，神疲乏力，舌淡苔白，脉弱无力，属阴性溃疡，方用阳和汤内服，外以阳和解凝膏敷贴。

（2）继发性感染：症见病灶周围红肿，灼热疼痛，糜烂渗液，肉腐溢脓，脓液黏稠，恶臭异常，常伴身热口渴，便秘溲黄，心烦不安。舌质红，舌苔黄，脉数。证属热毒炽盛，方用五味消毒饮合白虎汤加减。

（3）癌性疼痛：当病灶溃疡扩展，浸润较深，甚至腐蚀破坏软骨及骨骼，出现骨质破坏时，常可出现剧烈疼痛，疼痛持续时间长，随病情发展疼痛进行性加剧。疼痛常常难以忍受，甚则痛不欲生。疼痛使患者睡眠不佳，精神疲乏，食欲减退。中医学认为瘀毒蕴结，经络阻滞，不通则痛，治疗上根据以通止痛、通则不痛的原则，可酌情选用三七、水蛭、土鳖虫、丹参、三棱、莪术、延胡索、乌头、罂粟壳等药物。蟾酥膏外敷有祛瘀散结、通络止痛的作用。

五、其他疗法

（一）食疗

恶性淋巴瘤患者饮食宜新鲜清润、营养丰富、容易消化，忌食煎炸燥热、辛辣刺激、肥甘厚味及生冷腥气之品，戒烟禁酒。由于恶性淋巴瘤与其他恶性肿瘤一样属于消耗性疾病，尤其在接受放疗、化疗或手术后，常可表现出气血亏损、阴阳失调和脾胃功能减弱等病理反应。此时的饮食应以营养丰富而易于消化为原则，多食高蛋白、富含维生素及矿物质的食物，如鱼、瘦肉、蛋类、蔬菜、水果等，以满足机体的生理需要。在治疗、康复期间，可根据患者的病情和口味偏好，选用相应的中药和合适的食物组成药膳，再经合理的加工烹调，使之不仅营养丰富，色、香、味俱佳，而且具有一定的治疗作用。正如《医学衷中参西录》所云："病人服之，不但疗病，并可充饥；不但充饥，更可适口。用之对症，病自渐愈。”例如手术后或放疗、化疗后气血亏损，症见头晕心悸、乏力气短，可选用黄芪、龙眼肉、枸杞子各30g，与猪脊骨（或猪瘦肉）、水鱼（或乌龟）加水久炖，待肉熟烂后加盐调味，喝汤吃肉，可达到益气养血、健脾滋肾的目的，有助于身体康复。在化疗期间，患者因胃肠功能紊乱而出现脘闷纳呆、恶心呕吐、腹泻或便秘等症，可予山药30g，生姜15g，胡椒仁15g(纱布包扎)，腹泻者另加砂仁12g，便秘者另加玉竹30g，一并纳入猪肚内加水久炖，待猪肚熟烂后加盐调味，喝汤吃肉，具有和胃化浊、健脾开胃功效。不过，若合并肾功能不全，则应限制蛋白质摄入量，仅予高质量蛋白质如牛奶、鸡蛋等含必需氨基酸的蛋白质，忌食植物蛋白如豆浆、豆腐、腐竹之类，以免加重肾脏负担。

另外，根据临床的不同辨证类型，选用相应的食疗处方，作为日常食谱。

1. 寒痰凝滞

（1）半夏山药粥：取山药30g，法半夏12g，粳米30g。先将法半夏洗净，用布袋装好；山药、粳米洗净，与药袋一起放入锅内，加清水适量，文火煮成稀粥，去药袋，调味即可食用。

（2）法半夏杏仁鹧鸪汤：取法半夏12g，杏仁10g，鹧鸪1只，生姜3片。先将法半夏、杏仁、生姜片洗净，鹧鸪活杀，去毛、爪、内脏，洗净，切成大块。然后将全部用料一起放入锅内，加水适量，武火煮沸后改用文火煮1～2小时，调味即可。随量喝汤吃肉。

（3）猫爪草猪肉汤：取猫爪草30g洗净，猪瘦肉100g洗净、切片，加水适量，武火煮沸后改用文火煮1～2小时，调味即可。

2. 气郁痰结

（1）橘红膏：取橘红10g，糯米粉500g，白糖200g。先将橘红洗净、烘干，研为细末，与白糖和匀备用。然后把黏米粉以少许水润湿，放于蒸锅屉布上蒸熟，待凉后，卷入橘红糖粉，切为夹心方块即可。不拘时食用。

（2）荔枝干汤：取荔枝干9枚，海带15g，黄酒少许。水煎服，每日1剂。

（3）海蜇荸荠丸：取陈海蜇、荸荠、芋头粉各500g，先将陈海蜇、荸荠浓煎取汁，然后与芋头粉搅匀，制成绿豆大小的丸子，每次15g，每日2次，温开水送服。

（4）腊味慈姑球：取慈姑 600g，面粉 60g，猪油 50g，白糖 15g，精盐、胡椒粉、味精、芝麻油各适量。馅用去皮腊肉 250g，香芋 75g，生粉、白糖、淀粉、料酒各适量。先将慈姑去皮蒸熟，压烂成茸。面粉加水和成面团，加入猪油、白糖、精盐等混合均匀。把慈姑茸加入面团中揉匀，使成慈姑茸皮，分成 20 个剂子。腊肉蒸熟后切丁，香芹切丁。热油锅先炒香芹，再放肉丁和其他馅料，最后将生粉用凉开水调成浆倒入，拌匀成馅。每个剂子包入 15g 馅，做成慈姑形。热油将慈姑球炸至呈金黄色并略胀起如蜂巢般小孔即可。每次 1 丸，每日 3 次。

（5）萝卜鸭肫汤：取白萝卜 250g，鸭肫 1 个，陈皮 6g。白萝卜、鸭肫洗净后切片，与陈皮一起煲汤服食，每日 1 剂。

3. 痰热蕴结

（1）夏枯草海带鸽肉汤：取白鸽 1 只，夏枯草 15g，海带 30g。先将夏枯草洗净；海带浸泡后洗净，切丝；白鸽去毛、内脏、脚爪，洗净，斩件。然后把夏枯草放入锅内，加清水适量，武火煮沸后，文火煮 30 分钟，去渣；再把海带、白鸽放入夏枯草水内，煮 1 小时，调味即可。随量饮用。

（2）夏枯草川贝煲兔肉：夏枯草 24g，川贝母 12g（打碎），一同用布包扎；兔肉 250g 切细块，与布包一起放锅内，加水适量，武火煮沸后改用文火煮 1 ～ 2 小时，去布包，调味后食用。

（3）紫菜百合汤：取紫菜 20g，百合 30g，生姜 5g，盐适量，加水煮汤，喝汤吃紫菜，每日 1 次。

（4）天冬百合粥：取天冬、百合各 30g，粳米 50g，洗净后加水适量煮粥，每日 1 ～ 2 次。

（5）海带紫菜瘦肉汤：取海带 20g，紫菜 10g，洗净；猪瘦肉 50g，洗净后切片。各用料一起放入锅内，加水适量煮汤，喝汤吃肉。每日 2 次。

4. 肝肾阴虚

（1）胡桃雪耳炖海参：取胡桃肉 20g，雪耳 10g，海参 60g，猪瘦肉 60g。先将胡桃肉用开水烫泡，去衣；雪耳浸开，洗净，摘小朵；海参浸软，洗净，切丝；猪瘦肉洗净，切丝。然后把全部用料放入炖盅内，加开水适量，炖盅加盖，文火隔水炖 1 小时，调味后食用。

（2）芡实枸杞炖龟肉：取乌龟 1 只（约 500g），芡实、龙眼肉各 30g，枸杞子 15g。先将芡实、龙眼肉、枸杞子洗净，浸半小时；乌龟用开水烫，使其排尿，去肠、脏、头、爪，洗净，斩件。然后将全部用料一齐放入炖盅内，加开水适量，炖盅加盖，文火隔水炖 2 小时，调味即可。随量喝汤吃肉。

（3）山药枸杞炖水鱼：取水鱼 500g，山药 30g，枸杞子 15g，红枣 5 枚，生姜 1 片。先将山药洗净，浸泡半小时；枸杞子、红枣（去核）洗净。水鱼用开水烫，使其排尿，去肠脏，洗净，切块。然后把全部用料一起放入炖盅内，加开水适量，文火隔水炖 2 小时，调味即可。随量喝汤吃肉。

5. 气血两虚

（1）木耳腐竹焖兔肉：取木耳 15g，腐竹 1 条，兔肉 200g，生姜 2 片。先将木耳浸开洗净；腐竹浸软，切段；兔肉洗净切块；然后起油锅，放入兔肉、生姜略爆，加入适量清水，放入木耳、腐竹，文火焖熟，放入油盐、调味料，略煮即可。随量食用或佐餐。

（2）黄芪当归炖乳鸽：黄芪 30g，当归 15g，乳鸽 1 只。先将乳鸽去毛和内脏，洗净后与黄芪、当归一起放入炖盅内，加水适量，隔水炖 2 小时，喝汤吃肉。每周 2 次。

（3）斑蝥蒸鸡蛋：以斑蝥 3 只（去头、足、翅、尾）置于鸡蛋内，装入碗中，文火蒸熟鸡蛋，去斑蝥，食鸡蛋，每日 1 次，连服 12 日为 1 个疗程，每个疗程之间停服 3 日，治疗腹股沟恶性淋巴瘤手术后因白细胞减少而被迫停止化疗者。临床认为该疗法具有攻补兼施之效。

此外，还可采用药膳疗法，具体如下：

（1）白果 20 个，发菜 20g，鸡丝 20g，鸭丝 20g，肉丝 20g。白果煮烂去壳，用各式鲜汤煮发菜，加上鸡丝、鸭丝、肉丝、白果，制成白果发菜鲜汤，常服。适用于皮肤癌手术、放疗、化疗后，出现胃纳不香、神疲乏力、头晕腰酸等症。

（2）人参 30g，黄芪 50g，当归 50g，枸杞子 30g，大米 250g。用黄芪、当归、枸杞子煮水，用此水煮大米成饭，另取人参煮水，在饭将熟时，加入少量人参水，至饭熟。适用于皮肤癌中、晚期气血两虚者，症见乏力、面色苍白、舌淡苔白、脉沉细、白细胞减少。

（3）当归 15g，黄花菜 15g，猪肉 200g，盐、料酒、葱、姜及味精各适量。当归、黄花菜洗净，猪肉切丝，共同置入锅内，加盐、料酒、葱、姜适量，水 1500mL，文火煎汤，待汤浓稠入味，加入适量味精即可。适用于皮肤癌术后、放疗后。

（4）牛肉100g，大米250g。牛肉切薄片，与大米同煮成粥，加五香粉、盐适量调味，温热食之。适用于皮肤癌术后恢复期。

（5）枸杞子40g，猪瘦肉150g，甲鱼560g。将枸杞子洗净，猪瘦肉切细，甲鱼去内脏切块，将上述原料放入锅内，加适量冷水炖熟。加入盐调味，即可食用。适用于皮肤癌后期或放疗、化疗后，症见腰酸肢软，头晕口干，舌质红，脉细数。

（6）胡萝卜750g，猪肝120g。胡萝卜切片，以水煮熟，猪肝切片后下，熟时加生姜、食盐、猪油适量调味即可。适用于皮肤癌。

（7）胡萝卜150g，苹果1个，橘子半个，蜂蜜适量。将上述材料切细，酌加冷开水，一同压榨取汁服用。适用于皮肤癌。

（8）胡萝卜（切片）60g，荸荠60g，芫荽30g。水煎代茶饮，芫荽须后下入。适用于皮肤癌。

（9）章鱼5只，白英30g，茜草20g。一同煎汤至章鱼肉熟时，去药渣，酌加盐、姜等，食章鱼及汤。适用于皮肤癌溃烂者。

（10）嫩母鸡1只，三七2g，枸杞子10g，大枣10枚，龙眼10g。鸡去内脏、爪、头后，将上述药和适量生姜、盐、酱油、料酒拌匀后，填入鸡腹内，再把鸡放入搪瓷或陶瓷盆中，腹部朝上，加盖后置笼中或铁锅内蒸熟，2～3小时后出笼，食鸡吃药。适用于皮肤癌。

（11）蘑菇100g，鸡蛋200g，植物油、葱、盐各适量。蘑菇洗净，切片，葱洗净去根须，切成葱花，取鸡蛋放入碗内，投入蘑菇、油、盐，用筷子搅拌均匀，放入烧热的油锅中，不停地煸炒，待结成块时，即盛入碗内食用，每日1次，或隔日1次。适用于皮肤癌术后、放疗后。

（二）康复治疗

1. 中医中药康复治疗

皮肤癌患者经手术、放疗、化疗后，坚持中医中药治疗有助于巩固疗效，预防及减少复发。对于实证患者常以清热凉血、燥湿解毒之金银花、紫花地丁、半枝莲、干蟾皮、土茯苓、薏苡仁、苦参、白鲜皮等药调治；对于虚证者，多为气血两虚、肝肾阴虚，常以八珍汤、补中益气汤等补益气血，以六味地黄汤、一贯煎等滋补肝肾。坚持服用六神丸、西黄丸、小金丹、平消胶囊等中成药有助于祛除余邪，防止复发。

2. 精神心理康复治疗

中医历来十分重视情绪变化的致病因素，认为七情内伤是疾病发生发展的重要因素，人的情绪变化可能影响五脏六腑的功能，导致气滞血瘀、痰湿凝聚而引起癌肿或加重病情。因此，应帮助患者消除紧张、恐惧、消极情绪，保持精神乐观，情绪稳定，恬淡虚无，精神内守，以利康复。

3. 饮食及生活调摄康复治疗

高营养是肿瘤患者康复的重要措施之一，应鼓励患者多进食牛奶、鸡蛋等营养丰富的食品，不宜过度忌口，忌食烟、酒、霉变食品及过多辛辣刺激、油腻的食物。注意起居有常，适当运动。注意皮肤清洁，避免过度日光暴晒，避免与各种射线、化学毒物长期接触，积极治疗放疗、化疗引起的皮肤损伤，保持局部清洁，防止感染。

六、预防与调理

（一）预防

对皮肤癌前病变，如角化病、着色性干皮病、X 线及日光性皮炎溃疡，应提高警惕，防止其癌变，必要时做组织病理学检查。避免过度日光暴晒，使用防晒剂，避免与各种射线、化学毒物长期接触，注意及时诊治皮肤慢性炎症或溃疡性病变。保持局部清洁，防止感染。

（二）护理

1. 生活调理

对于明确诊断的皮肤癌患者，要做好身体与心理护理。要求患者适当运动，不可过劳，少去人群聚集的场所，以避免患流行性感冒等传染性疾病。保持局部皮肤清洁。改善生活环境，改变不良生活习惯，杜绝不良嗜好。

2. 饮食调理

香菇、黑木耳、蘑菇和维生素 C、维生素 A、维生素 E，都有防癌的作用，提倡多吃这些食物。维生素 C 富含于橘子、鲜枣、鸭梨等水果和许多新鲜蔬菜中；维生素 A 在鱼肝油、动物肝脏、蛋、奶、鱼中含量较多；黄豆、玉米、小米及瓜类蔬菜中含有进入人体后可转化为维生素 A 的胡萝卜素；植物油、麦芽、花生、猪肉等食物中维生素 E 含量较高。

（1）手术后饮食：皮肤癌手术后，患者耗气伤血，宜多食用补气养血之品，可选用粳米、白扁豆、大枣、龙眼、荔枝、香菇、鹌鹑蛋、胡萝卜、山药、藕粉粥、黄芪粥、豆类等。

（2）放疗时饮食：放疗时耗损阴液，宜多食滋阴养液之物，选用新鲜蔬菜、新鲜水果，如菠菜、小白菜、藕、白梨、香蕉、葡萄及泥鳅、海参、甘蔗粥等。

（3）化疗时饮食：化疗时气血两损，宜常服补养气血之品，选用核桃仁、桑椹、白木耳、香菇、菱角、薏苡仁粥、黄鳝等。

3. 精神调理

人的情绪过度变化可影响五脏六腑的功能，导致气滞血瘀、痰湿凝聚而引起癌肿或加重病情，因此要善于调节情绪，使情绪稳定，精神乐观，机体阴阳平衡，从而更好地配合治疗，以利康复。

（北京光明中医学院知医堂肿瘤科：杨建宇　李彦知　魏素红　史金花　李志明）

◎ 医案 1

马某，男，82 岁，2009 年 1 月 9 日初诊。2007 年 10 月无明显诱因出现左颞部疼痛、破溃，取皮肤活组织病理检查确诊为皮肤鳞癌。2008 年 1 月行手术治疗，术后活组织病理检查示：（左颞部皮肤）鳞状细胞癌（高－中度分化），局部侵犯皮下脂肪组织，切缘阴性。术后肿物局部复发，3 月行第 2 次手术，术后病理示：（左颞部皮肤溃疡）鳞状细胞癌，中－低分化，基底切缘阳性，皮肤切缘阴性；（肿物基底深层及边缘扩大切除）部分区域见癌组织弥漫浸润；（肿物基底深层接近骨膜）检材组织，一端浅表处小灶性区见一团癌组织。4 月放疗 35 次，5 月起化疗 5 次，末次化疗时间为 2008 年 10 月。

患者入院初诊半个月前，左颞、颈部疼痛较前加重，溃疡面扩大伴周身乏力。入院后，考虑患者左颞部及左颈部呈菜花样破溃，部分颅骨可见，局部疼痛，分泌物多，气味臭秽，小便正常，大便干结，外科给予扩创、局部创面清创，并予九一丹外敷治疗；同时配合清热解毒、活血祛瘀中药内服。处方：白花蛇舌草 15g，半枝莲 15g，半边莲 15g，大黄 10g，紫花地丁 10g，蒲公英 15g，厚朴 30g，连翘 15g，猫爪草 15g，姜黄 10g，仙鹤草 15g，郁金 10g，预知子 15g，牡蛎 30g，枳壳 20g，三七 3g（冲服）。7 剂。常法煎服。

服药后，患者溃疡面分泌物减少，气味减轻，继予九一丹外敷；同时内服益气活血、托毒生肌中药。处方：黄芪 40g，白术 15g，白花蛇舌草 15g，苦参 15g，猫爪草 30g，紫花地丁 15g，蒲公英 15g，龙葵 15g，地黄 30g，浙贝母 15g，半夏 20g，天花粉 20g，薏苡仁 15g，银花 30g，连翘 30g，当归 15g。常法煎服。

患者入院 3 个月，溃疡面缩小，分泌物减少，气味减轻，局部可见新生肉芽组织。

按：中医学认为皮肤为人之藩篱，易受外邪侵袭，其发病不仅与外感六淫有关，亦与脏腑功能失调相关。肺主气，外合皮毛，若肺气失调，则皮毛不润；肝藏血，调节血量，若肝阴血不足，则皮肤血燥不荣；脾为后天之本，气血生化之源，若脾失健运，则气血化生乏源，肌肤失养，且脾不健运，易聚津成湿，可与外邪相挟为患。可见皮肤癌与肺、肝、脾的关系最为密切。外感六淫，风毒燥热之邪，久羁留恋，内耗阴血，夺精灼液，或湿毒久留，皆可变生恶疮，发为本病。本病初治之时，应立足于清热解毒、活血祛瘀。方中，大黄、白花蛇舌草、半边莲、半枝莲、紫花地丁、蒲公英、猫爪草、仙鹤草、连翘、预知子等大剂量清热解毒之品，同时配以枳壳、厚朴理气止痛，姜黄、郁金、三七活血止痛，牡蛎软坚散结。继之予益气活血、托毒生肌法治疗。同时外敷中药九一丹，此药为中医外科常用拔毒化腐生肌药，每次使用时只需裹在凡士林纱条上。在换药过程中，初期阶段创面有大量黏稠分泌物及坏死组织脱落，经多次换药后脓性分泌物和坏死组织被彻底清除，使局部缺血、缺氧得到进一步改善，创面不断长出新鲜肉芽组织。

（医案来源：天津中医药大学第一附属医院　贾英杰）

◎ 医案 2

李某，男，87 岁，1980 年 6 月 14 日初诊。患者左侧面部生肿物 3 个月，开始为一枚痣样损害，有痒感，搔后逐月增大，结痂，搔出血后增长迅速。1980 年 5 月 9 日病理检查示：癌细胞为多边形或不规则形，核大小不一，有巨细胞形成索片状癌巢浸润生长。诊断为皮肤鳞状细胞癌。刻下：患者高龄，身体一般状况好，左面颊部耳前方有半个鸡卵大小之肿物，呈菜花状，色鲜红，有少许黏稠分泌物，有臭味。证属热毒湿浊内蕴，上攻头面肌肤。治以清热解毒，祛腐生肌。清热解毒方：地黄 15g，赤芍 15g，连翘 15g，茯苓 15g，泽泻 15g，马齿苋 30g，蒲公英 30g，忍冬藤 30g。6 剂，水煎服，每日1剂。6月17日开始外治：局部常规消毒后，于肿起周围间隔0.5～1cm处刺入白砒条，深达肿瘤基底部，在肿物周围形成环形后，外敷一效膏。第6日肿物呈紫黑色坏死块，常规消毒，剪除坏死组织，露出新鲜创面，外敷一效膏，每隔1日换药1次，经29日局部伤面长平，结痂告愈。

按：皮肤癌主要有鳞状细胞癌和基底细胞癌两种，多发生于头面部和四肢等暴露部位，高发年龄为50～60岁，男性较多。西医对其治疗主要为手术和放疗，早期病例5年生存率基底细胞癌为90%，鳞状细胞癌为70%。中医学称皮肤癌为“翻花疮”。《医宗金鉴》谓翻花疮“因生疮溃后，胬肉自疮口突出，其状如菌，头大蒂小，愈糜愈翻，虽不大痛、大痒，误有触损，流血不住，久则亏虚。总由肝虚、怒气血燥而成”。老中医王品三从事中医外科60余年，对于治疗瘘毒、恶疮及皮肤癌有较深的造诣和颇多独到之处，在辽宁地区有“疮王”之称。王老治疗皮肤癌以外治为主，所用白砒条、一效膏是王老祖传秘方（朱砂50g，冰片50g，炉甘石15g，滑石粉500g，淀粉100g，芝麻油适量，调成糊状），适用于皮肤癌初期无转移者。本疗法主要是利用白砒条对肿瘤的腐蚀作用，再配合一效膏祛腐生肌，内服清热解毒药以达到不使毒邪四散、护内攻外的效应。

白砒条药物组成为白砒10g，淀粉50g，加水适量，揉成面团，捻成线条状，待自然干燥备用。白砒条的插入方法是整个治疗过程中的重要一环。如果不能一次使肿瘤组织彻底坏死脱落，容易出现转移，因肿瘤组织较周围软组织坚韧，故一般应插入肿瘤基底部，有一种绵软感。局部坏死组织形成后要及时剪除，再用镊子探查基底部是否还有残留，若有残留要即刻补插药条。一般在插药条后12～24小时出现腐蚀作用，2～6日肿瘤可脱落。白砒的每次用量为2～3mg，按（《中华人民共和国药典》）规定口服极量为5mg，故不致引起中毒反应。

（医案来源：辽宁中医学院　王品三）

第二节　恶性黑色素瘤

恶性黑色素瘤是来源于黑色素细胞的高度恶性肿瘤，在古代中医典籍中，类似于“恶疮”“黑子”“黑疔”“翻花”“厉疽”“脱疽”等疾病。

恶性黑色素瘤好发于白色人种，其发病率随地区、种族不同而异。澳大利亚是世界上本病发病率最高的国家，在美国、英国，黑色素瘤的发病率在逐年增长。我国恶性黑色素瘤的发病率不高。本病好发于 30 ～ 60 岁，发病性别几无差异。由于黑色素细胞分布于皮肤、眼、黏膜表面和神经系统，因此黑色素瘤可发生于皮肤、口腔、消化道、呼吸道、生殖系统的黏膜，眼球的睫状体、虹膜、脉络膜以及脑膜等处。本病的确切病因尚不清楚，可能与紫外线照射、遗传、外伤、内分泌、发育不良痣、免疫功能减退等因素有关。本病的病理组织学分型多见于雀斑型、表浅扩散型、结节型、肢端色斑型。恶性黑色素瘤通过淋巴道播散至原发病灶周围（“卫星结节”）及相应区域的淋巴结，经血道播散到肺、骨、肝、肾上腺、脑、骨髓、软组织等。

一、辨证论治

1. 热毒炽盛

肿块乌黑或杂色相间，或红肿溃烂，灼热疼痛，或渗血流脓，漫肿一片。伴心烦难寐，口干口苦，大便干结，小便黄赤。舌质红，苔黄腻，脉滑数。

治法：清热解毒，活血消肿散结。

主方：五味消毒饮合仙方活命饮加减。

常用药：金银花 20g，蒲公英 20g，野菊花 15g，紫花地丁 15g，青天葵 12g，穿山甲 15g，皂角刺 10g，天花粉 20g，赤芍 15g，制乳香 10g，制没药 10g，苦参 10g。每日 1 剂，水煎，可加入少量酒和服。

加减：溃烂流血不止，加白茅根、墨旱莲、仙鹤草、蒲黄炭等，并用云南白药外敷；湿毒偏盛，流污黄水，苔厚腻，酌加薏苡仁、苍术、车前草。临床上也可适当选用白花蛇舌草、半枝莲、重楼等清热解毒药，水牛角、牡丹皮、地黄等清热凉血之品也可适量加入。

2. 痰湿蕴结

肿块呈结节隆起，质地较硬，不红不肿，按之略痛，可有溃破渗液、周围瘙痒，可伴有恶心纳差、肢体困倦、胸闷咳喘等。舌质淡，舌体胖，苔厚腻，脉缓。

治法：燥湿理气，化痰散结。

主方：二陈汤合海藻玉壶汤加减。

常用药：海藻20g，昆布20g，浙贝母20g，陈皮10g，法半夏12g，青皮10g，茯苓20g，苍术15g，山慈姑15g，守宫6g，甘草6g。每日1剂，水煎服。

加减：兼胸腹满闷、纳呆腹胀，加党参、黄芪、白术、山药、枳壳；肿块隐痛或溃疡流黄水，加夏枯草、重楼、薏苡仁。兼有血瘀，可加入丹参、桃仁、三七、三棱、莪术等以化瘀散结。

3. 瘀毒内结

肿块乌黑紫暗，坚硬不平，局部刺痛，伴胸闷心烦，胸胁胀满，或肌肤甲错。舌质暗红有瘀斑、瘀点，舌苔白，脉弦涩。

治法：活血祛瘀，解毒散结。

主方：桃红四物汤合四妙勇安汤加减。

常用药：桃仁12g，红花6g，当归10g，赤芍15g，地黄20g，玄参20g，三七10g，蜈蚣3条，人工牛黄1g，白花蛇舌草30g，蒲公英20g，金银花20g。每日1剂，水煎服。

加减：胸闷胁痛，加柴胡、郁金、延胡索、川楝子；肿块乌黑，痛处不移，加三棱、莪术、乳香、没药；兼有气滞，加香附、佛手、乌药。

4. 气血两虚

肿块溃破流水日久，绵绵难愈，多见于手术、放疗、化疗后体虚正亏或疾病晚期，气血亏虚，腐肉难脱，面色无华，倦怠乏力，少气懒言，口淡无味，纳呆食少，头晕眼花。舌质淡白，边有齿印，苔薄白而少，脉细无力。

治法：益气养血，扶正祛邪。

主方：八珍汤加减。

常用药：党参30g，白术20g，茯苓20g，当归10g，紫河车15g，熟地黄30g，枸杞子15g，黄芪30g，木香10g，白花蛇舌草30g，重楼30g，甘草6g。每日1剂，水煎服。

加减：兼腰酸肢冷、头晕耳鸣，酌加补骨脂、杜仲、川续断；兼五心烦热、口干咽燥、失眠多梦，加女贞子、山茱萸、牡丹皮；纳呆、脘腹痞闷，酌加山药、薏苡仁、陈皮、法半夏。

二、常用方药

1. 常用中草药

蟾酥、天花粉、苦参、补骨脂等。

2. 常用中成药

（1）六神丸：含蟾酥、牛黄、麝香、雄黄、珍珠粉、冰片等。有清热解毒、消肿止痛功效，适用于热毒炽盛者。每次 20 粒，日服 3 次。

（2）西黄丸：含牛黄、麝香、乳香、没药。有化瘀解毒、消癥散结功效，适用于恶性黑色素瘤各证。每次 3g，日服 2 次。

（3）平消胶囊：含仙鹤草、枳壳、火硝、白矾、郁金、干漆、五灵脂、制马钱子。有理气活血、祛瘀通络、攻坚破积之功效，适用于恶性黑色素瘤各证。每次 4 ～ 8 片，日服 3 次。

（4）六味地黄丸：含熟地黄、山药、山茱萸、茯苓、泽泻、牡丹皮。有滋补肝肾之功效，适用于恶性黑色素瘤各期，尤以晚期体弱伴肝肾两虚、肾阴亏损患者为宜。每次 10g，日服 2 次。

三、中医特色疗法

1. 中药外敷（涂）

外治法治疗肿瘤是中医传统方法之一。中医认为，外用药物贴近皮肤，通过腠理之间，把药物之气味透过皮肤以至腠理而直达经络，传入脏腑，调节脏腑气血阴阳，从而治愈疾病。早期恶性黑色素瘤病位在表，外敷方便易行，药物可以直接作用于局部而取得较好的疗效。对于局部肿瘤溃烂、感染或广泛皮下转移的病灶，外敷治疗亦有较好的疗效。

（1）鸦胆子研粉，或摊成油状薄饼，外敷于病灶上，每 1 ～ 2 日换药 1 次。

（2）农吉利（野百合）研粉，或鲜草捣烂外敷于病灶上，每日换药 1 ～ 2 次。

（3）五虎丹：水银、白矾、青矾、牙硝各 180g，食盐 90g，炼丹后将结晶研成极细的粉末。可将药粉直接撒敷于肿瘤上，或以米饭赋形搓成钉剂，敷贴于病灶上，或插入病灶中。待肿块坏死脱落后，创面改撒红升丹（水银、白矾、火硝），隔日敷药 1 次，直至创面收口。

（4）茯苓拔毒散：茯苓、雄黄、矾石各等份，共研为末，同时将药末直接撒敷患处，每日换药 1 ～ 2 次。若患处感到干痛，可制成软膏或用芝麻油调敷；若患处出血较多，可加三七粉外敷。一般适用于溃疡型黑色素瘤。

（5）蟾酥软膏：取蟾酥 10g，溶于 30mL 清洗液中，再加 40g 磺胺软膏，共调均匀，以适量敷于肿块处，一般用药 3 日后癌瘤开始坏死脱落，约 18 日创面可基本愈合。

（6）五虎膏：马钱子 240g，蜈蚣 30 条，天花粉、北细辛各 10g，蒲黄、白芷各 3g，紫草、穿山甲、雄黄各 1.5g。用芝麻油 300g 制成膏剂。将药膏摊于纱布上，敷于患处。本方具有散结祛瘀、消肿拔毒作用，适用于治疗黑色素瘤。

（7）木芙蓉制剂：①木芙蓉粉：撒敷于癌肿创面，每日 1 ～ 2 次，或用芝麻油、酒、醋、浓茶，调制成贴敷用。②木芙蓉软膏：外搽于癌肿创面，每日 1 ～ 2 次。本类方具有清热解毒、清肿排脓、凉血止血作用，适用于外治黑色素瘤。

（8）鱼眼韦骨酊：鱼眼草、石韦、骨碎补各 10g。上药浸泡于 75%酒精 100mL 内 3 日可用，搽擦癌瘤局部，日擦次数不拘。本方具有清热消肿作用，主治恶性黑色素瘤。

（9）乌金散：巴豆炒黑 7 份，红升丹 3 份。共研细末，混合均匀，涂敷于恶性黑色素瘤之溃疡面上，每日换药 1 次。本方具有温寒散积、收敛生肌作用，主治溃疡型恶性黑色素瘤。

（10）金花散：熟石膏 9 份，红升丹 1 份。研细混匀，敷于患处每日或隔日 1 次。本方具有提脓拔毒、收敛生肌作用，主治恶性黑色素瘤，也可治疗疮口坚硬、肉暗紫黑或有脓不净者。

（11）蛭黄黛膏：水蛭 30g，大黄 10g，青黛 5g。共研细末，以芝麻油 60g，黄蜡 15g 熬膏，外贴肿瘤灶上，每日换药 1 次。本方具有清热解毒、破血逐瘀作用，主治恶性黑色素瘤。

（12）砒钱散：明矾 6g，白砒 5g，马钱子 3g，普鲁卡因 2g，黄连素 1g。将明矾、白砒冷却后 24 小时，合马钱子、普鲁卡因、黄连素共研细粉，过筛，装瓶备用。外用，每日或隔日换药 1 次。每隔 3 ～ 5 日彻底清除 1 次坏死组织，直至肿瘤组织全部坏死脱尽为止。改用 0.1%雷夫奴尔液湿敷，每日换 1 次敷料，直至愈合。本方具有除臭止血、蚀腐止痛作用，治疗恶性黑色素瘤。

（13）三品饼：明矾 60g，白砒 45g，雄黄 7.2g，没药 3.6g。将明砒、白矾煅后，加雄黄、没药共研成细粉，消毒装瓶备用。肿瘤病灶局部洗净后上药粉 0.3 ～ 0.6g，用凡士林纱布覆盖，每日换药 1 次，3 ～ 5 日上药 1 次，一般上药 3 ～ 5 次后癌组织全部坏死脱落，即改用四环素软膏涂布，使肉芽组织形成。本方具有腐肉蚀疮作用，治疗恶性黑色素瘤。临床治疗显示其对恶性黑色素瘤效果良好。

2. 针灸

针灸对于本病的局部治疗属禁区，然而现代动物实验证明针刺有助于抑制肿瘤生长，还可防治因化疗药物引起的白细胞下降，也可调整机体功能失调，耳针及经络穴位药物注射能减轻患者的一些并发症，如恶心、呕吐、疼痛等。灸法也可以减轻患者的各种临床症状，更有明显的消胀、止痛、化瘀效果。

（1）体针：酌选足三里、曲池、三阴交、合谷、命门、肾俞、脾俞、气海，采用平补平泻手法。

（2）耳针：每日按压 3 ～ 4 次，每次 1 分钟。常选用肺、脾、神门、皮质下、内分泌，还可根据病情选穴。

（3）灸法：常选神阙、中极、中脘、足三里、三阴交。一般根据病情采用隔姜灸、隔盐灸或直接灸。

四、治疗兼证

1. 癌痛

症见病灶呈黑褐色结节，肿块较大，或坚硬拒按，或糜烂渗血，疮面污秽，气味恶臭，肿胀疼痛，痛连患侧肢体，疼痛常难以忍受，常有淋巴结转移，多见于未经手术切除或术后复发，或广泛转移不能手术的晚期患者，与肿瘤合并感染、癌瘤侵蚀或破坏组织器官有关。证属瘀毒蕴结、邪客经脉导致气血不通则痛。治疗上，根据中医通则不痛的原则，结合清热解毒法，方用四妙勇安汤加味，三七、水蛭、土鳖虫、穿山甲、丹参、蒲公英、三棱、莪术、乳香、没药、蒲黄、五灵脂等均可选用。病灶局部疼痛剧烈者，蟾酥软膏外敷有祛瘀散结、通络止痛的作用。

2. 发热

以肿块溃疡合并感染多见。症见局部红肿热痛，溃烂翻花，渗血流脓，伴发热烦渴，面赤唇红，心烦不安，大便干结，小便黄短。舌红，苔黄，脉数。证属热毒炽盛，方用白虎汤合五味消毒饮加减。

3. 血证

多为瘤体感染，癌组织坏死脱落，破裂出血，症见局部红肿，糜烂出血，若伴发热，心烦，口干舌燥，便秘尿赤，舌红苔黄，脉数者，宜清热凉血止血，方用清营汤或清热地黄汤加减（犀角可用水牛角代替）。若出血伴神疲乏力，纳呆气短，头晕眼花，舌淡苔白，脉细无力，宜益气健脾，补气摄血止血，方用归脾汤加减，仙鹤草、血余炭、三七粉、白及等药均可选用。另外，伤口可用云南白药或三七粉外敷止血。

4. 癌性溃疡

为疾病发展过程中的常见症状，局部可见瘤体破溃，形成溃疡，露出渗血或渗液的糜烂面，常因感染而有恶臭的脓性或血性分泌物，可选用清热解毒消肿的金银花叶、野菊花叶、芙蓉花叶或蒲公英等捣烂，外敷或用其汁敷于患处；或用蛇床子、败酱草、蒲公英、苦参、白鲜皮、五倍子等中药煎水浸泡患处，每日 1 ～ 2 次。疾病后期，溃疡久不收口，周围肤色暗而不红，伴形寒肢冷，面色暗淡无华，神疲乏力，舌淡苔白，脉弱无力，属阴性溃疡，方用阳和汤加减治疗，外用阳和解凝膏敷贴患处。

五、其他疗法

（一）食疗

在放疗、化疗期间，患者饮食以易消化、富有营养、清淡为宜，可酌用母鸡汤、甲鱼汤、排骨汤及鸭子汤，也可食花生、核桃、蜂蜜等。忌食螃蟹、无鳞鱼（带鱼、黄鳝等）、公鸡及虾等。

1. 热毒炽盛

章鱼汤：白英30g，茜草20g，章鱼5条。洗净后一同煮汤，至肉熟时，去药渣，酌加盐、姜等，食章鱼及汤。本药膳具有清热解毒、利湿消肿的功效。

2. 痰湿蕴结

（1）半夏山药粥：取山药 30g，法半夏 12g，粳米 30g。先将法半夏洗净，用布袋装好；山药、粳米洗净，与药袋一起放入锅内，加清水适量，文火煮成稀粥，去药袋，调味即可食用。

（2）法半夏杏仁鹧鸪汤：取法半夏 12g，杏仁 10g，鹧鸪 1 只，生姜 3 片。先将法半夏、杏仁、生姜片洗净，鹧鸪活杀，去毛、爪、肠杂，洗净，切成大块。然后将全部用料一起放入锅内，加水适量，武火煮沸后改用文火煮 1 ～ 2 小时，调味即可。随量喝汤吃肉。

3. 气滞血瘀

老母鸡 1 只，加三七 9g，清蒸或清煮后食用，每 7 ～ 10 日吃 1 次。

4. 气血两虚

（1）黑木耳炒鸡蛋，每 1 ～ 2 日吃 1 次。

（2）芝麻糊：冬蜜 250mL，核桃、黑芝麻各 150g。将后 2 味捣成泥状，与冬蜜调匀，装入瓶内。每日服 3 次，每次 1 匙。

5. 肝肾阴虚

绿豆苡仁养阴汤：绿豆、薏苡仁各 45g，地黄 20g，黄精 15g。水煎服。本药膳具有清热、滋阴作用。加银耳、少许冰糖，共蒸化后，每日早晚各服 1 匙。

6. 脾肾阳虚

白果发菜三丝汤：白果 20 个，发菜、鸡肉丝、鸭肉丝、猪肉丝各 20g。将白果煮烂、去壳，而后煮发菜，再加入鸡肉丝、鸭肉丝、猪肉丝、白果，制成鲜汤，喝汤吃菜。本药膳具有滋补脾肾的作用。

（二）康复治疗

坚持中医、中药康复治疗。手术后、放疗、化疗后的患者，大多表现为邪去正虚，气血亏损，体质下降，疲倦无力，食欲减退，辨证治疗上常以补气养血、健脾补肾为主，以调整阴阳，扶正固本，提高机体的免疫力。常用左归饮、右归饮、四君子汤、八珍汤、十全大补汤、人参、西洋参、紫河车、补骨脂、女贞子、大枣之类补益方药，以期患者增强体质，巩固疗效和维持治疗，防止复发和转移，提高临床存活率及生活质量。

六、预防与调理

1. 精神和心理调理

临床上，大多数患者都有恐惧、怨愤、失望等心理，这些情绪对病后的康复是不利的。《内经》认为喜怒不节则伤脏，脏伤则病起于阴，怒伤肝，喜伤心，思伤脾，忧伤肺，恐伤肾，七情内伤是导致疾病发生发展的重要原因。因此，保持良好的情绪对调动机体的积极因素以治疗疾病尤为重要。应帮助患者消除消极情绪，鼓励他们以积极的态度治疗疾病，忌忧思郁怒，戒紧张情绪，增强治病的信心。

2. 营养支持与功能调理

《内经》认为毒药攻邪，五谷为养，五果为助，五畜为益，五菜为充，气味合而服之，以补精益气，明确指出在用有毒的药物攻逐病邪时要充分利用谷肉果菜的补精益气作用。高营养是肿瘤患者康复的重要措施之一，应鼓励他们多进食营养丰富的食品，不要被一些所谓“忌口”的说法弄得顾虑重重，但应戒烟、酒及忌食霉变、辛辣刺激、油腻食物。注意劳逸适度，起居有常，根据自己的体质、病情选择一定量的体力活动及保持规律生活的良好习惯对病后的康复也起着积极的作用。恶性黑色素瘤患者常有皮肤溃疡，应注意保持局部清洁，防止感染。

（北京光明中医学院知医堂肿瘤科：杨建宇　李彦知　魏素红）

◎ 医案 1

周某，男，76 岁，2001 年 8 月初诊。2001 年 5 月因左足趾内侧与足底交界处 0.5cm×0.5cm 黑痣而行切除及植皮术，病理检查证实为黑色素瘤。术后 2 个月局部复发，皮肤破溃，表面无红热，溃疡面蔓延到多个足趾间及足底大部，疮面白色脓性分泌物层出不穷，并有少量黑色分泌物，腐烂有奇臭，痒痛难忍。刻下：慢性病容，形体消瘦，神疲倦怠，畏寒肢冷，四肢浮肿，下利清谷。舌苔厚、白腻，舌体胖嫩，质紫，脉沉迟。证属脾肾虚寒、寒凝痰滞瘀阻。治法：内服温补脾肾之方，同时以解毒利湿、收敛止痒之中药浸足，每日 2 次，每次 30 分钟。

内服理中汤合阳和汤加减：党参 12g，白术 12g，干姜 10g，制附子 8g，鹿角霜 8g，生地黄 15g，熟地黄 15g，炙麻黄 6g，炮姜炭 6g，煨葛根 20g，白芥子 10g，苍术 15g，金银花 30g，木瓜 15g，玄参 10g，当归 6g，肉桂 4g，茯苓 10g，炙甘草 15g。

浸足方：大黄 30g，龙胆草 50g，苦参 50g，黄柏 50g，五倍子 30g，枯矾 10g，冰片 10g（另冲），蛇床子 20g，土槿皮 30g。

治疗 1 个月后，患处痒痛、奇臭之症大见好转，厚腻苔渐化，全身不适也见改善。3 个月后溃疡面渐收敛，但一直有滋水渗出。此后重用黄芪托毒排脓，用量为40～50g。如致腹胀、上火，可配伍知母、柴胡、当归、川芎、穿山甲活血化瘀、软坚散结，皂角刺引药直达疮处。浸足方可长期使用。病情基本治愈，手术后一直单纯以中药治疗，未使用任何针对肿瘤的西药。随访4年，未出现转移，健康如常人。

按：先天禀赋不足，脏腑虚寒，卫外失固，毒邪乘虚抟于血气，羁留肌肤，变生恶疮黑疔。如能在内服基础上配合外治法，往往能减轻患者的痛苦并提高疗效。外治法治疗黑色素瘤是中医传统方法之一。外用药物将药物之气味透过皮肤以至肌肉腠理而直达经络，传入脏腑，调节脏腑气血阴阳，从而治愈疾病。恶性黑色素瘤正虚阴寒于内，即使恶疮在外，已化脓感染，有典型热毒之象，亦不用大苦大寒之品内服，否则伤先后天之本，尤其伤及脾胃。本案以健脾温肾之剂内服，并辅以外用药物大黄、龙胆草苦寒杀毒，苦参、黄柏燥湿，五倍子、枯矾收敛溃疡，蛇床子止痒，则内外相得益彰。病情改善后加入黄芪扶正托毒，调节机体免疫功能。恶性黑色素瘤局部紫黑，为瘀血之证，当归、川芎、穿山甲以活血化瘀、软坚散结，皂角刺引药"直达疮所，乃诸恶疮要药也"。诸药合用，以达疗效。

（医案来源：南京中医药大学附属无锡市中医医院　尤建良）

◎ 医案2

张某，女，60岁，2015年12月13日初诊。患者于当年9月2日行左足部恶性黑色素瘤扩大切除术加全厚皮片移植修复术，术后病理检查示：切片1～4周边未见肿瘤细胞，切片5可见原发性肢端侵袭性黑色素瘤，肿瘤厚度1.6mm，核分裂4个/mm^2，组织学分期：T2期。术后未行放疗、化疗，未使用其他抗肿瘤的西药。既往有干燥综合征病史5年余，便秘10年，失眠8年。刻下：疲劳乏力，前额头痛明显，烘热汗出，急躁易怒，手心灼热，左足冰冷，口渴喜热饮，目干，耳鸣，小便短黄，夜尿3～5次，便秘，2～3日一行，大便干结呈颗粒状；反酸嗳气，食欲不振，严重失眠，外阴湿疹瘙痒。舌质紫暗红、舌体胖大、边有齿印，脉沉缓略弦。处方：炮附片7g（先煎），磁石（先煎）、煅龙骨（先煎）、煅牡蛎（先煎）、酸枣仁、泽泻、浮小麦、白芍各30g，茯神、知母、远志、枳壳、桂枝各15g，甘草、大枣、当归各10g，麦冬30g。14剂。

2015年12月30日二诊：患者夜寐、头痛、耳鸣好转，夜尿减少，仍便秘，咽喉干燥，急躁易怒，怕热多汗。舌质暗红隐紫、边有小齿印。守方改炮附片 9g，磁石 45g，加川牛膝 10g，玄参 10g，地黄 10g，大黄 3g。14 剂。

2016 年 1 月 16 日三诊：患者服药后大便稀溏，仍怕热多汗。原方去大黄，加石膏 30g，改炮附片 15g。从太阳、阳明入手，采用解表温潜、养阴润燥之法，守方调理 6 个月，以巩固疗效。后随访知，诸症好转，病情稳定。

2016 年 7 月 6 日四诊：患者失眠、左足冰冷、耳鸣、夜尿频多等虚阳外浮及阳虚表现均消失。考虑守方调理半年患者肾阳已复，去附子、磁石、龙骨、牡蛎后，患者食欲佳，夜寐安，头痛、耳鸣、左足冰冷、反酸嗳气完全消失，急躁易怒、怕热多汗、口干、目干、咽喉干燥、多饮、外阴湿疹瘙痒诸症均改善，仍大便干结、2～3 日一行，舌体胖大、有齿痕，且肢体稍浮肿、小便不利。方用越婢加术汤合增液承气汤，处方：麻黄 12g（先煎），石膏 30g（先煎），桃仁 10g，杏仁 10g，白术 30g，麦冬 30g，玄参 20g，地黄 30g，煅龙骨 30g（先煎），煅牡蛎 30g（先煎），党参 15g，薏苡仁 30g，重楼 10g，桂枝 12g，赤芍 20g，莪术 15g，茯神 20g，槟榔 10g。

随访得知，患者服 14 剂后湿疹消失、大便通畅。

按：本案患者六经辨证为太阳、阳明病。患者有干燥综合征病史 5 年，阴虚日久，津液大伤，而肾为水火之宅，阴不制阳，而致虚阳浮越，故见性情急躁，寐差，头痛，烘热汗出，口渴喜热饮，手心灼热，尿黄，便秘等症。而疲劳乏力、左足冰冷、夜尿频多等属阳虚症状，为患者病史较长，阴虚较久，阴损及阳，复加左足黑色素瘤术后，大伤元阳，肾阳虚衰所致。病机为阴阳两虚，寒热错杂，正虚毒蕴，气机失调。治以解表温潜，养阴润燥。桂枝汤解表，加炮附片、龙骨、牡蛎汤温潜。附子一则温补下元，扶助命门之火；二则取“阳中求阴”之意；三则温阳以燥中焦之湿。磁石、龙骨、牡蛎潜镇虚阳，同时龙骨、牡蛎同用可交通阴阳，为治不寐之佳配；辅以茯神导阴火下行，知母引肾水上达，酸枣仁、煅龙骨、煅牡蛎敛汗；浮小麦、甘草、大枣，乃甘麦大枣汤意，养心安神；桂枝合甘草、龙骨、牡蛎，乃桂枝甘草龙骨牡蛎汤意，能镇纳心阳，治疗虚烦，兼桂枝甘温通阳扶卫，为元阳归位宣通通路之品。诸药合用，共奏温潜扶阳、交通心肾之效。四诊时患者久病之体，阴阳两虚，元阳不足，通过半年调治，肾阳渐复，但“阳易补，阴难复”，加上患者有干燥综合征病史及左足黑色素瘤手术史，以及患者素体多湿热，湿热耗阴，均是导致患者阴精难复、大便干结、口干、目干的重要原因。患者素体脾虚，运化水液障碍，聚而为湿，故患者舌质紫暗、舌体胖大、边有齿印。再次从六经辨证为太阳溢饮有热、阳明湿热胶结，遂用越婢加术汤合增液承气汤治疗。

（医案来源：南京中医药大学江苏省中医药防治肿瘤协同创新中心　陈海彬）

第八章　肿瘤并发症

第一节　癌症感染

感染是指病原微生物侵入人体引起的疾病。肿瘤的发生、发展过程有时与感染有着密切的关系。这是因为，一方面，感染某些病原微生物后，机体易患肿瘤；另一方面，人体得了肿瘤后免疫力下降，或某些肿瘤具有免疫缺陷，各种治疗手段如放疗、化疗使免疫力进一步下降，尤其是放疗、化疗导致的白细胞减少，使肿瘤患者易发生各种感染。

一、辨证论治

1. 邪热袭肺

发热，壮热面赤，汗出，头痛，咽痛，口渴，咳嗽。舌红，苔薄黄，脉浮数。

治法：清肺热，解毒。

主方：银翘散加减。

常用药：金银花 9g，连翘 9g，桔梗 10g，桑白皮 12g，薄荷 6g，竹叶 4g，荆芥穗 5g，牛蒡子 9g，甘草 6g，淡豆豉 8g。

加减：高热加石膏 10g，黄芩 8g；咽喉肿痛加玄参 12g，射干 10g；咳嗽剧烈加杏仁 8g，川贝母 10g；痰多加半夏 10g，南星 9g；胸痛加全瓜蒌 12g；咯血加仙鹤草 20g，侧柏炭 9g。

2. 痰湿蕴肺

咳嗽，痰多，甚则胸闷，短气，喘促，不能平卧。舌淡，苔白厚，脉滑。

治法：清肺化痰。

主方：清金化痰汤加减。

常用药：黄芩 8g，栀子 8g，桔梗 10g，麦冬 10g，桑白皮 8g，川贝母 15g，知母 8g，瓜蒌仁 8g，茯苓 12g，橘红 10g，甘草 6g。

加减：痰多加天竺黄 10g，半夏 12g，前胡 12g；喘促甚加麻黄 4g，厚朴 10g，苏子 10g，五味子 10g；胸腔积液加葶苈子 15g，大枣 12g，茯苓 15g；心慌加薤白 10g，煅龙骨、煅牡蛎各 15g。

3. 邪热传营

身热夜甚，神烦少寐，时有谵语，口渴或不渴，斑疹隐隐。舌绛而干，脉数。

治法：清热透营，养阴活血。

主方：清营汤加减。

常用药：水牛角 6g，地黄 15g，玄参 15g，黄芩 8g，竹叶心 3g，连翘 10g，麦冬 12g，丹参 10g，黄连 5g，金银花 12g。

4. 胃肠湿热

脘腹痞满，不思饮食，嗳气吞酸，呕吐，泄泻，身重倦怠等。舌苔白腻而厚，脉缓。

治法：燥湿运脾，化湿和中。

主方：平胃散、连朴饮加减。

常用药：苍术 12g，厚朴 10g，陈皮 10g，黄连 8g，石菖蒲 10g，半夏 8g，香豉 8g，栀子 8g，芦根 10g，茯苓 15g。

加减：呕吐重加竹茹 8g，代赭石 15g；食欲差加鸡内金 20g，焦三仙各 15g；泻下加秦皮 10g，葛根 15g，黄柏 8g；舌苔厚腻加藿香 8g，佩兰 8g；腹胀加槟榔 12g，木香 8g，枳壳 6g。

5. 胃肠湿热

面目俱黄，黄色鲜明，腹微满，口渴，小便不利。舌苔黄腻，脉沉数。

治法：清热，利湿，退黄。

主方：茵陈蒿汤加减。

常用药：茵陈 15g，栀子 10g，大黄 8g，茯苓 15g，泽泻 10g，柴胡

8g，半夏 10g，陈皮 10g，白芍 12g，木香 8g。

加减：合并腹腔积液加薏苡仁 20g，大腹皮 15g，桑白皮 15g；胁肋痛加延胡索 12g，乌药 15g。

6. 下焦湿热

热淋、血淋、小便淋漓不畅，或血尿，溺时涩痛，甚或癃闭不通，小腹急满，口燥咽干。舌苔黄腻，脉滑数。

治法：清热泻火，利水通淋。

主方：八正散加减。

常用药：瞿麦 12g，萹蓄 12g，滑石 15g，栀子 8g，木通 8g，大黄 6g，车前子 10g，茯苓 15g，泽泻 10g。

加减：血淋加小蓟 12g，白茅根 10g；石淋加石韦 12g，金钱草 12g，海金砂 12g；膏淋加萆薢 12g，石菖蒲 10g。

二、常用中成药

（1）双黄连口服液：每次 10mL，日服 3 次，适用于感冒发热。

（2）抗病毒口服液：每次 10mL，日服 3 次，适用于病毒性感冒。

（3）冬凌草片：每次 3 片，日服 3 次，适用于咽炎。

（4）安宫牛黄丸：每次 1 丸，日服 2 次，适用于高热神昏。

（5）清开灵注射液：每次 30mL，静脉滴注，每日 1 次，适用于感染发热。

（6）醒脑静注射液：每次 20mL，静脉滴注，每日 1 次，适用于感染导致高热神昏。

三、预防与护理

1. 预防

癌症患者的机体免疫力低下，放疗、化疗期间白细胞低、贫血、食欲不振更加重体质的损耗，晚期患者的一般状况更差，极易合并感染，加速机体衰竭。所以平常应积极预防感染。

（1）加强营养支持。鼓励患者多进食高蛋白、营养、维生素类食品以补充营养。对于胃肠功能不佳或进食困难者，予以肠外营养，静脉补充脂肪乳、氨基酸、白蛋白、维生素、葡萄糖、微量元素等。

（2）增强免疫力。鼓励患者适当运动，增强体质，有利于增强抵抗病原菌侵袭的能力。或使用免疫增强剂，如胸腺五肽 10mg，肌内注射，每周 3 次；免疫核糖核酸 100mg，肌内注射，每周 3 次；白介素 -11 100mg，皮下注射，隔日 1 次。

（3）粒细胞集落刺激因子的使用。对放疗、化疗导致白细胞低下的患者，尤其是合并粒细胞缺乏性发热的患者，应该使用粒细胞集落刺激因子，以迅速提升白细胞，防止感染。常用如惠尔血、吉赛欣、吉粒芬、生白能、格拉诺赛特等，用法：75ug，皮下注射，每日 1 次，连用 3 ～ 5 日，复查白细胞＞ 10×10^9/L 后停药。若白细胞过低，也可加大药物剂量至每次 150ug，甚至每次 300ug。

2. 护理

（1）发病期间嘱患者注意休息，减少消耗。

（2）给予易消化、清淡、有营养的半流食、软食，忌酸、硬、辛辣、油腻等食品。

（3）发热的患者退烧时汗出较多，及时用干毛巾将汗擦掉，勤换内衣，以免汗出伤风，加重病情。

（4）居室勤通风换气，保持空气流通。对白细胞计数极低患者的病室，每日用紫外线消毒，有利于杀灭致病菌。

（中日友好医院：李园　李佩文）

◎ 医案 1

齐某，女，14 岁，因“高热、咽痛、咳嗽、鼻衄、齿衄 20 余天”以急性早幼粒细胞白血病入院。患者入院前曾行抗白血病化疗，入院后 20 余日始高热（41.7℃），呈弛张热型。刻下：发热，头痛，齿衄，烦热，口渴，夜寐不安。体温 41.7℃，心率 120 次 / 分钟，呼吸 24 次 / 分钟，血压 18.0/10.0kPa。患者神志清，精神萎靡，营养发育尚可，口腔黏膜出血，双下肢散见出血点，余身体皮肤黏膜未见黄染及出血点，各处浅淋巴结未触及肿大、压痛。心律齐，各瓣膜听诊区未闻及病理性杂音。双肺呼吸音粗，未闻及干湿啰音及哮鸣音。腹软，无压痛及反跳痛，肝剑突下 3cm，质韧，有触痛，脾未及。肛周红肿，有少许分泌物，灼热疼痛，局部出血，其他（-）。舌质红绛，舌苔黄，脉弦滑数。实验室检查示：血红蛋白 75g/L，白细胞计数 7.4×10^9/L，幼稚细胞占 78%，血小板计数 10×10^9/L。骨髓穿刺术检查示：增生明显活跃；粒系异常增生，原始粒 + 早幼粒占 78%，胞体大小不等，胞体、胞浆呈空泡状变性。红系、巨核系受抑制；全片见巨核细胞 1 个。血培养检查示：大肠杆菌生长。西医诊断：急性早幼粒细胞白血病，败血症。中医诊断：冬温（热毒炽盛），虚劳（气血两虚）。辨证分析：患者少年女性，平素起居无常，饮食不节，损伤脾胃，致正气亏虚，时感寒邪，正邪交争则发热，后寒邪入里化热，重伤津液则致烦热、口渴，热入营血则见斑疹隐现于双下肢，正气不足，邪盛正虚则精神萎靡，舌质红绛、舌苔黄、脉弦滑数为热入营血之象。中医治疗以凉血散瘀、滋阴清热解毒为治则。方选清营汤加减：水牛角粉 30g，党参 18g，地黄 24g，黄芪 30g，玄参 12g，竹叶心 9g，麦冬 15g，丹参 12g，黄连 6g，金银花 30g，当归 12g。水煎服，每日 1 剂。先后配用氨苄西林 6g，红霉素 240 万单位静滴，每日 1 次。用药 7 日后，体温开始下降；24 日后，体温完全恢复正常，血培养转阴。

按： 败血症属中医学的温病、疔疮走黄等范畴，以起病急骤、寒战，继以高热伴脉数为其临床特征，其治多以清热解毒、化湿清热、气血两清等为纲，有"治虽有法，有百中难保一二"之说，言其治疗难度较大。本症中温毒已入营血分，在治疗时以《温病条辨》清营汤为主组方，取其清营、养阴、凉血之功集于一身，使入营之邪气犹可透热而解，共收清营透热、活血消瘀之功。再针对细菌的不同类型，联合应用适合的抗生素协同治疗，取得了较好的疗效。

（医案来源：中国中医科学院西苑医院　唐由军）

◎ 医案 2

高某，女，85 岁，2018 年 3 月 1 日初诊。患者既往胆道肿瘤术后，冠心病、重度心力衰竭、心律失常，高血压病史。1 个多月前因上消化道梗阻伴急性感染高热休克于某医院 ICU 病房抢救，近十余日高热持续不退，饮食不进。体温波动在 39 ～ 40℃之间。住院检查见全腹 CT 示：胰头或胆总管肿瘤支架术后；肝左叶囊肿；胆囊结石，胆囊炎征象，外胆管扩张、梗阻；胃腔扩张；十二指肠术后改变，十二指肠降段壁厚，有梗阻可能；右侧肾上腺增大。血常规检查示：白细胞 7.12×10^{9}/L，中性粒细胞 77.20%，淋巴细胞 14.40%。D– 二聚体：5040μg/L。血凝常规检查示：部分凝血酶原时间（APTT）为 45.6s，凝血酶时间（TT）为 21.2s，凝血酶原时间（PT）为 18.7s。肝功能检查示：谷丙转氨酶（ALT）为 2059U/L，谷草转氨酶（AST）为3708U/L。血培养检查示：多重耐药。住院诊断：胆管癌，胆管支架置入术后；冠心病，心律失常，短阵房速，CRBBBPCI术后；上消化道梗阻；高血压3级（高危）。因患者抗生素多重耐药，肝功损伤极重，住院久治不效，发热不退，病情危重，故于2月26日出院返回老家。又因家属不忍，继续在某医院内科重症监护病房抢救治疗。多方求诊于石教授处，石教授见其情急可悯，又为医者仁心，故前去会诊治疗。刻下：患者意识模糊，呈浅昏迷状态，昏睡，时有躁动，似有腹痛而呈不自觉的痛苦状，口微张，既不能开亦不能闭，心电监护血压监测示86/58mmHg。用手电筒看舌暗红、瘀紫且极干无津，舌苔白干如砂纸边有腐剥样苔，脉涩弱结代。诊断：发热（胆囊肿瘤）。辨证：热毒郁闭，枢机不利。治法：滋阴泄热，调和肝脾。处方：柴胡3g，麦芽15g，姜半夏6g，党参30g，白术20g，黄芩10g，黄精20g，麦冬15g，百合20g，僵蚕10g，蜈蚣2条，藿香3g，牛蒡子6g，炙鸡内金40g，瓜蒌15g，炙甘草15g。2剂，水煎。因患者水米不入，故嘱陪护家属频频以鼻饲管喂饮，不必计较药量，以药入为度。鉴于患者已经多日未进饮食，并多服抗生素及阿司匹林等抗凝药物，胃伤极甚。故嘱患者家属应用匀浆膳（流质营养餐）鼻饲，停用阿司匹林等其他抗凝药及明确可以判断无效的抗生素，必要时输白蛋白、血浆等营养支持。3日后患者家属来电告之：患者体温已恢复正常，神志逐渐恢复，可进少量米糊类流食。嘱再服前方2剂，然后调方善后，当以补正固本为要。处方：柴胡6g，黄芪20g，党参20g，白术20g，黄精15g，麦冬15g，熟地黄15g，茯苓20g，丹参15g，僵蚕10g，半夏6g，鸡内金50g，海螵蛸20g，炙甘草15g。每日1剂，水煎频频饮服。

按：“伏邪不醒变成痨”，本案患者患有胆囊肿瘤及反复胆道感染，伏邪久藏少阳，生命根基动摇，且年老久病本元大伤，气阴虚竭，明显呈衰竭不复之象，故用补气益阴之法扶正，正旺则邪自退。予党参、白术、黄精益气，麦冬、百合滋阴，急救固脱为主。正邪相争于少阳，邪火内炽，胆火上炎，灼伤津液致波动发热，持续不退，并有挟湿、挟浊、挟瘀之候，亦有邪恋膜原之象。虽本虚之象大显，然在顾护气阴的基础上从少阳立论，仍洞中肯綮。正邪交锋，两军对垒，虽有君臣佐使，也必有统帅领军。方中小柴胡汤为三军（全方）之胆，成无己说：“足少阳，胆经也。”《甲乙经》曰：“夫胆者，中精之腑，五脏取决于胆。”小柴胡汤为三军（全方）之帅，调和枢机，恢复中轴升降之职，清阳自升，浊阴自降，阴阳调和，热邪自退。柴胡气质轻清，苦味最薄，能疏少阳之郁滞。虽然柴胡可和解表里，发散邪热，疏肝解郁，然其发散太过，损耗正气，总归邪实者可用，真虚者肝阳上升当酌其宜，更何况本病例乃肝胆之患，且肝损尤甚，又虞柴胡劫肝阴之弊，故必用柴胡也只取3g；再选麦芽清扬疏展之力以助柴胡，《医学衷中参西录》载麦芽：虽为脾胃之药，消化一切饮食积聚，运化其补益之力，不至张满，为肾行气，力能疏肝，善助肝木梳泄以行肾气。近代中医亦认为麦芽既可消食，又能疏肝，确为肝功受损、正气亏虚而需疏肝时最佳替代，故虚者联合麦芽疏肝更相得益彰，且微咸更能行上焦滞血，使营和而卫益畅。再佐以黄芩、蜈蚣清热去邪解毒，僵蚕味辛苦气薄清虚之品，轻浮而升阳中之阳，散浊逆结滞之邪，亦仿升降散之意，内外通和，表里三焦之热尽清；半夏、牛蒡子、藿香止咳化痰祛浊；重用鸡内金益五脏、补虚损，运化脾胃，行散药力；尤其关键者蜈蚣、黄精、藿香三味中药抑制真菌，抗严重的耐药绿脓杆菌和菌群失调及继发念珠菌感染，祛除顽毒痰浊直取其病。诸药相辅相成，辨病辨证有机结合，有法有方，药证和拍而建功，体现出中医“和”法的神髓。

（医案来源：大连市中医医院　石志超）

第二节　癌性疼痛

癌性疼痛是癌症患者（特别是晚期患者），最常见的症状，严重影响患者的生活质量。据统计，晚期癌症患者伴有疼痛的比例高达60%～90%。癌症患者伴随的疼痛主要分为四种：一是直接由肿瘤发展侵犯所致，如肿物浸润神经及相关脏器，或肿物压迫产生的疼痛，占70%～80%，其中骨转移疼痛最为常见；二是与癌症诊疗相关，如穿刺活组织检查、手术、放疗、化疗等引起的疼痛，占10%～20%；三是和肿瘤相关但不是直接引起的疼痛，如副肿瘤综合征、褥疮、便秘等，由此引起的疼痛小于10%；四是与癌症无关的其他因素引起的疼痛，如痛风、关节炎等，占3%～10%。

祖国医学将癌症所致的疼痛称为癌瘤痛，是指癌瘤侵犯经络或瘤块阻滞经络气血所致的机体某部位的疼痛。癌痛的病机较复杂，概括为气滞、血瘀、痰浊、热毒、虚损等多种原因，但总不外乎虚实两个方面，即实证的不通则痛和虚证的不荣则痛。

一、辨证论治

1. 风寒闭阻

风寒之邪侵袭脏腑经络，或与体内有形之邪结聚，导致气血运行不畅，引起癌痛。表现为冷痛、卒痛、拘急疼痛，痛有定处。

治法：祛风散寒止痛。

主方：小活络丹合消风散加减。

常用药：川乌 4g，草乌 4g，细辛 3g，川芎 8g，白芷 12g，桑寄生 15g，蜂房 8g，吴茱萸 8g，僵蚕 8g，地龙 10g，白花蛇 8g。

2. 气机郁结

情志不畅，肝气郁滞，气机逆乱，血为之停，津为之滞，癌痛发生。表现为痛无定处，痛而且胀，随情志不畅而加重，多为胸腹胀痛，常见于肝癌患者的疼痛。

治法：理气止痛。

主方：四逆汤合柴胡疏肝散加减。

常用药：柴胡 10g，青皮 10g，陈皮 10g，八月札 15g，乌药 15g，香附 10g，川楝子 12g，厚朴 10g，延胡索 12g，枳实 8g，白芍 15g，佛手 10g。

3. 痰湿凝结

脾失健运，痰湿为患，水湿内停，顽痞壅塞，阻遏气机，血行不畅，而致疼痛。邪停胸肺，见咳嗽，气急，胸胁疼痛，心下痞硬；饮停胸胁，见咳唾引痛，咳逆喘促不能平卧；邪留脘腹，见腹胀如鼓，重浊如裹，胀痛难忍。如癌性积液所致胸腹痛、肠癌所致的梗阻性疼痛。

治法：化痰散结止痛。

主方：葶苈大枣泻肺汤加减。

常用药：葶苈子 12g，白芥子 10g，半夏 10g，川贝母 12g，天南星 8g，昆布 10g，瓜蒌 15g，黄药子 8g，大枣 15g，陈皮 10g。

4. 热毒凝结

火毒之邪侵袭人体，易灼伤津液，壅塞经络，从而导致癌痛。表现为灼痛、胀痛、红肿疼痛，伴高热，渴喜冷饮，面红目赤，便秘，溲赤。或午后低热，五心烦热，盗汗，咽干等。

治法：清热解毒止痛。

主方：如意金黄散合龙胆泻肝汤加减。

常用药：黄芩 10g，黄连 8g，栀子 10g，金银花 12g，连翘 10g，龙胆草 8g，蒲公英 10g，当归 10g，木香 8g，夏枯草 15g，赤芍 15g，土贝母 15g，甘草 6g。

5. 血行瘀阻

血脉凝滞，经络不通，气血运行失调，不通则痛。痛如针刺，固定不移，拒按，夜间痛甚。临床常见于肝癌患者的右胁痛、胰腺癌的上腹痛。

治法：活血止痛。

主方：桃红四物汤合复元活血汤加减。

常用药：当归尾 15g，赤芍 12g，川芎 12g，丹参 15g，延胡索 15g，三七 5g，乳香 12g，没药 15g。

6. 虚寒痛

表现为身有虚象，隐痛绵绵，喜温喜按。

治法：温经健胃止痛。

主方：桂枝加芍药汤或人参加芍药甘草汤。

常用药：桂枝 5g，芍药 15g，大枣 15g，生姜 6g，人参 3g，甘草 5g，白术 15g，干姜 6g，茯苓 10g，黄芪 20g，当归 12g，杜仲 12g。

二、常用中成药

（1）元胡止痛颗粒：每次 1 袋，日服 3 次。适用于气滞疼痛。

（2）桂参止痛合剂：每次 30mL，日服 3 次。适用于中重度癌痛。

（3）新癀片：每次 3 ～ 4 片，日服 3 次。适用于中晚期癌痛。

（4）岩舒注射液：主要成分为苦参，每次 20 ～ 30mL 静脉滴注。适用于轻中度疼痛。

（5）乌头注射液：每次 0.75 ～ 1.5mg 肌肉注射，一日 2 次。对肝癌、肺癌、胰腺癌疼痛有一定的疗效。

三、中药外敷（涂）

（1）痛块灵外用膏：将延胡索、乌台、丹参、重楼、土鳖虫浓煎成膏剂，血竭与冰片用酒精溶化，按 10%比例兑入，酌加赋形剂，总药物浓度调至 1g/mL 左右。并按一定浓度加入防腐剂、透皮剂。涂于痛处皮肤，每日 1 换。

（2）消积止痛膏：樟脑、阿魏、丁香、重楼、藤黄等分研末，按上药顺序撒在胶布上，贴于患处，用 50 ～ 60℃湿毛巾热敷半小时，每日 3 次，5 ～ 7 日换药 1 次。

（3）乳没止痛酊：乳香、没药、松香各 15g，血竭 5g，冰片 3g，共研为细末，酒浸敷于患处，每次 4 ～ 6g。治臂丛神经侵犯引起的上肢剧痛。

（4）肾癌止痛散：冰片、藤黄各 3g，麝香 0.3g，生天南星 20g，共研为细末，酒醋各半调成糊状，外敷肾区痛处。

（5）香松散：麝香 1.5g，蜈蚣 10 条，乳香 30g，没药 30g，生半夏 45g，陈皮 45g，硼砂 30g，重楼 45g，全蝎 30g，紫花地丁 45g，银朱 9g，共为细末，荞麦面调糊，1 ～ 2 日换药 1 次，外敷止肝痛。

（6）天仙子散：天仙子、冰片各 20g，研末混匀，温开水调糊，摊于纱布上，敷于痛处，每 1 ～ 2 日换药 1 次。

（7）加减黄金散：大黄 50g，姜黄 50g，黄柏 50g，皮硝 50g，芙蓉叶 50g，冰片 20g，生天南星 20g，乳香 20g，没药 20g，雄黄 30g，天花粉 100g，研极细末，取药适量水调成糊，摊油纸上，敷于痛处，隔日 1 次。

（8）软坚丹：山甲珠 30g，制乳香、没药各 10g，生天南星 10g，白僵蚕 10g，制半夏 10g，朴硝 10g，红芽达戟 20g，甘遂 15g，蟾酥 2g，麝香 2g，蜈蚣 30g，铜绿、阿魏少量，共为细末，凡士林调糊，摊于纱布上，贴于肝癌痛处，每日 1 换。

（9）速效镇痛膏：生天南星、生川乌、生附子、马钱子、乳香、没药、干蟾皮各 20g，芦根、皂角刺各 15g，穿山甲 15g，雄黄、姜黄、山慈姑各 30g，麝香 1g，冰片 4.5g，研为细末，以米醋和黑狗胆 4∶1 调糊，摊于油纸上，贴于痛处，2 ～ 3 日一换。

（10）加味三生散：生半夏、生天南星、生川乌、冰片各等分，生马钱子末取上四味药总量的 1/8，加生芙蓉适量捣烂混合调糊，敷于痛处，油纸纱布固定。

（11）消肿止痛膏：制乳香、没药各 30g，龙胆草 30g，铅丹 15g，冰片 15g，公丁香 15g，雄黄 15g，细辛 15g，锻寒水石 10g，密陀僧 30g，干蟾皮 30g，姜黄 50g，生天南星 20g，研粉调糊，摊于纱布上，外敷肝区痛处。

（12）脐疗法：将田螺肉、鲜重楼捣如泥，加冰片，敷贴肚脐，每日 1

次，治疗肝癌疼痛，疗效较好。

四、灌肠疗法

手拈散（延胡索、没药、香附、五灵脂各 10g）加味灌肠，治疗胃癌疼痛。

五、预防护理

给患者心理上的支持，医护人员及家属要体贴入微，让患者感到温暖及受到重视，使他们感到不被冷遇或抛弃。减轻患者思想顾虑，消除恐惧，消除悲观情绪，树立战胜疼痛的信心，保持精神乐观。

病房设有花草书棋、广播电视等，并鼓励患者活动，或做一些力所能及的工作与家务，帮助患者将注意力从疼痛中转移开来。

鼓励患者练气功、太极拳、散步等活动。

加强睡眠护理，能提高止痛效果，改善生活质量。创造安静的睡眠环境，鼓励患者养成良好的睡眠习惯，必要时辅以睡眠药物。

监督患者定时服用止痛药物，并注意观察毒副作用，及时向大夫汇报。

（中日友好医院：李园　李佩文）

◎ 医案 1

张某，男，46 岁，2019 年 11 月 14 日初诊。主诉上腹痛 4 个月余，加重 2 天。患者 4 个月前因腹痛、腹胀被确诊为胰腺癌，腹腔积液。患者拒绝手术治疗，化疗 5 个周期后，疼痛控制欠佳，疼痛难忍时口服盐酸羟考酮缓释片 5mg，可短暂缓解疼痛。为求进一步中医治疗，遂来就诊。刻下：上腹痛，伴有腰痛、背痛，乏力，口苦，厌食油腻，喜热饮，体重下降约 15kg，大便不成形，日行 3 ～ 4 次，小便尚可，眠差。病史：否认高血压、冠心病、糖尿病病史，否认手术史、输血史，否认肝炎、结核等传染病史。个人生活史：生活条件可，有吸烟史 10 年、饮酒史 15 年，喜食油腻。查体：血压 106/74mmHg，全身皮肤黏膜无黄染，心率 78 次 / 分钟，心律齐，心脏各瓣膜听诊未闻及杂音，双肺呼吸音清，未闻及干湿性啰音，上腹痛，墨非征（－），麦氏点无压痛。舌质暗，苔厚腻，舌下络脉迂曲，脉沉细弦滑。西医诊断：胰腺癌，化疗后，癌性疼痛，腹腔积液。中医诊断：积聚。辨证为正气亏虚，痰瘀互结。治法：益气活血，健脾补肾，通阳化痰散结。处方：黄芪 30g，当归 15g，益母草 15g，郁金 20g，何首乌 15g，补骨脂 10g，女贞子 15g，香附 15g，瓜蒌 30g，薤白 10g，半夏 15g，九香虫 10g，半枝莲 30g，甘草 15g。14 剂，水煎服，每日 1 剂，分早、晚温服。

2019 年 11 月 28 日二诊：患者自觉上腹痛、腰背痛较前减轻，体力较前好转，大便不成形，每日 2 次，余症状基本同前。舌质淡暗，苔白腻，脉沉弦滑。在上方基础上去郁金、益母草、何首乌、当归，加丹参 15g，胆南星 15g，猪苓 15g，茯苓 15g，白花蛇舌草 20g。14 剂，水煎服，每日 1 剂，分早晚温服。

2019 年 12 月 12 日三诊：患者上腹微痛、腰背痛消失，纳可，大便成形，每日 1 次。舌淡暗，苔白微腻，脉沉弦滑。上方加白芍 30g。14 剂，水煎服，每日 1 剂，分早晚温服。

1 个月后随访，患者已无明显不适。

按：患者为中年男性，胰腺癌化疗后。化疗属全身治疗，药物在杀伤肿瘤细胞的同时亦会杀伤正常细胞，导致免疫功能抑制。脾肾功能盛衰与机体免疫机能密切相关，应注重健脾补肾。患者乏力、口苦、厌食油腻、体重下降、大便不成形，由此可见脾胃亏虚、土虚木乘；喜热饮，可见患者阳气亏虚；舌质暗，苔厚腻，舌下络脉迂曲，脉沉细弦滑，结合舌脉可见痰瘀互结。患者脾胃亏虚、气血生化乏源、筋脉肌肉等失于濡养，不荣则痛；阳气亏虚、痰瘀互结导致气血津液运行输布障碍，经络阻滞不通，不通则痛。故见上腹痛、腰痛、背痛等。基于以上因素，治宜益气活血、健脾补肾、通阳化痰散结。方中黄芪益气健脾，当归补血活血，益母草活血通络、清热解毒，郁金解郁活血止痛，何首乌、补骨脂、女贞子补益肝肾，香附疏肝理气止痛，瓜蒌、薤白、半夏通阳化痰散结，九香虫、半枝莲抗癌解毒止痛，甘草清热解毒、缓急止痛，诸药合用扶助正气、调动阳气、活血化痰散结。二诊时症状较前减轻，舌质淡暗，去郁金、益母草、何首乌、当归；加丹参以活血通络止痛、除烦安神；加胆南星清热化痰，增强祛痰功效；加猪苓、茯苓健脾利湿化痰以消除腹腔积液；加白花蛇舌草，与九香虫、半枝莲合用可增强抗癌解毒之力。三诊时诸症较前明显减轻，乙癸同源，加白芍以养血柔肝，与疏肝补肾药配伍以提高疗效。王教授注重心理疏导，耐心倾听、开导患者，以减轻患者心理负担，中药内服辅以心理疏导，疗效显著。

（医案来源：北京中医药大学东方医院　王沛）

◎ 医案 2

于某，男，37 岁，2017 年 11 月 1 日初诊。患慢性乙型肝炎 10 年，间断右上腹疼痛 2 年余。2015 年因肝区疼痛就诊于某医院，检查发现肝右叶占位性病变，诊断为原发性肝癌，行部分肝脏切除术。术后仍述右肝区疼痛，当年 9 月复查发现新占位性病变区，考虑肝内复发。肝功能检查示：总胆红素 37.7μmol/L，直接胆红素 25.5μmol/L，总胆汁酸 25.6μmol/L，谷氨酰转移酶 65.5U/L，谷草转氨酶 153.8U/L，谷丙转氨酶 163U/L。患者拒绝手术治疗，希望通过中药治疗改善症状，增强体质，遂前来就诊。刻下：右上腹疼痛，发作时难以入眠，口干，口苦，乏力，背部疼痛，腹胀，纳眠差，小便色黄，大便质稀，每日 3 ～ 4 次。舌暗红、胖大、有齿痕，苔白腻，脉弦细。中医诊断：肝癌病、痛证，肝郁脾虚证。治以疏肝解郁、健脾温中为法，方选柴胡桂枝干姜汤加减。处方：柴胡 20g，桂枝 10g，干姜 8g，黄芩 5g，天花粉 15g，牡蛎 20g，龙骨 20g，炙甘草 5g，苍术 10g，厚朴 15g，陈皮 20g，茵陈 30g。水煎服，日 1 剂。嘱忌酒，忌食肥腻、辛辣、甘甜、生冷之品。

2017 年 11 月 29 日二诊：患者口干、口苦、乏力、腹胀减轻，疼痛症减不显，大便不成形，每日 2 次，小便调。舌苔薄白，舌胖大、有齿痕，脉弦细。上方加鳖甲 20g，延胡索 30g，当归 10g，白芍 30g。

2017 年 12 月 27 日三诊：患者服药后背部疼痛消失，右上腹疼痛明显好转，纳眠可，大便不成形，每日 2 次，小便调。舌苔薄白，舌胖大、有齿痕，脉弦。上方加蜈蚣 6g，全蝎 3g。

2018 年 2 月 28 日四诊：患者服药后食欲明显好转，小便不黄，口干、口苦基本消失，上腹部疼痛减轻，偶有便溏。舌苔薄白、胖大、有齿痕，脉弦。上方加山慈姑 10g，莪术 30g，醋三棱 10g。

2018 年 3 月 28 日五诊：患者 3 月于当地医院复诊发现肝占位区较前缩小，总胆红素 13.3μmol/L，总胆汁酸 12.2μmol/L，谷草转氨酶 53U/L，谷丙转氨酶 55.7U/L，直接胆红素 2.4μmol/L，纳眠佳，乏力消失，精神状态好，体重明显增加，偶有上腹痛、便溏。继服中药调理。

按：患者既往慢性乙肝病史多年，毒伤肝脏，肝失疏泄，经气瘀滞，日久成癌瘤，癌瘤阻滞脏腑经络，气机不畅，瘀血内停则见肝区疼痛；肝气不舒，气郁化火，侵犯于胆，胆火上炎，胆气上溢则见口干、口苦；肝木乘脾土，肝气犯脾，脾虚致运化失司，则食少腹胀；肝失疏泄影响脾的运化功能，运化失常，故大便稀溏；脾不升清，气滞湿阻则见乏力。患者口干、口苦、舌暗红、脉弦考虑为上热证，乏力、大便质稀、腹胀考虑为下寒证，综合辨证为上热下寒、寒热错杂之厥阴病，方用柴胡桂枝干姜汤解少阳之热、除虚寒。纳差、腹胀、苔白腻、舌胖大、有齿痕，考虑为病久脾气亏虚，脾胃失于运化，脾虚湿困证，方选平胃散健脾利湿，消胀除满；小便黄加茵陈利湿通淋，保肝降酶。二诊时疼痛未见明显减轻，加入当归、白芍养血柔肝，缓急止痛，鳖甲专入肝经，功善软坚散结、祛瘀消肿，加入延胡索活血行气止痛。三诊时患者诸症减轻，考虑患者病程日久，久痛入络，加用蜈蚣、全蝎等虫类药以攻坚破积、通络止痛。四诊加入山慈姑、三棱、莪术通肝经积血，消瘕止痛，抑制肿瘤生长。

（医案来源：中国中医科学院广安门医院　鲍艳举）

第三节　肿瘤梗阻

肿瘤梗阻是由于肿瘤压迫、堵塞腔道引起的一类症状。不同部位的肿瘤梗阻，导致局部解剖结构改变而引起相应的临床症状。由于肿瘤的扩散与转移，肿瘤梗阻是晚期恶性肿瘤患者常见的并发症之一。肿瘤梗阻容易发生的部位是上腔静脉、呼吸道、消化道等，其病因、诊断、临床表现、治疗等各不相同，故分述如下。

一、上腔静脉综合征

上腔静脉综合征，又称上腔静脉阻塞综合征，是由上腔静脉或其周围的恶性肿瘤引起上腔静脉完全或不完全性阻塞，导致经上腔静脉回流到右心房的血液部分或全部受阻，从而表现为上肢、颈和面部淤血水肿，上半身浅表静脉曲张，以及急性或亚急性呼吸困难的一组临床综合征。属于中医学“水肿”“喘证”等范畴。

（一）辨证论治

1. 痰饮结胸

胸中胀满，痰涎壅盛，上气咳喘，痰白量多或黏腻，面颈作胀，声音嘶哑。舌淡红、苔白，脉滑弦。

治法：宣肺利水，化痰消肿。

主方：葶苈大枣泻肺汤加减。

常用药：葶苈子 24g，桑白皮 15g，车前子 30g，猪苓 30g，泽泻 15g，夏枯草 12g，牡蛎 30g，海藻 15g，制天南星 15g，瓜蒌皮 30g，杏仁 12g，大枣 12g。

加减：痰热便秘宜加黄芩、全瓜蒌等清化之品，或用礞石滚痰丸清热豁痰，止咳平喘。

2. 血瘀胸胁

咳嗽气短，颈部、颜面肿胀，声音嘶哑，面色青紫，颈部青筋暴露，胸胁胀痛，痛有定处，胸壁红丝赤缕。舌质暗红或有瘀斑，苔白，脉涩。

治法：活血祛瘀，行气利水。

主方：血府逐瘀汤加减。

常用药：桃仁 9g，红花 6g，赤芍 12g，八月札 30g，石上柏 30g，葶苈子 12g，枳壳 12g，桑白皮 15g，猪苓 15g，泽泻 15g，莪术 12g。

加减：胸痛明显加延胡索、失笑散、徐长卿活血通络止痛；咳嗽夹血加茜草根、参三七、白及等活血止血。

3. 肺肾两虚

呼多吸少，喘促难续，动则尤甚，甚至张口抬肩，形寒肢冷，面颈肿胀，肢体浮肿，小便不利。舌质淡，苔薄，尺脉弱。

治法：补肾纳气，利水平喘。

主方：金匮肾气丸合真武汤加减。

常用药：熟附块 6g，熟地黄 12g，党参 12g，白术 12g，茯苓 30g，泽泻 24g，核桃肉 15g，炙苏子 12g，蛤蚧 12g，补骨脂 12g，车前子 30g。

加减：喘甚而烦躁不安、脉浮大，加龙骨、牡蛎、磁石、紫石英等镇摄肾气；面目、肢体皆肿加防己、葶苈子、猪苓利水。

（二）常用中成药

甘遂末 1g，冲服，每日 1 次。适用于痰饮结胸证。

（三）预防与护理

1. 预防

积极治疗原发肿瘤，尽量做到早发现、早诊断、早治疗，定期复查，预防转移。

2. 护理

预防和控制感染。

注意观察病情变化，准备好抢救物品，预防窒息。

静脉输液选择下肢静脉为好，避免上肢静脉输液引起血栓形成风险。

切实做好心理护理，使患者保持良好的心理状态和机体状态。

二、呼吸道梗阻

气管或支气管内肿瘤阻塞或管腔外肿瘤压迫、炎症以及放射治疗后水肿、瘢痕等均可引起呼吸道梗阻。癌性呼吸道梗阻是危及生命的急症之一，主要表现为呼吸困难，属于中医学“喘证”等范畴。

（一）辨证论治

1. 痰热郁肺

咳嗽气急，痰涎壅盛，痰黄黏稠，胸闷胸憋，伴口干舌燥，面赤心烦，大便干结，小便黄赤。舌红苔黄腻，脉滑数。

治法：清热化痰，宣肺止咳。

主方：清金化痰汤合《千金要方》苇茎汤加减。

常用药：鱼腥草 30g，黄芩 15g，桑白皮 15g，胆南星 15g，薏苡仁 30g，桃仁 15g，冬瓜仁 30g，瓜蒌仁（打）30g，浙贝母 20g，守宫 6g，芦根 30g。

加减：痰热瘀互结加法半夏、赤芍、丹参；痰热难咳加桔梗、海蛤粉、川贝母；大便干结难下加大黄（后下）。

2. 痰湿壅盛

咳嗽气急，痰涎壅盛，痰白黏稠，或胸憋喘促，或喉间痰鸣，伴疲乏懒言，纳呆消瘦，腹胀便溏。舌淡红、苔白腻，脉濡缓。

治法：燥湿化痰，宣肺平喘。

主方：涤痰汤加减。

常用药：壁虎 6g，天竺黄 9g，陈皮 9g，半夏 12g，茯苓 20g，苍术 12g，胆南星 12g，枳实 12g，桃仁 15g，浙贝母 20g。

加减：腹胀满加大腹皮、厚朴、枳壳、青皮。

3. 气滞血瘀

咳嗽喘促，呼吸费力，发音困难，或有吞咽受阻，急躁易怒，憋闷不适，胸痛胁痛，面色不华或黧黑，唇色紫暗。舌暗或有瘀斑，脉弦或涩。

治法：活血化瘀，行气散结。

主方：血府逐瘀汤加减。

常用药：三七 10g，血竭 9g，茯苓 12g，牡丹皮 9g，桃仁 12g，红花 6g，赤芍 12g，柴胡 9g，莪术 12g，葶苈子 12g，枳壳 12g。

加减：痰瘀互结加苏子、杏仁、厚朴；咯血、便血加三七粉、花蕊石；瘀血伴水湿犯肺加用葶苈大枣泻肺汤。

4. 喘脱

喘逆剧甚，张口抬肩，端坐不能平卧，稍动则喘剧欲绝，心慌悸动，烦躁不安，面唇青紫，手足青黑晦暗。舌紫暗，脉浮大无根，或见歇止。

治法：温肾纳气，回阳救逆。

主方：黑锡丹加减。

常用药：熟附子 6g，熟地黄 15g，山药 12g，山茱萸 15g，茯苓 20g，阳起石 15g，胡芦巴 12g，五味子 15g。

加减：喘重汗不敛加龙骨、牡蛎；下肢水肿加车前子。

（二）常用中成药

（1）小金丹：每日 2 次，每次 0.6g，捣碎，用温水送服。

（2）痰多黄稠者，鱼腥草注射液 20mL 加入 5% 葡萄糖注射液中静脉滴注。

（三）针灸

（1）窍闭神匿，肺失宣降：取内关、人中、肺俞穴，反复捻转提插，强刺激。

（2）痰浊壅盛：取内关、人中、肺俞、丰隆、气舍，平补平泻，留针 20 ～ 30 分钟。

（四）预防与护理

1. 预防

积极治疗原发肿瘤，尽量做到早发现、早诊断、早治疗，定期复查，预防转移。

2. 护理

严密观察窒息早期征象，及时建立人工气道。

气管切开后保持局部清洁，预防感染，保持呼吸通畅。

◎ 医案 1

李某，女，50岁，2007年10月15日初诊。患者反复咳嗽2年余，2007年1月体检时发现肺内占位，考虑为肺结核。服用抗结核药物治疗后，咳嗽未见好转。2月24日在某医院行PET / CT检查，提示“左肺上叶中央型肺癌伴阻塞性肺炎及双肺内转移，双侧肺门、纵隔多发淋巴结炎性增生”。5月行左肺肿瘤切除术。术后病理检查示左上肺中分化腺癌，分期，T2N1M1，Ⅳ期。术后化疗4个疗程。特来寻求中医药治疗。刻下：神志清，偶有咳嗽，喉间有痰，量少色白，双下肢乏力、轻度水肿，纳、寐可，二便调；舌淡、苔白厚，脉沉细。西医诊断：左肺中央型肺癌并双肺转移术后化疗。中医诊断：肺积（肺癌），证属肺郁痰瘀型，治以宣肺理气，化痰逐瘀。方用星夏涤痰饮（周岱翰方）加减。处方：生半夏、生天南星、夏枯草、全瓜蒌、杏仁、浙贝母、丹参各15g，壁虎6g，薏苡仁、鱼腥草、仙鹤草各30g，桔梗12g。7剂，每天1剂，水煎服。并口服平消胶囊。

2007年10月24日二诊：患者上方服毕，咳嗽、咯痰较前减少，但觉胸部手术口缝合处隐痛不适，双下肢无浮肿，纳、寐可，二便调；舌红、苔白厚腻，脉细滑。仍遵前法，予上方减仙鹤草，加桃仁15g，三七10g以活血祛瘀。30剂，如法煎服。

2007年11月24日三诊：患者服用上方后，稍咳嗽，痰少色白，大便偏烂，每天2次，余无明显不适；舌红、苔白厚，脉细滑。治以清肺化痰、解毒散结为法。处方：土鳖虫、壁虎、甘草各6g，鱼腥草、猫爪草各30g，浙贝母、桃仁、杏仁、厚朴、半夏各10g，山海螺15g，茯苓25g。如法煎服。同时口服平消胶囊及安康欣胶囊。

之后按上方随症加减治疗，随诊多年，患者生活质量较好，CT复查显示病灶稳定。

按：本例患者属肺癌Ⅳ期术后化疗后，即使已行手术，仍余邪未尽，邪毒未清，也易于复发转移。其整个疾病进程中，贯穿着痰、瘀、毒、虚四字。周教授以清肺、化痰、祛瘀、解毒为主辨证论治，兼顾补虚。方以鱼腥草、仙鹤草、山海螺、夏枯草等清肺解毒，以桃仁、三七、丹参、土鳖虫、壁虎活血祛瘀、软坚散结，浙贝母、半夏、天南星、猫爪草等化痰消积，桔梗、杏仁、全瓜蒌、厚朴等宣通肺气、宽胸开结，辅以薏苡仁、茯苓健脾渗湿除痰，较好地体现带瘤生存的中医药抗癌治疗的特色。

（医案来源：广州中医药大学　周岱翰）

◎ **医案 2**

代某，女，57 岁。初诊时，患者 1 年 4 个月前因体检查发现左肺下叶背段支气管堵塞并下叶背段不张，考虑占位可能。在胸外科局部麻醉下行经皮肺穿刺活组织检查术，结果示：肺穿腺癌乳头状型伴少量微乳头结构。就诊时为同步放疗、化疗疗程中。刻下：乏力不适，口干，稍有咳嗽、咳痰，痰色稍黄，大便正常；舌淡红，少苔，脉细。查体：精神欠佳，偏瘦，左肺呼吸音弱，右肺呼吸音清。中医辨证属气阴两虚，治以益气养阴为主，兼清热、化痰。处方：黄芪 30g，北沙参 10g，麦冬 10g，玉竹 10g，天花粉 10g，桑叶 6g，白花蛇舌草 30g，石见穿 30g，山楂 10g，甘草 9g，桔梗 6g，浙贝母 3g。7 剂，水煎服，日 1 剂。

二诊：患者乏力较前好转，咳嗽、咳痰较前好转，仍有口干。上方加北沙参、麦冬各 10g，去浙贝母 3g，加川贝母 3g，醋鳖甲 20g。7 剂，水煎服，日 1 剂。

三诊：患者症状明显好转，能坚持同步放化疗。守上方，14 剂，水煎服，日 1 剂。嘱患者调畅情志，饮食有节，定期随访。

按：本案患者为肺癌晚期，左肺下叶背段支气管堵塞并下叶背段不张，左肺呼吸音弱，考虑肿瘤所致呼吸道梗阻。患者乏力为肺气虚衰之象，气为阳，阳损及阴，导致肺的气阴耗伤，表现为口干、少苔、脉细等症状。气虚则失宣降，阴虚则火旺，热毒积聚，灼津为痰，痰阻则气血瘀滞，发为肺积。辨证属气阴两虚，故方选沙参麦冬汤加减。重用黄芪补益肺气，北沙参、麦冬养阴益肺，兼益胃阴，使得肺津液生化有源。天花粉、桑叶助君药滋养肺阴，并能清肺之热毒。白花蛇舌草清热解毒；石见穿活血化瘀；山楂消食健胃，活血化瘀，能祛除病理产物，还可以使补而不滞；桔梗、浙贝母理气化痰，宣肺止咳；甘草调和诸药。本方以益气养阴为主，清热祛瘀为辅，共同作用于气阴两虚、本虚标实之病理改变，以达到增加化疗疗效、减少化疗不良反应、提高患者生存质量的目的。

（医案来源：九江市第一人民医院　曾灵芝）

三、食管梗阻

因食管内肿瘤阻塞食管，或食管癌周围浸润、淋巴结转移、纵隔肿瘤等压迫食管，导致食管腔狭窄，食物通过不畅或不能通过，称为食管梗阻。该病属于中医学“噎膈”范畴。

（一）辨证论治

1. 痰气交结

吞咽梗阻，胸膈满闷或疼痛，痰涎壅盛，嗳气或呃逆，或呕吐痰涎食物，大便艰涩，形体日渐消瘦。舌质淡红，苔腻，脉细而滑。

治法：开郁理气，化痰散结。

主方：启膈散加减。

常用药：厚朴 12g，法半夏 24g，制天南星 24g，郁金 12g，瓜蒌仁（打）30g，陈皮 9g，贝母 15g，南沙参 15g，熟地黄 12g，守宫 6g。

加减：呃逆甚者加旋覆花、代赭石（先煎）；疼痛甚者加延胡索；吞咽困难严重者加威灵仙、赤芍。

2. 痰瘀互结

饮食难下，食入即吐，痰涎较多，胸膈疼痛，痛处固定，面色晦暗，形体消瘦，肌肤甲错，口唇暗紫。舌质暗红或有瘀斑，苔白腻，脉沉涩。

治法：行气活血，祛瘀破结。

主方：通幽汤加减。

常用药：桃仁 12g，红花 6g，八月札 30g，熟地黄 15g，陈皮 9g，枳壳 6g，莪术 12g，瓜蒌仁（打）30g，海藻 15g，牡蛎（先煎）30g。

加减：胸背痛甚者加延胡索、龙葵、白英；合并出血者去莪术，加三七、白及、血余炭。

3. 津亏热结

吞咽梗涩而痛，食物难下，胸背灼痛，口干咽燥，欲饮凉水，形体消瘦，肌肤枯燥，五心烦热或潮热盗汗，大便干结。舌红而干或有裂纹，脉弦细数。

治法：滋养津液，泄热散结。

主方：沙参麦冬汤合五汁安中饮。

常用药：沙参15g，知母9g，麦冬15g，天花粉30g，玄参30g，地黄15g，石斛12g，黄芩9g，栀子12g，瓜蒌仁（打）30g，制何首乌12g，薏苡仁30g。

五汁安中饮：生姜汁、韭菜汁、鲜藕汁、雪梨汁、牛奶各等量，频频饮服。

加减：嗳气明显者加公丁香、旋覆花、半夏；大便干结难下者加火麻仁、大黄（后下）。

（二）常用中成药

（1）复方蛇舌草片：每次2～4片，日服3次。适用于痰气交结证。

（2）清咽滴丸：每次4～6粒，含服，日服3次。适用于津亏热结证。

（三）预防与护理

1. 预防

保持愉快的心理状态，养成良好的饮食习惯，禁食辛辣，少食高脂肪食品，不饮烈性酒。

积极治疗原发肿瘤，尽量做到早发现、早诊断、早治疗，定期复查，预防转移。

2. 护理

进食最佳体位是坐位或半卧位，细嚼慢咽。每次饭后饮水以冲洗食管，并注意饮食的色、香、味依据患者的口味更换。一旦发生完全性食管梗阻，立即禁食，必要时予以肠外营养。

◎ 医案1

王某，男，76岁，2018年5月18日初诊。患者为食管癌化疗后。刻下：吞咽梗阻，胸痛，舌红，苔黄腻，脉滑略数。辨证属肝气郁结、痰热交阻、胃气上逆。治宜清热化痰，润燥解郁，降逆和胃。方以小陷胸汤合启膈散加减。处方：沙参15g，砂仁10g，丹参15g，郁金15g，浙贝母30g，茯苓15g，荷叶蒂10g，黄连5g，炒瓜蒌壳6g，法半夏10g，三棱

8g，莪术 8g，穿山甲 6g，夏枯草 15g，甘草 6g。30 剂，日 1 剂，水煎服，分 2 次温服。

2018 年 7 月 27 日二诊：患者服用前方后，上症已减，舌脉如前。效不更方，前方基础上加枳实、白花蛇舌草。30 剂，日 1剂，水煎服，分 2 次温服。

随访得知，患者转归良好。

按：食管癌属于中医学“噎膈”的范畴，其基本病机为气、痰、瘀交结，阻隔于食管、胃脘所致。患者初诊时有食管癌化疗后病史，症见吞咽梗阻，胸痛，苔黄腻，脉滑略数，为肝气郁结、痰热交阻、胃气上逆之证。故熊教授予以小陷胸汤清热化痰、宽胸散结，并合用治疗噎膈病之专方启膈散润燥解郁、降逆化痰。现代临床观察研究表明，在食管癌放疗后使用启膈散，能够提高临床疗效。二诊时，患者自诉服用前方后诸症减轻，效不更方，熊教授在原方基础上加味，以巩固疗效。经随访得知，患者转归良好。

（医案来源：湖南中医药大学　熊继柏）

◎ 医案 2

米某，男，74 岁，2015 年 9 月 25 日初诊。患者 5 个月前出现吞咽困难，未予重视，症状进行性加重。2015 年 6 月 4 日就诊于某医院，行胃镜检查示：食管中段 23 ～ 27cm 处有不规则隆起。病理检查示：食管癌。因患者年龄较大，未行手术及放疗、化疗，欲求中药治疗。刻下：吞咽困难，能进流食，无腹痛、恶心、呕吐等症，消化尚可，二便可，精神较差，自发病以来体重减轻十余斤。钡餐造影检查示：食管中段可见约 7cm 充盈缺损。癌胚抗原升高。辨证属胃阴不足、痰瘀互阻。治以养阴和胃、化瘀通络为主。处方：沙参 15g，麦冬 15g，石斛 15g，白芍 12g，川牛膝 12g，肉苁蓉 12g，清半夏 10g，砂仁 6g，山药 10g，神曲 10g，虎杖 10g，壁虎 6g，三棱 10g，莪术 10g，炙甘草 6g。12 剂。每日 1 剂，每剂煎 2 次，共约 400mL，合于一起，每日口服 2 次，每次 200mL。

按：本案患者为老年男性，因气阴亏虚、痰瘀交阻于食管而发病，致吞咽困难；机体失养则体质虚弱，逐渐消瘦。本病例病机以胃阴不足、痰瘀互阻为主，治以养阴和胃、化瘀通络。方用沙参、麦冬、石斛益胃生津；白芍、川牛膝、肉苁蓉补肾养血；清半夏、砂仁、山药、神曲化痰和胃；

虎杖、壁虎、三棱、莪术化瘀解毒；炙甘草调和诸药。如此则胃之气阴得以补充，痰瘀得以消散，诸症可减。

（医案来源：山西中医学院附属医院　赵尚华）

四、胆道梗阻

胆道梗阻是由于胆道本身或其周围组织病变引起胆道完全或不完全性阻塞，导致胆管内压力升高、胆管扩张、胆汁淤积，出现一系列病理生理改变及临床表现。肝大及黄疸是胆道梗阻的主要特征。该病属于中医学“黄疸”“臌胀”范畴。

（一）辨证论治

1. 湿热蕴结，瘀毒内聚

身目俱黄，色泽鲜明，口干口苦，心烦懊恼，纳呆，脘腹胀闷，尿少黄赤，大便干结。舌质红，舌苔黄腻，脉弦滑数。

治法：清热利湿，化瘀解毒。

主方：茵陈蒿汤合甘露消毒丹加减。

常用药：茵陈 30g，栀子 15g，大黄（后下）6g，龙胆草 9g，薏苡仁 30g，土茯苓 30g，虎杖 30g，黄芩 9g，苦参 15g，车前子 12g，猪苓 12g，半枝莲 30g，白花蛇舌草 30g，谷芽 30g，麦芽 30g。

加减：壮热口渴，烦躁不安，或伴神昏谵语，或吐血黑便，可酌加地黄、玄参、金银花、蒲公英、大青叶等清热解毒，合用安宫牛黄丸解毒开窍。

2. 瘀血内阻，胆腑不利

身目暗黄，色泽晦暗，口淡不渴，脘腹积块，坚硬刺痛，固定不移，时有寒热。舌质紫暗或有瘀斑，苔白，脉弦涩。

治法：行气活血，祛瘀消肿。

主方：膈下逐瘀汤加减。

常用药：八月札 30g，莪术 12g，重楼 15g，赤芍 12g，当归 12g，五灵脂 15g，延胡索 15g，香附 9g，乌药 6g，茵陈 30g，郁金 9g，干蟾皮 6g，半边莲 30g。

加减：大便干，加大黄（后下）泻下通便；小便不利，加猪苓、茯苓、车前子利水消肿。

3. 脾虚湿聚，瘀毒胶结

身目暗黄，色泽晦暗或如烟熏，食少神疲，肢软乏力，心悸气短，脘腹闷痛，畏寒肢冷，或见腹大胀急，朝宽暮急，大便溏薄，下肢浮肿，小便不利。舌质淡紫，舌体胖、边有齿痕，脉濡滑。

治法：健脾渗湿，化瘀消癥。

主方：茵陈术附汤加减。

常用药：茵陈 30g，附子 6g，干姜 9g，黄芪 30g，白术 12g，茯苓 12g，薏苡仁 30g，木香 6g，陈皮 9g，猪苓 12g，白花蛇舌草 30g，莪术 12g。

加减：腹大坚满、朝宽暮急，可酌加厚朴、大黄、大腹皮等行气利水；如见黑便、呕血，可去莪术，加白及、炮姜、阿胶等止血。

（二）常用中成药

（1）鳖甲煎丸：每次 3g，日服 3 次。适用于瘀血内阻、胆腑不利证。

（2）茵栀黄注射液：10 ～ 20mL，用 10% 葡萄糖注射液 250mL 或 500mL 稀释后静脉滴注。适用于各证型。

（三）预防与护理

1. 预防

保持愉快的心理状态，养成良好的饮食习惯，忌食辛辣，少食高脂肪食品，不饮烈性酒。

积极治疗癌病变前，应早去除可能引起癌变的诱因，如积极治疗胆囊炎、胆囊息肉、肝炎、十二指肠溃疡等疾病。

2. 护理

静卧休息时保持舒适的卧位，一般以左侧卧位、仰卧位为佳，以防胆囊部位受压。饮食选择易消化、吸收并富有营养的食物，如新鲜水果和蔬菜，少吃或不吃高脂肪食物，禁烟酒，多饮水，保持大便通畅。

◎ 医案 1

刘某，男，71 岁，2017 年 10 月 30 日初诊。既往有胆囊炎病史。2017 年 10 月自觉右上腹部刺痛，家人发现其双侧巩膜黄染，行全腹 B 超、CT 检查示：胆囊占位性病变伴肝转移，可探及胆囊部位混合性肿块，大小约 5.5cm×5cm。因病变已侵犯肝门部，且患者高龄，家属要求暂不予手术治疗，后行经皮穿刺胆汁外引流术，并配合中药辅助治疗。刻下：患者神志清，精神尚可，形体消瘦，身目俱黄，腹软，晨起偶有发热，口苦咽干，胃纳一般，夜寐差，大便干黄，小便尚可。舌红、苔少、边白腻，脉弦。引流管在位通畅，腹部触诊可及6cm肿块，质硬不移。查CEA：161ng/mL；CA125：78U/mL；CA199：＞1200U/mL；血清总胆红素：288.3μmol/L；直接胆红素：200.6μmol/L。目前口服乳果糖口服液，Karnofsky评分40分。处方：柴胡6g，茵陈10g，郁金10g，炒白术10g，炒白芍10g，陈皮10g，防风10g，姜半夏10g，枇杷叶10g，炒党参10g，茯苓10g，茯神10g，焦稻芽10g，焦麦芽10g，炒薏苡仁10g，炒山药10g，猪苓10g，八月札10g，徐长卿10g，炙甘草6g。水煎14剂，口服。后患者引流管脱落，未再行插管。

2017年11月14日二诊：患者仍有黄疸，近期无发热，纳可，眠差，夜尿每2小时一次，大便色黄，每日1～2次，成形，小便黄。舌红暗，苔白，脉弦。查体：血清总胆红素：340μmol/L，较前升高。于前方基础上利胆退黄，扶正消积，加虎杖10g，竹茹5g，片姜黄6g。水煎14剂，口服。

2017年12月24日三诊：患者用纯中药治疗一个月余，症状好转，无发热，黄疸退，查血清总胆红素：140μmol/L。

后多次复查各项肿瘤放免检测指标，肝功能基本恢复正常，以上方结合微调三号方，随证加减秦艽、徐长卿、藤梨根等，多次复查B超、CT显示胆囊占位性病变未见增大，Karnofsky评分为90分，生活正常。

按：本案患者既往有胆囊炎病史，肝功能异常，本次病程经B超、CT检查明确诊断为胆囊癌伴肝转移，并发黄疸、发热、纳差等，大便干黄，舌红暗，苔白，脉弦，患者及其家属考虑病程进展及高龄等因素未接受手术等治疗，引流管脱落后采用纯中药治疗。结合患者病症、舌苔、脉象等辨证属肝郁脾虚，痰瘀互结，方中柴胡、茵陈、郁金等配伍以疏肝利胆，加虎杖、竹茹等增强清热退黄之势。一个月后复诊时已热减黄退，肝功能较前好转。

（医案来源：无锡市中医医院　尤建良）

◎ 医案2

陆某，女，71岁，1999年8月12日初诊。患者因反复右上腹隐痛半年，先后于外院及我院诊治，行B超和CT检查均示“胆总管占位”，随后手术探查与病理证实为“胆总管中上段癌”，因肿块与周围组织粘连严重无法切除，遂放弃手术治疗。刻下：体瘦，神疲，右中上腹胀痛、连及后背，纳少，睡眠差，烦躁易怒，双下肢浮肿，小便黄，大便2日一行。舌边有齿痕、舌红少苔，脉弦细数。中医证属气阴两虚，肝体失养，血行瘀滞。治宜益气柔肝，佐以理气化瘀，清热解毒。处方：太子参12g，地黄12g，枸杞子12g，何首乌12g，白术12g，白芍12g，黄芪30g，青皮9g，陈皮9g，玫瑰花3g，白残花3g，白花蛇舌草30g，蛇莓12g，蛇六谷12g，红藤15g，菝葜10g，龙葵15g，大黄10g，茵陈15g，虎杖10g，郁金10g，莱菔子10g，山楂12g，延胡索10g，甘草6g。水煎，每日1剂，分3次服。

复诊：患者服药15剂后，腹痛缓解，纳增，乏力、口干减轻。效不更方，于原方略予化裁，嘱其继续坚持服药。

2000年3月，B超复查示胆管肿瘤较半年前未见明显增大，且患者腹痛大减，眠可，唯乏力、纳差未除，仍续前方出入。

2001年9月，再行B超和CT检查，胆道肿块较2年前发病时明显缩小，腹痛亦除，全身无明显不适。

按：胆附于肝，胆与肝通过经脉络属构成表里关系，肝的功能正常与否对胆病的发生、发展具有重要作用，胆道癌肿也不例外。胆道肿瘤的形成在于肝失条达，正气内虚，气血痰浊积聚于胆腑。张景岳云：“除积之要，知攻补之要。”故朱教授于临证之际，常予治肝、扶正、祛邪等法。本例患者病延日久，正气已虚，肝体失养，标实亦甚，故朱教授遣方时选用地黄、枸杞子、何首乌、白芍、白术、太子参、黄芪柔肝固正，青皮、陈皮、玫瑰花、白残花、大黄、茵陈、虎杖、郁金疏肝利胆，白花蛇舌草、蛇莓、蛇六谷、龙葵、红藤、菝葜、山楂、延胡索豁痰化瘀治其标。诸药合用，共奏益气柔肝、理气化瘀、泻浊解毒之效，故获效满意。

（医案来源：上海中医药大学附属龙华医院　朱培庭）

五、肠道梗阻

肿瘤并发胃肠道梗阻可以是完全性的，也可以是不完全性的。梗阻一旦发生，不但可以引起肠管局部解剖和功能改变，还可以导致全身性病理生理改变、代谢紊乱。该病根据症状不同，属于中医学“呕吐”“腹痛”“关格”等范畴。

（一）辨证论治

1. 气机阻滞

腹部胀满不适，嗳气频作，肠鸣，矢气则舒，大便秘结，便前腹痛明显。苔薄或薄腻，脉濡。

治法：调畅气机通便。

主方：小承气汤合木香顺气丸加减。

常用药：枳实 9g，广木香 9g，大黄（后下）6g，槟榔 9g，厚朴 9g，乌药 6g。

加减：口苦咽干、苔黄、脉弦数加栀子、黄芩；腹痛甚加杭白芍、炙甘草、火麻仁、延胡索。

2. 热毒内结

大便干燥，数日不解，腹胀腹痛，时见肠形，口干舌燥，或恶心呕吐。苔腻或黄腻，脉弦或弦数。

治法：清热解毒通腑。

主方：大承气汤加减。

常用药：大黄（后下）6g，白花蛇舌草 30g，枳实 12g，大腹皮 30g，半枝莲 30g，瓜蒌仁（打）30g，芒硝（另冲服）9g，玄参 30g，炙甘草 6g。

加减：热毒内盛、发热加蒲公英、重楼；皮下瘀斑加牡丹皮、赤芍。

3. 阴津亏损

口干舌燥，形体消瘦，燥屎数日不下，午后低热，或面部潮红。舌质红，舌体偏瘦，脉细或细数。

治法：滋阴润燥通便。

主方：增液汤加减。

常用药：地黄 30g，玄参 30g，麦冬 15g，火麻仁（打）30g，瓜蒌仁（打）30g，蜂蜜（另冲服）15mL。

加减：口干、低热加青蒿、白薇；汗出较多加糯稻根、碧桃干；胃纳欠佳加焦山楂。

4. 气滞瘀结

腹胀腹痛，硬痛拒按，腹部触及肿块，大便秘结，肠鸣亢进，胸闷气促。舌质暗红，苔黄，脉弦涩。

治法：行气活血，通下散结。

主方：桃核承气汤加减。

常用药：桃仁 12g，红花 6g，地黄 30g，大黄（后下）6g，牡丹皮 12g，赤芍 12g，冬瓜仁 30g，土鳖虫 6g，槟榔 12g，木香 10g，枳实 12g。

加减：腹硬满痛加川楝子、穿山甲行气活血；瘀血明显加三棱、莪术破血消瘀散结。

（二）中药成药

（1）当归龙荟丸：每次 3 ～ 9g，日服 1 ～ 2 次。适用于阴津亏损证。

（2）大黄䗪虫丸：每次 1 粒，日服 2 次。适用于气滞瘀结证。

（三）药物外治

（1）中药灌肠：以大承气汤为基础加减，常用药物包括大黄、大腹皮、八月札各 30g，枳实、厚朴、芒硝各 15g，腹痛腹胀加广木香 9g，莱菔子 30g，呕吐加姜半夏 12g，浓煎成 500mL，每次 100mL，睡前做保留灌肠，每日 1 次。

（2）留置胃管进行胃肠减压并注入辨证中药。

（四）针灸

取穴：大肠俞、天枢、支沟、上巨虚。

方法：留针 20 ～ 30 分钟，刺天枢时可透大横，行针以肠鸣为度。

加减：腹胀痛加中脘、足三里；气虚加脾俞、胃俞、气海。

（五）预防与护理

1. 预防

多吃含粗纤维的蔬菜、水果，保持大便通畅，不吃变质食物。

对有大肠息肉（尤其是家族性腺瘤）的患者，一经发现，应尽量手术摘除或服中药治疗。如不宜摘除，应定期复查，如发现息肉变大，应立即手术。

2. 护理

持续胃肠减压，至结肠造瘘或肛门排气为止。当胃肠减压停止后，胃肠蠕动恢复正常，无腹胀时可开始进清流饮食，一周后改为半流饮食，两周后可恢复正常饮食。

保持室内安静、清洁，按时通风，嘱患者注意休息，加强营养；取半卧位时，臀部应垫气圈或海绵垫，减轻肛门部位受压。严密观察生命体征的变化情况，注意有无休克先兆表现。

（上海中医药大学附属龙华医院：施志明　陈海玲）

◎ 医案 1

骆某，男，58 岁，2010 年 7 月 21 日初诊。患者因食管癌行手术治疗，术后几日即出现幽门梗阻，不能进食，食则呕吐，只能以鼻饲维持；大便秘结，数日未解，腹部微胀，未见疼痛；舌暗红，苔白微黄，脉虚无力。此为术后脾胃功能受损、腑气不通、胃失和降之象。腑以通为用，急需通腑开闭、降逆和胃为治。处方：麝香 0.5g，竹茹 12g，杏仁、桃仁各 10g，枳壳 15g，沉香 10g。2 剂，水煎服，少量频服。另以玄明粉 30g，麝香 1g，装入纱布袋内，贴脐外敷。

二诊：患者服完 1 剂中药，大便已通，腹胀稍减，次日进流质食物后未呕吐，乏力明显，舌暗红，苔白微腻，脉虚无力。前方重在通腑开闭，今腑气已通，饮得进，宜更进，拟予益气健脾、通腑降气续治之。处方：太子参 25g，炒白术 15g，枳壳 15g，竹茹 10g，橘络 20g，绿梅花 20g，姜半夏 12g，川朴 10g，杏仁 10g，桃仁 10g，灵芝 10g，谷芽 25g。鲜荷梗一尺许为引。10 剂，水煎服，日 1 剂。

三诊：患者大便通畅，腹胀显减，未见呕吐，唯纳食较差、气短乏力，舌暗，苔白微腻，脉虚无力，继进前法调治。处方：太子参 25g，苍术 10g，白术 10g，枳壳 15g，橘络 20g，绿梅花 20g，姜半夏 12g，黄芪 30g，合欢皮 20g，炒丹参 15g，灵芝 10g，香谷芽 25g。10 剂，水煎服，日 1 剂。

按：本案患者为肿瘤术后，脾胃损伤，胃肠功能紊乱，出现梗阻、大便闭结、食入旋出，此危机之证，应沉着以对，不可自乱阵脚。若不明证情虚实，是寒是热，见病治病，最易误治。患者大便秘结、腹部胀满、食入即吐等症，虽似属阳明腑实证，然患者刚行手术不久，元气耗伤未复，且多日未进饮食，脉象虚弱无力，显有虚象在内，若投以承气诸汤，涤荡攻伐，必置患者于险境，故避用承气以攻伐，而以麝香辛温走窜，由外入内，开关夺路，引领芒硝入腑，以通腑开闭；巧取麝香、芒硝敷脐以外治，通腑而不伤正。又拟升降调和之剂，由上而下，里应外合，气机通达，焉有上吐下闭之患！临床常以此法治疗各种原因引起的不完全性幽门梗阻，其疗效颇著。

（医案来源：安徽中医学院第一附属医院　徐经世）

◎ 医案 2

张某，男，66岁，2011年12月12日初诊。患者1年前因腹胀、排便困难，行相关检查，考虑结肠癌，并行手术治疗，术后化疗4个周期，病情平稳。近1个月来出现发热，排便不畅，里急后重，黏液血便，体乏无力，纳呆，不寐，舌质红，苔黄腻，脉滑数。某医院术后病理检查示：中－低分化腺癌。西医诊断：结肠癌。中医诊断：肠积，证属肠风夹热型。治宜清热燥湿、行气止痛。给予佛平汤加味或芍药汤、黄连泻心汤加味。处方：当归10g，苍术9g，枳壳10g，黄芩10g，黄连6g，厚朴10g，槟榔10g，石膏15g，佛手10g，川芎6g，杏仁10g，薏苡仁30g，陈皮10g，黄芪30g，防风12g，甘草6g。水煎服，每日1剂。

二诊：患者服药5剂后，排便不畅、里急后重、黏液血便明显好转，仍体乏无力，纳呆，不寐，舌质红，苔薄白，尺脉弱。上方去苍术，加六君子汤。水煎服，每日1剂。

三诊：服药15剂后，患者诸症趋好，去六君子汤，加苍术、五味消毒饮。处方：白花蛇舌草15g，半枝莲15g，重楼15g，虎杖15g，蒲公英15g，败酱草15g。上方10倍量研末，过筛，炼蜜为丸，每次1丸，每日2次。

随访得知，5个月后，患者病情平稳，生活自理。

按：裴老谓："有一份肿瘤，就有一份感染，发热由此而至。"此观点与现代肿瘤炎症学说不谋而合。由"肺与大肠相表里"论治：对于正气不虚、邪气较盛之发热者，麻杏石甘汤加大石膏用量至30g；对于正虚邪盛之发热者，攻补兼施，惯用佛平汤或六君子汤、抗癌五味消毒饮（白花蛇舌草、半枝莲、草河车、虎杖、重楼）合用，经、时、验方结合，每能获效。

（医案来源：甘肃省中医院　裴正学）

第四节　肿瘤出血

肿瘤出血是指由肿瘤本身及其治疗引起的出血，是恶性肿瘤常见的并发症，也是致死的主要原因之一。肿瘤组织坏死、肿瘤细胞侵蚀血管、凝血功能障碍以及放疗、化疗所致损伤均可引起不同程度的出血。一般肿瘤早期出血都是少量渗血，只有当病灶侵及大血管时才会发生大出血。恶性肿瘤容易发生出血的部位是肺、消化系统及泌尿系统，常见癌性咯血、消化道肿瘤出血、癌性血尿，其病因、诊断、治疗等皆各有特点，故分述如下。

一、癌性咯血

癌性咯血是指原发性或转移性呼吸道、肺部肿瘤引起的咯血，多见于中央型肺癌。主要为肿瘤本身坏死，或周围组织血管破裂所致。临床主要症状为咯血，伴有咳嗽，或胸闷气急等症状。咯血量大，或一时难以咯出，可引起窒息，危及生命。癌性咯血属于中医学的“咯血”“血证”范畴。

（一）辨证论治

1. 痰毒蕴肺

咯血鲜红或伴有瘀块，咳嗽气急，痰液黏腻，甚至呼吸困难，心悸胸闷，口渴心烦，或伴发热。苔黄，脉细涩或滑数。

治法：清肺解毒，凉血止血。

主方：《千金要方》苇茎汤。

常用药：苇茎（无货可用芦根）30g，冬瓜子 30g，薏苡仁 30g，鱼腥草 30g，陈胆星 15g，石上柏 30g，重楼 15g，石韦 30g，白及 12g，白茅根 30g，小蓟 30g，炙甘草 6g。

2. 肝火犯肺

咳嗽气逆，咯血鲜红，胸胁引痛，或心烦易怒，口苦咽干，大便干结，小便黄短。舌红苔黄，脉弦数。

治法：清肝泻火，清肺止血。

主方：黛蛤散合泻白散加减。

常用药：黄芩 9g，栀子 9g，牡丹皮炭 12g，地黄 15g，桑白皮 30g，白及 12g，青黛 6g，海蛤壳 30g。

3. 阴虚火旺

咳嗽痰少，痰中带血，咯血鲜红，潮热盗汗，烦热颧红，咽干耳鸣，腰膝酸软。舌红少苔，脉细数。

治法：养阴生津，润肺止血。

主方：百合固金汤加减。

常用药：生地黄 15g，熟地黄 9g，泽泻 10g，牡丹皮 12g，知母 12g，麦冬 15g，百合 9g，川贝母 6g，玄参 15g，阿胶 15g，白及 15g，白茅根 30g。

4. 气不摄血

患病日久，气血亏虚，咯血时作，咳声低微，血色淡红，伴气短无力，神疲懒言，头晕目眩，耳鸣心悸，面色无华。舌淡苔白，脉沉细。

治法：健脾益气，固摄止血。

主方：归脾汤加减。

常用药：白术 15g，白茯苓 15g，黄芪 30g，龙眼肉 15g，酸枣仁 9g，党参 12g，木香（后下）9g，仙鹤草 15g，血余炭 9g，陈阿胶（另烊，冲）9g。

（二）常用中成药

云南白药：每次 0.5g，日服 3 次。适用于各证型咯血患者。

（三）针灸

取穴：尺泽、孔最、肺俞、丰隆。

（四）预防与护理

1. 预防

预防大咯血的诱发因素。咳嗽、繁重体力劳动、肺部感染、情绪紧张等均为大咯血的诱发因素，患者应注意避免。

呼吸道及肺部肿瘤患者应积极治疗原发病，调节情绪，保持心情舒畅，切忌急躁。

2. 护理

医务人员应给予患者心理上的解释、开导，减少患者对咯血的恐惧心理。在患者咯血时，帮助患者及时将气管内的血液咯出，避免患者出现窒息而危及生命。

保持大咯血患者的正确体位，可使气道通畅，防止腔内出现血块而引起窒息，这是大咯血抢救中不可忽视的环节之一。正确体位是患者俯卧于床边，上身下垂使咯血通畅，以利于抢救。而不应采用普通的头低足高位，否则易引起剧烈呛咳，增加窒息的危险。

◎ 医案1

张某，男，50岁，2018年9月19日初诊。患者患右肺中央型肺癌，出现肝转移。刻下：咳嗽甚，咯血，痰黄，胸胁胀痛，大便可，纳可；舌红，苔黄腻，脉弦滑数。中医辨证：肝火犯肺，痰热壅盛。治法：清热化痰，清肝宁肺，凉血止血。方以小陷胸汤、桑贝止嗽散合咯血方加减。处方：桑白皮15g，浙贝母30g，杏仁10g，桔梗10g，炙紫菀10g，百部15g，白前10g，陈皮10g，白花蛇舌草15g，矮地茶10g，栀子炭6g，海浮石10g，黄连5g，炒瓜蒌壳6g，诃子10g，青黛粉10g，海蛤粉10g，三七10g，白及10g，甘草6g。30剂，每日1剂，水煎服，分2次温服。

2018年10月24日二诊：患者服药后咳嗽、咯血明显减少，痰黄减少，苔黄腻，脉滑。辨证：肝火犯肺，痰热壅盛。治法：清热化痰，清肝宁肺，凉血止血。上方去咯血方加黛蛤散。30剂，每日1剂，水煎服，分2次温服。

经随访，患者告知病情明显好转。

按：患者初诊时有肺癌病史，症见咳嗽，咯血，痰黄，胸胁胀痛，舌红，苔黄腻，脉滑数，考虑为肝火犯肺、痰热壅盛之证。《素问·咳论》曰："五脏六腑皆令人咳，非独肺也。"本病须肝肺同治，治以清热化痰，清肝宁肺，凉血止血。熊教授予以小陷胸汤、桑贝止嗽散合咯血方加减。小陷胸汤清热化痰、宽胸散结，桑贝止嗽散为清肺化痰、肃肺止咳的常用方，两方合用，共奏清肺化痰止咳之功。患者又症见胸胁胀痛、咯血，为肝火犯肺、灼伤肺络之证，故合用咯血方清肝宁肺，凉血止血。清代汪昂《汤头歌诀》认为咯血方中青黛清肝泻火，栀子清肺凉心，瓜蒌润燥滑痰，海浮石软坚止嗽，诃子敛肺定喘，不用血药者，火退而自止也，是治疗肝火犯肺之咯血证的主方。患者二诊时咳嗽、咯血明显减少，痰黄减轻，胸胁胀痛减轻，舌红，苔黄腻，脉滑，仍考虑为肝火犯肺、痰热壅盛之证。而患者咯血症状较前减轻，故在前方基础上去咯血方，改用药少力专且功效清肝泻肺、化痰止咳的黛蛤散，以肃清余邪。熊教授治疗此患者，从清热化痰、清肝宁肺、凉血止血之治法入手，以清热化痰、宽胸散结之小陷胸汤为主方，使患者咳嗽、咯血、痰黄、胸胁胀痛等症状明显减轻，体现了小陷胸汤的功效。

（医案来源：湖南中医药大学　熊继柏）

◎ 医案 2

王某，男，82 岁，2015 年 5 月 8 日初诊。一年前发现咳痰带血，在某医院诊为肺癌，患者因年龄较大，不愿接受手术及放疗、化疗，对症治疗好转后出院，欲求中医诊治。刻下：痰中带血，无胸憋、胸痛，口干，夜间加重，食欲不佳，精神可，眠可，二便调。舌淡红，苔白，脉缓。2015 年 5 月 4 日行 CT 检查示：右肺下叶病变，周围型肺癌，肺门淋巴结略大，双肺多发间质性肺炎并发肺大疱。四诊合参，证属气阴不足、痰瘀阻络。治以补气养阴、止血通络为主。处方：天冬 10g，麦冬 10g，五味子 10g，白英 30g，鱼腥草 30g，黄芪 30g，三七粉 3g（冲服），仙鹤草 18g，蝉蜕 10g，僵蚕 10g，片姜黄 6g，酒大黄 3g，杏仁 10g，桔梗 10g，炙甘草 6g。6 剂。每日 1 剂，每剂煎 2 次，共约 400mL，合在一起，每日口服 2 次，每次 200mL。另外，口服龙宫莲胶囊（赵尚华老师自制，山西中医学院附属医院制剂），每次 3 粒，每日 3 次。

2015 年 5 月 15 日复诊：患者服上药后，症状略有减轻，夜间症状加重，痰中血块较多。舌淡红，苔白，脉弦细。原方酌加凉血治血药。处方：天冬 10g，麦冬 10g，五味子 10g，白英 30g，鱼腥草 30g，黄芪 30g，三七粉 3g（冲），仙鹤草 30g，蝉蜕 10g，僵蚕 10g，酒大黄 3g，杏仁 10g，桔梗 10g，地黄 18g，牡丹皮 15g，黄芩炭 10g，炙甘草 6g。6 剂。每日 1 剂，每剂煎 2 次，共约 400mL，合于一起，每日口服 2 次，每次 200mL。

按：本案患者为年逾古稀之男性，肺之气阴已虚，气虚影响水液运行及正常血行，致痰瘀阻络而发病，症见咳嗽、痰中带血、口干、纳不佳等症。结合舌脉，辨为气阴不足、痰瘀阻络为主。方中黄芪、天冬、麦冬、五味子益气养阴，杏仁、桔梗、鱼腥草清肺化痰，升降散（僵蚕、蝉蜕、片姜黄、酒大黄）调理气机，三七粉、仙鹤草凉血止血，白英化痰解毒，炙甘草调和诸药，配以益气养阴、解毒散结之龙宫莲胶囊，共奏补气养阴、止血通络之功。复诊时患者标证减轻，但痰中血块较多，故增加凉血止血药以应对其证。

（医案来源：山西中医学院附属医院　赵尚华）

二、消化道肿瘤出血

消化道肿瘤引起的呕血和便血称为消化道肿瘤出血。消化道出血是消化道恶性肿瘤的常见症状。其症状以呕血、便血为主，有轻有重，轻者，仅大便隐血试验阳性，患者无明显自觉症状；重者，因出血量大而使病情迅速恶化，气随血脱而危及生命。呕血常夹有食物残渣，血色暗红，或咖啡样；便血，有远血、近血之分，血色乌黑如漆为远血，血色果酱色或鲜红色为近血。该病属于中医学“血证”范畴。

（一）辨证论治

1. 胃热炽盛

吐血紫暗或呈咖啡色，甚则鲜红，常混合食物残渣，大便色黑如漆，伴胃脘胀闷灼痛、嘈杂，口干口臭，口渴喜冷饮。舌红、苔黄，脉滑数。

治法：清胃泻火，凉血止血。

主方：三黄泻心汤合清热地黄汤加减。

常用药：大黄 6g，黄连 6g，黄芩 12g，牡丹皮炭 12g，藕节 15g，生地黄 20g，知母 9g，茜草根 30g，仙鹤草 30g，侧柏炭 10g。

2. 肝火犯胃

吐血鲜红或紫暗，大便色黑如漆，伴口苦目赤，胸胁胀痛，心烦易怒，失眠多梦，或有黄疸胁痛，或见赤丝蛛缕，痞块。舌红、苔黄，脉弦数。

治法：清肝泻火，降逆止血。

主方：龙胆泻肝汤合四逆散加减。

常用药：龙胆草 6g，黄芩 9g，栀子 9g，泽泻 12g，地黄 20g，甘草 6g，柴胡 9g，枳实 9g，白芍 15g，生地榆 30g，土大黄 30g，血余炭 30g。

3. 脾不统血

吐血暗淡，大便漆黑稀溏，面色萎黄，唇甲淡白，神疲纳呆，腹胀腹痛，四肢无力，头晕心悸。舌淡、苔薄白，脉细弱。

治法：益气健脾，摄血止血。

主方：归脾汤加减。

常用药：党参 12g，黄芪 20g，白术 15g，茯苓 20g，木香 6g，炒蒲黄 10g，白及 12g，茜草根 15g，血余炭 10g，大枣 15g，陈阿胶 9g（另烊，冲）。

（二）常用中成药

云南白药：每次 0.5g，日服 3 次。适用于各证型出血患者。

（三）针灸

取穴：足三里、内关、脾俞、胃俞。

（四）预防与护理

1. 预防

消化道肿瘤出血有急性、慢性之分。慢性出血是消化道肿瘤常见的症状，是造成贫血的主要原因；急性出血，只要及时诊断和治疗，大多可迅速止血。因此，当患有消化道肿瘤时，应积极对原发病进行治疗。

忌食辛辣、油炸的食物，避免过热、过冷、暴饮暴食，多食富有营养、易消化、易吸收的软食。必要时可少食多餐，或进食半流质食物。

注意保持心情舒畅，避免紧张、恼怒、忧虑等情绪的发生，给予患者精神安慰，消除其恐惧、紧张心理。

2. 护理

密切观察患者的病情变化，注意出血量、血压、脉搏等，随时检查，防止虚脱。

消化道肿瘤出血的患者尤其是出血量较多者，必须注意饮食，以半流质和流质为主，避免进食温烫食物和具有刺激性的食物。

◎ 医案 1

李某，男，70 岁，2001 年 10 月 14 日初诊。7 月无明显诱因出现大便带血，时有黏液血便，后症状逐渐加重而行肠镜检查示直肠癌，活组织检查结果为中分化腺癌。因患者年事已高，拒绝手术及放疗、化疗等治疗，遂来就诊。刻下：精神稍疲倦，大便里急后重，大便带黏液，时有脓血，肛门灼热，口苦口干。舌质暗红，苔黄腻，脉滑数。中医诊断：肠澼，证属湿热蕴结。应患者要求，采取纯中医药治疗。汤剂以清热利湿、解毒散结为法。处方：白花蛇舌草、败酱草、肿节风、地榆各 30g，白头翁、苦参、金银花各 15g，秦皮 10g，木香（后下）6g，黄柏 10g，薏苡仁 30g。并配合平消胶囊口服，每次 6 粒，每日 3 次；华蟾素注射液静脉滴注，每次 20mL，每日1次。

2001年10月21日二诊：患者精神尚可，大便明显好转，每日1～2次，无里急后重感，基本成形，时夹少量鲜血。舌质暗红，苔微黄腻，脉滑略数。以上方加减治疗，去肿节风、黄柏，加虎杖15g，三七片10g。继续配合平消胶囊口服、华蟾素注射液静脉滴注。

2001年10月28日三诊：患者精神佳，大便正常，无便血，每日1～2次，成条。舌质暗红，苔微黄，脉滑。予上方加减治疗，并配合平消胶囊口服、华蟾素注射液静脉滴注3个疗程。

之后患者坚持中医药治疗，随访多年，生存质量良好，生活如常人。

按：本案患者年老体弱，正气不足，感受外邪，邪毒下注浸淫肠道，气血运行受阻，气滞血瘀，湿毒瘀滞凝结而成本病。大便里急后重，大便黏液，时伴有脓血，肛门灼热感，口苦口干，舌质暗红，苔黄腻，脉滑数，辨为湿热蕴结之证。治疗上以清热利湿、解毒散结为法，临证以白头翁汤加减。方中，白头翁清热解毒凉血，黄柏泻下焦湿热，燥湿厚肠，秦皮苦寒性涩，收敛固涩，加以败酱草、苦参、金银花清热祛湿、活血解毒、化瘀消肿，地榆凉血止血，木香疏理胃肠之气分阻滞，行气止痛，薏苡仁健脾止泻、清热排脓，肿节风、白花蛇舌草则解毒抗癌。

（医案来源：广州中医药大学第一附属医院　陈锐深）

◎ 医案2

樊某，男，63岁，2017年9月16日初诊。8月出现黑便，行胃镜检查示：贲门、胃体、胃底溃疡型肿物形成，胃内较多红色潴留液体，肿物表面多发少量溢血。病理检查示：贲门腺癌，多发淋巴结转移。未行手术治疗。既往脑梗。刻下：患者半身肢体活动不利，乏力，纳差，黑便。舌质稍红、苔白，脉沉细。治以凉血止血、益气健脾，方以四生丸加减。处方：地黄30g，侧柏炭10g，白及20g，乌贼骨30g，牡丹皮15g，地骨皮10g，仙鹤草20g，党参15g，佛手10g，白芍15g，薏苡仁30g。15剂，水煎服。

2017年11月3日复诊：患者服上方45剂，已行胃癌切除术，待化疗。刻下：黑便止，大便次数多，每日3～4次，便质稀溏，纳可。舌淡、苔白，伸舌困难，脉细弱。治以健脾利湿、活络散结，方以参苓白术散加减。处方：党参30g，茯苓20g，炒白术15g，鸡内金10g，焦三仙各10g，仙鹤草15g，白及10g，乌贼骨20g，丹参10g，络石藤10g，土贝母15g，肉苁蓉10g，白花蛇舌草20g，炙鳖甲（先煎）15g。15剂，水煎服。

后患者多次就诊，无黑便及便潜血阳性，一般情况尚可。

按：该患者初诊时半身肢体活动不利，乏力，纳差，黑便，舌质稍红、苔白，脉沉细。诊为胃积，证属血分有热、脾胃虚弱，治宜凉血止血，益气健脾。地黄、侧柏炭、白及、乌贼骨、地骨皮、仙鹤草治以凉血止血，恐止血留瘀，又以牡丹皮活血化瘀，党参、佛手、白芍、薏苡仁则共奏益气健脾、和中养血之功。复诊时为患者术后，无黑便，大便次数多，纳可，体力较前好转，舌淡苔白，脉细弱。证属脾胃虚弱。以党参、茯苓、炒白术健脾利湿；鸡内金、焦三仙开胃；又恐脾虚失摄、再次出血，以仙鹤草、白及、乌贼骨收敛止血；白及与乌贼骨有涩大便之功，又以肉苁蓉防止白及与乌贼骨使大便难下；患者脑梗后肢体不利，又以丹参、络石藤通络行瘀，且能防止留瘀；患者术后体力相对较好，以土贝母、白花蛇舌草、炙鳖甲解毒散结抗肿瘤。

（医案来源：中日友好医院　李佩文）

三、癌性血尿

癌性血尿是指由泌尿、生殖系统恶性肿瘤引起的尿血，是泌尿系统肿瘤常见的急症，常见原因是肾和膀胱肿瘤，临床表现为血尿、腹痛及腹部肿块增大，如侵犯大血管，可导致肾和膀胱破裂。化疗药物可致出血性膀胱炎。放射性膀胱炎常发生于宫颈癌、膀胱癌、前列腺癌及直肠癌放射治疗之后，血尿可急剧出现。该病属于中医学“血证”范畴。

（一）辨证论治

1. 湿热下注

尿血，色深红，小便热涩刺痛，伴小腹拘急或腰酸，心烦口渴。舌红，苔黄腻，脉滑数。

治法：清热祛湿，凉血止血。

主方：八正散合小蓟饮子加减。

常用药：栀子15g，淡竹叶12g，地黄15g，小蓟30g，滑石30g，车前草20g，白茅根20g，蒲黄10g，藕节15g，黄柏12g，瞿麦12g，萹蓄30g。

2. 肾阴亏虚

尿血，小便短赤，伴耳鸣目眩，面赤咽干，腰膝酸软，潮热盗汗，手足心热。舌红苔少，脉细数。

治法：滋阴降火，凉血止血。

主方：知柏地黄丸加减。

常用药：熟地黄 30g，山药 15g，山茱萸 15g，茯苓 10g，泽泻 10g，牡丹皮 10g，知母 10g，黄柏 10g，女贞子 12g，墨旱莲 12g，白茅根 20g，仙鹤草 15g。

3. 瘀毒蕴结

尿血紫暗或夹有血块腐肉，排尿困难或闭塞不通，少腹刺痛、拒按，或触及肿块，时有低热。舌紫暗、有瘀点，苔薄白，脉细涩或弦紧。

治法：行气活血，祛瘀止血。

主方：膈下逐瘀汤合失笑散加减。

常用药：蒲黄 12g，五灵脂 12g，乌药 9g，牡丹皮炭 12g，延胡索 12g，香附 12g，枳壳 12g，薏苡仁 30g，白花蛇舌草 30g，龙葵 30g，参三七 9g。

（二）常用中成药

（1）十灰散：每次 6 ～ 10g，日服 3 次。有清热凉血止血之功效，适用于血热妄行之血尿。

（2）云南白药：每次 1g，日服 3 次。适用于各证血尿患者。

（三）预防与护理

1. 预防

泌尿、生殖系统肿瘤患者应根据病情积极治疗原发病，以降低癌性血尿的发生率。

加强职业防护，防止或减少芳香胺、联苯胺、二苯胺等致癌物质对人体的损害，劝阻吸烟，避免长期大量服用非那西汀、异烟胺、环磷酰胺等药物。

改变饮食习惯，少饮咖啡，多饮水，多吃新鲜蔬菜、水果，可使尿液碱化，降低 β – 葡糖苷酸酶的活性。

2. 护理

大量血尿时监测生命体征。

鼓励患者大量饮水，并注意补充适当的营养。

（上海中医药大学附属龙华医院：施志明）

◎ 医案 1

秦某，男，60 岁，1989 年 10 月 13 日初诊。8 月初外出旅游，中途出现发热，并伴有尿频、尿痛、尿赤，以“泌尿系统感染”治疗十余天，尿频、尿痛减轻，仍血尿时作，低热不退，又改换抗生素、中药等治疗月余，疗效不明显，尿常规检查示：尿蛋白（++），红细胞大量，潜血（+++）。后经膀胱镜检查确诊为膀胱癌，医院建议手术治疗。患者与家属决定先请赵老医治。刻下：身热恶寒，头目不清，急躁，眠不实，胸脘不舒，小便短赤，舌黄苔厚腻，有瘀斑，脉濡滑且数。证属暑湿郁热蕴郁于内，拟先用宣郁化湿法。处方：藿香 10g（后下），佩兰 10g（后下），杏仁 10g（后下），枇杷叶 10g，荆芥炭 10g，白茅根、芦根各 10g，柴胡 6g，炒栀子 6g，石菖蒲 6g，郁金 6g，香附 10g，焦麦芽 10g。

二诊：患者服药 10 剂，身热恶寒消失，余症减轻，尿蛋白（-），红细胞 5～10 个 / 高倍视野，尿潜血（+）。舌红、苔厚，脉滑数，湿郁渐化，气机渐疏，郁热未解，改用凉血化瘀清热法。处方：荆芥炭 10g，柴胡 6g，黄芩 6g，地榆 10g，茜草 10g，炒栀子 6g，丹参 10g，蝉衣 6g，僵蚕 10g，片姜黄 6g，半枝莲 10g，白花蛇舌草 10g，大黄 1g，白茅根 10g，芦根 10g。

三诊：患者服药 20 余剂，血尿未作，尿检（-）。膀胱镜检查示：膀胱黏膜白斑，未见其他异常。舌红、苔白且干，脉弦滑，按之略数，血分郁热，改用清热凉血、甘寒育阴法。处方：柴胡 6g，黄芩 6g，川楝子 6g，赤芍 10g，地榆 10g，丹参 10g，茜草 10g，炒槐花 10g，沙参 10g，麦冬 10g，焦三仙各 10g，白茅根 10g，芦根 10g，白花蛇舌草 10g，半枝莲 10g。

四诊：患者以此方加减服药 2 个月余，原病灶区白斑消失，未见其他异常。仍以前法进退，饮食当慎，以防其复发。处方：凤尾草 10g，生地榆 10g，丹参 10g，茜草 10g，蝉衣 6g，僵蚕 10g，片姜黄 6g，半枝莲 10g，白花蛇舌草 10g，焦三仙各 10g，白茅根 10g，芦根 10g，大黄 1g。每周 2～3 剂，继续服用。

按：此案系膀胱癌，是经权威西医医院做膀胱镜检查，并取活组织切片病理实验而确诊，而未做手术及化疗治疗，单纯用中药治愈的。患者平素嗜酒、吸烟，外出旅游正值暑期，湿气盛，气温高，易贪凉，以致暑湿温热之邪相合而受之，与素体湿热之邪交织互结，病势缠绵，表里同病。赵师在治疗上，先以宣郁化湿，后用凉血化瘀清热，再以甘寒育阴，分层次、有步骤地进行治疗，但无论在哪一阶段都没有抛开疏调气机之法。因此赵师常说："治病之要，贵在疏调。"此患者与医生积极配合，再未进烟酒，每日早晚锻炼，服药未断，身体颇健，未见复发。

（医案来源：北京中医药大学　赵绍琴）

◎ 医案 2

陈某，男，80 岁，2018 年 3 月 10 日初诊。因膀胱癌于当年 1 月 12 日行电切手术治疗，术后予表柔比星膀胱灌注，2 月 23 日行第 3 次灌注后出现腹痛、血尿，经抗炎、止血治疗半个月，仍有浅红色血尿。刻下：小腹胀痛，尿色淡红，尿频明显，心烦，口干欲饮。舌红、苔薄黄，脉细数。尿常规检查示：红细胞（+++）。证属水热互结膀胱，血络受损。治宜清热利水止血。方选猪苓汤化裁。处方：猪苓 12g，茯苓 12g，泽泻 12g，阿胶 10g（烊化），滑石 10g，白茅根 15g，仙鹤草 15g，石韦 15g。5 剂，每日 1 剂，水煎，分 2 次服。

2018 年 3 月 16 日二诊：患者服药后腹胀、尿频缓解，尿色变清，舌红苔薄黄，脉细。复查尿常规示：红细胞（+ ～ ++）。续进 5 剂，症状消失，复查尿常规红细胞（－）。

按：表柔比星膀胱灌注可以降低膀胱肿瘤电切术后的复发率，但由于药物刺激，会造成黏膜损伤、局部组织坏死、出血及溃疡。《伤寒论》中猪苓汤主治伤寒之邪传入阳明或少阴，化热伤阴，热与水结，膀胱气化不利所致"脉浮发热、渴欲饮水、小便不利"或"下利六七日，咳而呕渴，心烦，不得眠"诸症，现代临床广泛用于泌尿系统疾病。本案辨证的关键在于水热互结，血络受损。方中猪苓入肾经，淡渗利湿；茯苓健脾利湿以制肾水；泽泻甘咸性寒，泻肝、肾二经之火；佐滑石之甘寒，利水、清热；阿胶滋阴润燥，益已伤之阴，又防诸药渗利伤阴；合用白茅根、石韦、仙鹤草可加强利尿通淋、清热止血之效。

（医案来源：东台市中医院　崔德利）

第五节　肿瘤代谢急症

一、高钙血症

高钙血症是癌症患者较常见的代谢并发症，在癌症患者中的发生率约为10%。高钙血症具有危及生命的潜在危险，应及时处理。高钙血症可并发于许多病理情况，需综合病史、临床表现及相关检查以鉴别病因，明确诊断并给予相应治疗。在引起高钙血症的诸多病因中，以原发性甲状旁腺功能亢进和癌症最为多见，在高钙血症明显的患者中则以癌症居首位。

癌性高钙血症的发生率因不同的原发癌症而不同，国外有研究者认为肺癌、乳腺癌为常见，其次为骨髓瘤、恶性淋巴瘤等，其中肺癌以鳞状细胞癌并发高钙血症为多见。

（一）辨证论治

1. 脾肾两虚

神疲，纳差，四肢无力，恶心呕吐，嗜睡懒言，心悸胸闷。舌质淡，苔白，脉缓。

治法：温补脾肾。

主方：补中益气丸合金匮肾气丸加减。

常用药：黄芪30g，党参30g，白术15g，当归10g，桂枝10g，茯苓20g，陈皮10g，柴胡12g，附子12g，炙甘草10g。

2. 肝肾阴虚

体重减轻，皮肤干燥瘙痒，烦渴喜饮，头晕心悸，四肢骨痛，腰酸背痛，尿多尿频，大便干结。舌质红，苔少，脉细缓。

治法：滋补肝肾。

主方：六味地黄饮合一贯煎加减。

常用药：地黄30g，山茱萸15g，山药15g，牡丹皮12g，沙参15g，麦冬15g，枸杞子15g，女贞子15g，鳖甲30g（先煎），天花粉20g。

（二）急诊常用中成药

（1）生脉注射液：每次 40 ～ 100mL 加入 5%葡萄糖溶液 250 ～ 500mL 中静脉滴注，每日 1 次。

（2）参附注射液：每次 40 ～ 100mL 加入 5%葡萄糖溶液 250 ～ 500mL 中静脉滴注，每日 1 次。

二、低血糖症

低血糖症在肝癌患者中的发生率可达 10%～ 30%，其机制可能与肝癌细胞能异位分泌胰岛素或胰岛素样活性物质，或因肿瘤巨大使残存肝组织糖原贮存减少，或因肝功能障碍有关。

（一）辨证论治

1. 阳气暴脱

大汗不止或汗出如油，四肢厥冷，面色苍白，声短息微，精神疲惫不支。舌淡，苔白，脉微欲绝或脉大无力。

治法：益气回阳，救逆固脱。

主方：参附汤加味。

常用药：红参 20g，熟附子 15g，黄芪 30g，煅龙骨 30g（先煎），煅牡蛎 30g（先煎），五味子 12g，炙甘草 15g，大枣 20g。

2. 阴液内竭

汗多气促，四肢厥冷，手足震颤，心悸眩晕，咽干舌燥，神疲欲寐。舌质淡红，苔黄，脉虚数。

治法：益阴救逆，复阴回阳。

主方：四逆加人参汤合炙甘草汤加减。

常用药：红参 20g，熟附子 15g，炙甘草 15g，干姜 20g，大枣 20g，阿胶 15g（另烊），麦冬 15g，五味子 12g，熟地黄 30g。

（二）常用中成药

（1）独参汤：高丽参或鞭条参 10 ～ 15g，煎水服。

（2）滋心阴口服液：每次 10mL，日服 3 次。

（3）饴糖数匙，冲水饮服。

（三）中西医结合治疗

（1）丽参注射液：20mL 加入 50%葡萄糖 60mL 中静脉推注，15 分钟 1 次，连续 2 ～ 3 次。

（2）参麦注射液：每次 40 ～ 60mL 加入 10%葡萄糖 250 ～ 500mL 中静脉滴注。

（四）预防与护理

低血糖症属中医学“脱汗”范畴。多因久病重病，耗伤正气，阴阳失调，阳气过耗，不能敛阴，卫外不固，营卫不和，汗液大泄，气随汗脱，甚至发生亡阴亡阳之变。或因邪毒久羁，耗气伤阴，脏精亏损，肝肾不足，阴液内竭，阴损日久，阳随阴衰，诱发本证。

三、急性肿瘤溶解综合征

急性肿瘤溶解综合征多发生于增殖过速及肿瘤负荷较大的患者中。当肿瘤细胞崩解时，大量细胞内代谢产物迅速进入血液循环，从而导致高尿酸血症、高钾血症、高磷血症等一系列危急症状。

急性肿瘤溶解综合征的代谢紊乱主要为高尿酸血症、高钾血症、高磷血症，以上代谢紊乱可单独或共同出现。由于大量尿酸、黄嘌呤及磷酸盐等沉积于肾小管，以致肾脏排泄功能受损，并进一步使代谢物浓度增高，从而加剧急性肿瘤溶解综合征的严重程度。溶解的肿瘤细胞释放出大量细胞内钾，进入血液循环所形成的高钾血症易引起心律失常，甚至发生心脏骤停。

对抗癌药物比较敏感的肿瘤在进行强烈化疗时亦易出现急性肿瘤溶解综合征，少数是在放射治疗或激素治疗时并发的。

（一）辨证论治

1. 湿热壅积

治法：清热解毒，通利小便。

主方：八正散加减。

常用药：白花蛇舌草 30g，栀子 15g，黄芩 15g，蒲公英 30g，大黄 15g，木通 15g，瞿麦 15g，车前子 20g，滑石 30g，马鞭草 20g。

2. 脾肾两虚

小便不通，或尿量极少，排出无力，头晕心悸，喘促浮肿，体倦呕吐，腰酸膝冷，面色㿠白，视物模糊。舌淡、苔白，脉沉细。

治法：温阳益气，补肾利尿。

主方：金匮肾气丸合五苓散加减。

常用药：熟附子 15g，桂枝 12g，地黄 20g，山茱萸 15g，泽泻 15g，茯苓 15g，牡丹皮 12g，猪苓 20g，白术 15g，大腹皮 12g。

（二）常用中成药

（1）六神丸：每次 20 粒，日服 3 次。

（2）大黄䗪虫丸：每次 1 丸，日服 2 次。

（3）西黄丸：每次 3g，日服 2 次。

（三）预防与护理

预防急性肿瘤溶解综合征的发生非常重要，对急性肿瘤溶解综合征的高危患者，如肿瘤负荷大、增殖比率高且对化疗敏感的患者，在进行化疗或放疗前应采取充分水化、利尿及服用别嘌醇等措施，以防止或减少急性肿瘤溶解综合征的发生。同时，定时监测电解质、尿素氮、肌酐、尿酸、血钙、血磷及心电图。

第六节　恶性胸腔积液

恶性胸腔积液是恶性肿瘤胸腔转移或原发性胸腔恶性肿瘤所致，临床上恶性肿瘤患者一旦出现胸腔积液即意味着病变已局部转移或全身播散，病变已到晚期，失去了手术治疗的可能性，又因为积液量进行性增多，且发展迅速，可对肺部产生机械性压迫从而使肺容量减少致肺不张及（或）肺部反复感染，产生呼吸困难、咳嗽、胸痛胸闷等呼吸、循环障碍症状，如不及时治疗，即可危及生命。

一、辨证论治

恶性胸腔积液可归属于中医学“悬饮”范畴。其发病原因，可由于秽毒之气滞于体内，损伤正气，脏腑功能失调，致气血津液运行不利，痰浊瘀毒聚结，邪留胸胁，阻滞三焦，水饮积结，发为胸腔积液。其病位、病证均符合“悬饮”，但又与普通外邪入侵、阻于三焦所致的饮停胸胁的“悬饮”有所不同，故可称为“恶性悬饮”。中医学认为痰浊瘀毒和停蓄的水饮之性皆属阴，祛之则非温药不能化散，而脏气虚弱亦非温药不能调补，故治疗癌性胸腔积液仍应遵循“以温药和之”的原则，应温化散结、行气利水，又要据其病位、原发病灶、患者脏腑功能情况和胸腔积液情势的缓急而分型辨证治疗。

1. 饮停胸胁

咳唾引痛，呼吸困难，咳逆气喘，息促不能平卧。或仅能偏卧于停饮的一侧，病侧肋间胀满，甚至可见患侧胸廓隆起。舌苔薄，白腻，脉沉弦或弦滑。

治法：逐水祛饮，降气化痰。

方一：十枣汤或控涎丹。

常用药：①十枣汤：甘遂、大戟、芫花研末，用大枣煎汤送服。②控涎丹：甘遂、大戟、白芥子研末为丸，如梧桐子大，用淡盐汤或姜汤送服，每次 5 ～ 10 丸。

方二：葶苈大枣泻肺汤合五苓散随证加减。

常用药：葶苈子、桑白皮、半夏、猪苓、茯苓、桂枝、车前草、白芥子、白术、白花蛇舌草、半边莲、薏苡仁、大枣。

加减：胸痛甚，酌加郁金、延胡索、白芍、甘草、赤芍、丹参以活血行气，缓急止痛；气促甚，酌加旋覆花、紫苏子、五味子以宣肺降气；低热起伏，酌加金银花、连翘、鱼腥草、败酱草、黄芩以清热解毒；咯血，酌加仙鹤草、黛蛤散、白茅根、藕节、地黄等凉血止血；咳痰黏稠，加蜜炙麻黄、淡竹沥、莱菔子以化痰止咳。每日 1 剂，2 周为 1 个疗程，连用 2 ～ 4 个疗程。

方三：椒目瓜蒌汤加减。

常用药：桑白皮、瓜蒌皮、丹参、炙葶苈子、车前草、马鞭草、紫苏子、白芥子、法半夏、刺蒺藜、泽兰、椒目、茯苓、橘红、水蛭。

加减：痰浊偏盛、胸部满闷、舌苔浊腻，加薤白、杏仁。如水饮久停难去、胸胁支满、体弱、食少，加桂枝、白术、甘草等通阳健脾化饮，不宜峻攻。若见络气不和之候，可同时配合理气和络之剂，以冀气行水行。脾肺气虚，加白术、陈皮、砂仁；肺肾阴虚，加南沙参、北沙参、百合、山茱萸、炙鳖甲、麦冬、杠板归；痰阻血瘀，加三棱、莪术；热毒偏盛，加黄芩、鱼腥草；咳甚，加前胡、桔梗；咳痰带血，加仙鹤草、藕节炭、血余炭；胸痛，加延胡索、川楝子。

2. 阴虚内热

胸腔积液伴呛咳时作，咯吐少量黏痰，口干咽燥，或午后潮热，颧红，心烦，手足心热，盗汗，或伴胸胁闷痛，形体消瘦。舌质偏红，少苔，脉细数。

治法：滋阴清热。

主方：沙参麦冬汤合泻白散加减。

常用药：沙参、麦冬、玉竹、天花粉、桑白皮、地骨皮、甘草。

加减：潮热，加鳖甲（先煎）、枸骨叶；咳嗽，配百部、川贝母；胸胁闷痛，酌加瓜蒌皮、枳壳、郁金；积液未尽，加牡蛎、泽泻。兼有气虚、神疲、气短、自汗、面色苍白，酌加太子参、黄芪、五味子。

二、常用中草药

结合抗癌治疗，加用龙葵、半枝莲、干蟾皮、石见穿、白花蛇舌草、苦参、山慈姑、牛蒡子、山豆根等具有较强抗癌作用的药物。如应用兼有利水和抗癌作用的药物，则效果更佳，可选茯苓、猪苓、泽漆、防己、芫花。

扶正祛邪兼顾，祛邪不忘行气，选用佛手、香橼、玫瑰花、绿萼梅等药。

治疗宜以温化为原则。

重视动物药的应用，选用水蛭、土鳖虫、僵蚕、地龙、蟋蟀、蝼蛄等活血利水、化痰散结之品。

若病久邪已入络，则需加用搜逐通络之品，如全蝎、蜈蚣、地龙等。

三、预防与护理

卧床休息，积极治疗原发病。

（中日友好医院：程志强　贾立群）

◎ 医案 1

李某，男，64 岁，2009 年 12 月 18 日初诊。已被某医院诊断为“肺癌伴大量胸腔积液”。刻下：形销骨立，咳嗽，咳痰，胸闷气短，微喘，不能平卧。舌红，苔白，脉弦细。辨证属气阴两亏、痰热互结、水饮内停，治宜益气养阴、清热解毒、化痰利水。处方：生晒参 15g，黄芪 12g，紫丹参 10g，天葵子 10g，白花蛇舌草 15g，半枝莲 15g，瓜蒌皮 10g，桑白皮 10g，薏苡仁 20g，化橘红 6g，制鳖甲 15g，山慈姑 6g，金银花 12g，麦冬 12g，甘草 5g，佩兰叶 6g，炙紫菀 7g，炙款冬花 7g。7 剂，水煎，口服，每日 1 剂。

2009 年 12 月 25 日二诊：患者服上方后已能平卧，但仍微咳、胸闷。舌红，苔白，脉弦小。以原方加减：生晒参 15g，黄芪 12g，紫丹参 10g，天葵子 10g，白花蛇舌草 15g，瓜蒌皮 10g，桑白皮 10g，炙百部 7g，薏苡仁 20g，化橘红 7g，山慈姑 6g，金银花 15g，苦桔梗 6g，木蝴蝶 6g，制鳖甲 15g，甘草 5g。7 剂，水煎，口服，每日 1 剂。

2010 年 7 月 9 日三诊：患者自感服上方效果明显，遂自行守方服药。当地医院复查示肿块明显缩小，胸腔积液减少。询其诸证明显改善，仅偶有咳喘。舌红，苔薄白，脉弦稍细。故仍以原方加减治之：生晒参 12g，黄芪 12g，紫丹参 10g，全瓜蒌 15g，薏苡仁 30g，芡实仁 30g，白花蛇舌草 15g，葶苈子 10g，半枝莲 15g，猫爪草 15g，天葵子 10g，山慈姑 10g，制鳖甲 15g，五味子 3g，珍珠母 15g，化橘红 6g，炙紫菀 10g，炙冬花 10g，车前子 10g，阿胶珠 10g，甘草 5g。28 剂，水煎，口服，每日 1 剂。

随访得知，患者坚持守方治疗，服药 60 剂后，经当地医院再次复查，未见胸腔积液，诸证悉平。

按：肺癌，又称支气管肺癌，为最常见的恶性肿瘤。恶性胸腔积液为肺癌晚期的常见并发症，严重影响患者的生活质量与生存期。故恶性胸腔积液的治疗为肿瘤综合治疗的重要一环。西医治疗恶性胸腔积液的方法甚多，但化疗毒副作用较大，手术治疗等方法又让晚期患者难以耐受，因此病求治于中医者日益增多。

肺癌之辨识，应辨病与辨证相结合，引入现代科技成果为我所用，则更易“知犯何逆”，从而提高中医辨证的准确性。肺癌之治，则应分期：肺癌初期，因癌细胞尚未转移，故少见严重气短等症状，多属于肺气不宣；

肺癌术后，有胸腔积液者，多属痰热内阻；有转移者多属于痰热互结，此时不可用半夏等温燥之品，否则易致咯血。本案为肺癌晚期，伴有大量右侧胸腔积液，根据其病程、症状、脉象、舌象，断为气阴两亏、痰热互结、水饮内停，治以益气养阴、清热解毒、化痰利水，毒副作用小且疗效确切，故守法守方。历经月余，终使患者得以绝处逢春，得以延生。

（医案来源：北京中医药大学　孙光荣）

◎ 医案 2

康某，男，68岁，2014年5月23日初诊。2012年5月上旬无明显诱因出现咳嗽、咳痰，时有痰中带血，查胸部CT发现左肺中叶占位，行支气管镜检查，病理示找到异型细胞。5月15日行左肺癌根治术，术后病理检查示左肺腺癌。术后化疗6个周期。2014年初行胸部CT检查发现左肺两处转移、纵隔淋巴结转移，行纵隔放疗，同时姑息化疗。3月开始出现胸闷、气喘。行胸部CT检查发现左侧胸腔积液，予以利尿、补充白蛋白治疗。半个月后复查发现胸腔积液不减反增，遂间断抽取胸腔积液，积液送病理涂片找到腺癌细胞，数次抽液后积液未减，患者气喘、气急等症状加重，痛不欲生。刻下：气喘、气急明显，乏力，胸闷，声音嘶哑，五心烦热，盗汗，纳差，便秘，舌暗红、有瘀、少苔，脉细弦。辨证为气阴两虚，肺热血瘀。治以泻肺利水，益气养阴，清肺解毒。处方：葶苈子20g，桑白皮15g，泽泻15g，地骨皮15g，煨木香15g，沙参30g，麦冬15g，五味子10g，丹参15g，赤芍15g，黄芪30g，白花蛇舌草30g，太子参30g，龙葵30g，半枝莲20g，焦三仙各10g，大枣6枚。7剂。

2014年5月31日二诊：患者气喘、气急减轻，烦热、盗汗、便秘仍作，舌暗红、有瘀斑、少苔，脉细弦。原方加浮小麦15g，玄参15g，枳壳15g，槟榔10g。7剂。

2014年6月10日三诊：患者胸腔积液较前明显减少，气喘、气急不明显，盗汗、便秘好转，时有咳嗽少痰，口干，舌暗红、少苔，脉沉细。上方去泽泻，葶苈子减至10g，加淫羊藿10g，山茱萸10g，桔梗6g，浙贝母10g。14剂。

2014年6月27日四诊：患者诸症减轻，舌稍暗红，脉细，复查发现少量胸腔积液。上方加山药30g，余药不变。14剂。

2014年7月10日五诊：患者诸症不显，舌稍暗红、苔薄白，脉细，原方跟进。

按：本例为晚期肺癌患者，因长期放疗、化疗，正气亏虚，就诊时已是气阴两虚、肺热血瘀之象，此证较为难治。若益气养阴、清热解毒，则容易气机阻滞、阴邪更盛；若利肺泻水，容易导致气阴愈亏，故治疗时需二者兼顾，有所侧重。初诊时患者胸腔积液较多，气喘、气急明显，急则治标，以减少积液、改善临床症状为首要目的，投以葶苈大枣泻肺汤合泻白散，佐以益气养阴、清热活血抗癌之品。方中，葶苈子苦寒，泻肺中水气，桑白皮泻肺平喘、利水祛饮，佐以泽泻加强利水之效；地骨皮清肺降火；沙参、麦冬清养肺胃，生津润燥；太子参益气健脾，生津润肺，气阴双补；黄芪益气托毒，利水消肿；赤芍、丹参活血散瘀；白花蛇舌草、龙葵、半枝莲清热解毒抗癌；焦三仙健脾开胃；木香行气导滞，加强利水的同时亦使补而不滞。诸药合用，共奏泻肺利水、益气养阴、清肺解毒之效。二诊时患者仍盗汗、便秘，投以浮小麦收敛止汗，玄参滋阴通便，枳壳、槟榔助气机运行。三诊、四诊时患者胸腔积液开始减少，治以扶正为主，祛邪为辅，肾为先天之本，故加淫羊藿、山茱萸补肾助阳；脾为后天之本，故加山药健脾益气。据随访得知，患者每周服张师所开中药 5 剂，定期复查未发现胸腔积液增多，且生活质量较高。

（医案来源：海安市中医院　张宝良）

第七节　恶性腹腔积液

腹腔积液是指腹腔内游离液体积存过多。本节所述腹腔积液特指恶性腹腔积液，即恶性肿瘤转移到腹膜或腹膜原发恶性肿瘤所引起的腹腔积液，临床上常见的有肺癌、乳腺癌、恶性淋巴瘤、妇科恶性肿瘤、消化系统肿瘤等侵犯、转移至腹膜所引起的腹腔积液，或腹膜原发恶性肿瘤（如胸膜间皮瘤、腹膜间皮瘤、腹膜癌等）所引起的腹腔积液。前者发生率远高于后者。恶性腹腔积液的出现提示病期已进入中晚期，预后不良。

一、辨证论治

1. 气滞血瘀

腹大胀满，胸胁疼痛，痛处固定不移，面色暗黑，胸腹部可见红点、赤缕。舌质紫暗，或有瘀斑，脉细涩。

治法：行气化瘀，利水消满。

主方：柴胡疏肝散加减。

常用药：柴胡 12g，川芎 10g，赤芍 15g，白芍 15g，陈皮 15g，牡丹皮 12g，泽泻 10g，车前子 15g（包煎），延胡索 12g，香附 15g，枳壳 10g，莱菔子 10g，八月札 20g，凌霄花 20g，龙葵 12g，木通 6g，汉防己 12g。

2. 寒凝湿阻

腹大胀满，按之如囊裹水，腹胀得热缓解，头身沉重，大便溏薄，小便短少。舌淡，苔白厚腻，脉滑。

治法：温阳散寒，化湿利水。

主方：实脾饮加减。

常用药：干姜 10g，肉桂 10g，制附子 12g（先煎），白术 20g，薏苡仁 15g，猪苓 15g，茯苓 20g，藿香 9g，大腹皮 15g，肉豆蔻 10g，木通 9g，甘草 6g。

3. 湿热蕴结

腹大如鼓，硬而拒按，烦热口苦，发热，或见面目俱黄，大便秘结，小便赤涩。舌红，苔黄腻或黑，脉弦数。

治法：清热利湿，攻下逐水。

主方：茵陈蒿汤加减。

常用药：茵陈 20g，黄芩 12g，黄柏 10g，白术 15g，枳实 15g，厚朴 15g，知母 10g，栀子 12g，熟大黄 10g，陈皮 15g，龙胆草 9g，甘草 6g。

加减：若患者体质较好，可予舟车丸适量以攻下逐水，但须慎重使用；若高热不退，神昏谵语，可用安宫牛黄丸半丸或一丸以清热开窍。

4. 脾肾阳虚

腹部胀满，入暮更甚，纳呆脘闷，肢冷浮肿，小便短少，大便稀薄。舌淡、体胖大、有齿痕，脉沉细无力。

治法：健脾温肾，行气利水。

主方：右归丸加减。

常用药：太子参 20g，黄芪 30g，白术 15g，茯苓 15g，猪苓 12g，泽泻 10g，山药 20g，肉桂 10g，制附子 15g（先煎），厚朴 15g，木通 6g，陈皮 15g，广木香 10g，香附 15g，甘草 6g。水煎服，日 1 剂。

5. 肝肾阴虚

腹大胀满，面色黧黑，形体消瘦，五心烦热，口干舌燥，小便短赤。舌质红绛少津，脉沉细数。

治法：滋阴补肾，利水消胀。

主方：六味地黄汤加减。

常用药：生地黄 20g，熟地黄 20g，沙参 15g，太子参 15g，麦冬 15g，知母 10g，枸杞子 15g，白茅根 20g，当归 15g，地骨皮 15g，黄芪 20g，天花粉 15g，焦三仙各 15g，广木香 10g，甘草 6g。

二、预防与护理

（1）限制钠盐摄入；

（2）卧床休息；

（3）使用利尿剂；

（4）腹腔积液量较大时可以腹腔穿刺排液。

（中日友好医院：李学　李佩文）

◎ 医案 1

黄某，女，74 岁。2 年前因阴道不规则出血就诊，结合妇科检查及病理活组织检查诊断为宫颈癌，后行放疗。近 2 个月出现腹胀而来就诊。刻下：腹大坚满，伴胁下胀满疼痛，饮食减少，食后胀甚，得嗳气后缓解，纳差，神疲，小便不利。舌淡、苔白腻，脉弦涩。查体：腹部膨隆，移动性浊音，阳性。腹部 B 超检查示大量腹腔积液。中医诊断为臌胀；辨证为气滞湿阻兼血瘀，津液运化失常，水湿积于腹内。治以疏肝理气，散瘀利水。方用柴胡疏肝散合调营饮加减。处方：柴胡 10g，郁金 10g，陈皮 15g，枳壳 10g，当归 10g，丹参 12g，茯苓、猪苓各 30g，远志 10g，炒酸枣仁 10g，木香 10g，炙甘草 6g，泽泻 10g，大腹皮 10g，三叶青 30g，肿节风 30g，三棱 12g，莪术 12g。14 剂，每日 1 剂，早晚分服。同时以芒硝 100g，布包，外敷腹部，以软坚散结。

复诊：患者服药14剂后腹胀有明显改善，但精神差，乏力，面色苍白，畏寒。处方：柴胡10g，当归10g，丹参12g，茯苓、猪苓各30g，木香10g，炙甘草6g，泽泻10g，大腹皮10g，三叶青30g，肿节风30g，三棱12g，莪术12g，党参30g，白术15g，黄芪30g，黄精15g，龙眼肉10g。14剂，每日1剂，早晚分服。

据随访得知，服药14剂后患者食欲增加，尿量增多，腹胀减轻，已无明显畏寒。复查B超示腹腔积液量少。

按：本例患者为气滞湿阻兼血瘀，同时因久病致脾胃受损，正气亏虚，魏老师初诊重在治标，疏肝理气，消瘀散结以利水，改善患者腹胀症状。复诊时魏老师重在求本，《黄帝内经》记载“有胃气则生，无胃气则死”，魏老据此在用药时注意顾护患者胃气，以党参、白术、茯苓等健脾益气以扶正，同时不忘祛邪，以三棱、莪术、三叶青等解毒抗癌。

（医案来源：浙江省中医药研究院　魏克民）

◎ 医案2

武某，女，52岁，2015年5月11日初诊。2013年8月初发现腹部包块，伴腹胀、间歇性子宫不规则出血，消瘦、神疲乏力、纳差，行腹部彩超检查示盆腔内包块（8.2cm×12cm），8月12日行根治术，术后病理检查示：右卵巢浆液性乳头状囊腺癌，右闭孔淋巴结3/8转移。术后化疗6个周期，复查未见明显复发及转移征象。2015年3月初因腹胀满痛、子宫不规则出血增多、胸闷短气、食入呕吐、乏力神疲入院治疗，复查CEA及CA125均升高，行腹部彩超检查示盆腔内低回声包块（55mm×45mm），考虑恶性肿瘤复发可能性大；腹膜后多个淋巴结肿大，最大者16mm×8.1mm，考虑转移可能性大；中量腹腔积液。2015年3月中旬化疗2个周期，因不能耐受副作用遂暂停化疗，其间抽取腹腔积液（血性）治疗2次。为寻求中医治疗遂来我院。刻下：面色萎黄无华，神疲乏力，胸闷短气，咳嗽，咳少量白黏痰，畏寒。四肢厥冷，腹胀满拒按，腹壁青筋隐约可见，有明显胀痛感，按之绷紧感明显，子宫不规则出血，色红，有血块，量较多，纳食饮水后气逆欲呕，喜温拒寒，寐不安。大便不通，4～5日一行，小便量少。舌质淡紫，苔浊黄白相间，脉弦细。中医辨证为阳虚痰凝证兼有气逆瘀结，治以温阳化瘀止痛、和胃蠲饮降逆，方以附子粳米汤加减。处方：炮附子10g，法半夏30g，甘草9g，大枣9枚，吴茱萸3g，太子参

15g，山药15g，白术10g，大腹皮15g，蒲黄（包煎）15g，败酱草15g，大黄3g。7剂。加生姜3片水煎服，每日1剂，分2次温服。并嘱患者简化思想，调畅情志，调整作息及饮食，适度锻炼。

2015年5月18日二诊：患者服药后腹胀痛较前稍减轻，胃纳较振，能进食少量米粥，时有气逆呕吐，仍胸闷偶咳，咳少量白黏痰，畏寒肢冷，腹胀大稍减，按之绷紧感较前减轻，腹壁青筋隐约可见，出血量较前减少，寐好转，自觉行走较前有力，大便已解，小便量增多。舌质淡紫，苔浊白厚，脉细弦。上方改太子参为党参15g，大黄减为2g，加黄芪15g，炒鸡内金5g，小茴香5g。7剂，服法同前。

2015年5月25日三诊：患者腹胀痛感明显减轻，胃纳增强，能进食少量米饭，无气逆呕吐，胸闷明显减轻，偶有咳嗽，精神状况明显好转，语声有力，言谈甚欢，腹部明显缩小，按之较柔软，腹壁青筋已消退，子宫不规则出血明显好转，寐可，大便通畅，黄软成形，日一行。舌质淡紫，苔薄黄，脉细弦。原方去吴茱萸、白术、大腹皮，另加川芎10g，全蝎5g，薏苡仁15g。14剂，服法同前。

2015年6月8日四诊：患者基本恢复正常生活，腹胀痛缓解，无胸闷，无咳嗽，不畏寒，四肢温暖，偶有子宫不规则出血，饮食、睡眠、大小便均正常。舌质红，苔薄黄，脉平有力。复查彩超示：未见明显腹腔积液。CEA及CA125均降至正常，续予八珍汤合化积丸加减以巩固治疗。

按：此例患者，知命之年，正值月信回潮之际，气虚血滞，日久瘀结成癥积。经手术切除癥积，但创伤大伤元气，中土虚而后天精微生化乏源，头面失荣养，见面色萎黄无华，脾气散精失调致水精停聚成痰，故见咳白黏痰；内损外耗，阳虚更甚，不能温荣四末，故见四肢厥冷；“阳化气，阴成形”，阳虚寒盛日久，肿瘤复发并发生腹膜转移；阳虚温煦运化失司，水饮内停不化而成腹腔积液，气滞水停而不通，“不通”则多与痰凝血瘀有关，中焦虚寒饮停故见气逆欲呕，喜温拒寒；浊瘀内停，血不循经，故见子宫不规则出血；肠腑寒积，故见大便不通；膀胱温煦失职，故见小便量少；内有阴寒，外有药毒火热，故见舌质淡紫，苔浊黄白相间；神疲乏力，少气懒言，畏寒，脉细弦无力，均为阳虚瘀结之象。方以附子粳米汤加减。加之患者尚有浊瘀内停，化疗药毒之邪，故配以吴茱萸、小茴香温中降逆和胃止痛，太子参清补脾气养阴，党参温补气血生津，山药益气养阴、平补肺脾肾，白术益气健脾利水，大腹皮宽中利水，黄芪补中升阳利水，蒲黄、败酱草通经活血化瘀，大黄活血祛瘀通便、引邪从下，生姜暖胃解半夏之毒。诸药配伍，升降同调，辛温并用，标本同治，共奏温阳化瘀止痛、和胃蠲饮降逆之功，使阳气振奋，阴寒消除，凝痰瘀血自消。

（医案来源：湖南中医药大学第一附属医院　曹建雄）

第八节　癌症恶病质

癌症恶病质是由于癌症进展而出现的体重下降、厌食及衰竭三联征。癌症恶病质的发生主要与病症进展、营养缺乏、蛋白质丢失、放疗、化疗有关，表现为糖、脂肪、蛋白质三大物质代谢异常。恶病质的发生影响手术、化疗、放疗的实施，降低治疗敏感性，增加治疗并发症的发生，也是导致患者死亡的主要原因之一。

中医学中没有恶病质的病名，但有许多症状的描述与恶病质相似，如《素问·玉机真脏论》“大骨枯槁，大肉陷下，胸中气满，喘息不便，其气动形，期六月死”所述病状与晚期肺癌合并恶病质非常相似。恶病质不是一个独立的疾病，可发生在许多疾病过程中，属于虚证比较严重的阶段。

一、辨证论治

1. 气虚痰湿

或因化疗、或因疼痛、或因肿瘤压迫，多种原因导致患者脾胃受损，胃不受纳，脾失健运，纳呆食少，食后脘腹胀满，四肢无力，大便溏泻，渐消瘦。舌淡胖、有齿痕，苔白而腻，脉滑。

治法：健脾利湿。

主方：小半夏汤合补中益气汤。

常用药：生姜 15g，姜半夏 15g，茯苓 15g，白术 15g，甘草 6g，陈皮 12g，人参 15g，黄芪 25g，升麻 9g，柴胡 12g。

2. 阴虚内热

久用利尿脱水剂，大量抽取胸腔、腹腔积液或大剂量放疗、化疗，患者日久都可耗伤阴液，以致脾阴不足，影响脾主运化，而出现不思饮食，食后腹胀，脾阴不足，必影响于胃，见干呕呃逆，胃脘嘈杂；阴虚而生内热，故有五心烦热，口干不欲饮，大便干结。舌红绛、光剥无苔，脉细数。

治法：养阴益胃，清热凉血。

主方：麦门冬汤合一贯煎。

常用药：麦冬 20g，人参 15g，半夏 12g，甘草 6g，粳米 15g，大枣 10g，生山楂 10g，沙参 15g，地黄 15g，枸杞子 15g，川楝子 12g，牡丹皮 15g。

3. 气阴两虚

多由他证发展而来，气虚日久，生化不足，而成阴虚。阴虚日久，患者常表现为气短懒言，神疲乏力，形消骨瘦，头晕目眩，气虚运化无力，见纳呆、午后低热，五心烦热，大便时干时稀，便干稍用泻药则腹泻，泻后又多日无大便，反复交替出现。舌淡，苔干少津，脉细数。

治法：益气养阴。

主方：人参养荣汤。

常用药：人参 18g，甘草 6g，当归 12g，白芍 15g，大枣 10g，黄芪 20g，白术 15g，茯苓 15g，五味子 12g，远志 9g，陈皮 15g，生姜 10g，鸡内金 10g，竹叶 10g。

4. 气滞血瘀

气滞是许多肿瘤的病因，“气为血帅”，日久而引起血瘀，见患者面色黧黑，肌肤甲错，形销骨立，血不荣肠，大便干结，血行不畅还常有疼痛，痛处固定不移。舌色紫暗，舌象可见瘀点、瘀斑，舌体多瘦小，脉弦或涩。

治法：行气活血，益气养血。

主方：桃红四物汤合归脾汤。

常用药：桃红 12g，红花 15g，当归 15g，地黄 15g，川芎 10g，丹参 15g，黄芪 20g，人参 15g，白术 15g，龙眼肉 15g，木香 10g，远志 9g。

二、常用中药注射液

（1）康莱特注射液：100 ～ 200mL 静脉注射，每日 1 次，21 日为 1 个疗程。

（2）参附注射液：8 ～ 10 支静脉注射，每日 1 次，2 周为 1 个疗程。

（3）参芪扶正注射液：250mL 静脉注射，每日 1 次，2 ～ 3 周为 1 个疗程。

三、预防与护理

饮食宜清淡、易消化、营养丰富。

（中日友好医院：崔慧娟　贾立群）

◎ 医案 1

罗某，男，61 岁，2013 年 6 月 14 日初诊。既往有乙型肝炎病史。2012 年 6 月发现原发性肝癌晚期，未行手术及放疗、化疗。刻下：面色黧黑，形体消瘦，腹胀，大便干结难解，纳食一般，尿少，夜寐差。舌紫，苔薄白而燥，脉弦。查体：精神疲软，面色黑，颈部可见蜘蛛痣，腹部膨隆，软，无压痛，未触及包块，肝脾未触及，腹腔积液体征阳性，下肢轻度浮肿。证属脾虚肝郁，湿热内结；治以健脾疏肝，清热化湿。处方：参苓白术散 10g，保和丸 10g，调胃承气汤 10g，天王补心丹 10g，茵陈蒿汤 10g。

2013 年 7 月 2 日二诊：患者大便干结，夜寐差，胃纳尚可，尿量增多。舌质紫，苔白燥，脉弦。原方继服。

2013 年 7 月 23 日三诊：患者大小便均有改善，仍需通便剂。面色黑晦。上腹痛，需服止痛剂，生活自理。舌质紫，苔白燥，脉细滑。处方：参苓白术散 10g，保和丸 10g，调胃承气汤 10g，瓜蒌 30g。病情稳定。

按：中晚期原发性肝癌患者常因肿瘤广泛转移、体力状况较差、肝功能恶化等，失去手术机会，或不能耐受放疗、化疗、介入化疗栓塞等细胞毒性治疗，中医药在改善患者生活质量、延长生存时间等方面则具有独特的优势。肝癌晚期，肝郁不疏，腑气不通，慢热与燥屎抟结胃肠，更加重气机郁滞，使邪毒更甚，正气益虚。故畅通肠腑是晚期肝癌中医治疗的重要手段之一。微调平衡法的核心是调脾肾、气血，平阴阳、正邪。本例晚期肝癌患者已是至虚之体，既不耐猛攻，又不受大补，故应“微调”，以参苓白术散、保和丸等调脾和胃，以调胃承气汤、茵陈蒿汤缓下热结，调和肠胃，承顺胃气，驱除胃肠积热，使邪毒有出路而肝气得疏。标本兼顾，扶正不留邪，祛邪不伤正。

（医案来源：江苏省无锡市中医医院　赵景芳）

◎ 医案 2

陈某，女，74 岁，2007 年 4 月 2 日初诊。2006 年 3 月因咳嗽、咳痰被诊为左肺鳞癌，口服分子靶向治疗药物易瑞沙 2 个月，疗效评价为疾病进展，又行化疗 3 个周期，疗效评价为部分缓解。患者拒绝继续化疗。2007 年春节前气喘明显，2 月 28 日开始口服分子靶向药物特罗凯，服用 27 天，因气促加重、皮疹、腹泻等不良反应而停药，并入住某医院，检查发现大量心包积液，经心包穿刺抽液后气促缓解，后转入我院。刻下：患者精神疲倦，纳差，口干不欲饮，时有咳嗽，咯白痰，动则气促，二便调，无发热。舌质淡暗，苔薄少津，脉弦细数。自发病以来体重减轻了约 5kg。专科检查：卧床；慢性病容，恶病质，左侧背部可见大片瘀斑，浅表淋巴结未触及肿大，左肺呼吸音清，右肺可闻及广泛湿啰音；心前区伤口包扎，有大量渗液；四肢浮肿。诊断：左肺鳞癌并心包积液（Ⅳ期）。对症治疗，西医予以抗感染、化痰平喘等治疗，中药予以炙甘草汤加减。处方：炙甘草 10g，党参 20g，桂枝 10g，生姜 15g，麦冬 10g，地黄 15g，大枣 15g，阿胶 10g（烊化），茯苓 15g，火麻仁 15g。服药 9 天后，左侧背部大片瘀斑完全消退，双下肢浮肿亦消退。继服甘淡补脾之品 2 周，此后予以炙甘草汤加味口服至 9 月中旬，其间间服四君子汤加味 3 ～ 5 剂。9 月 9 日复查心脏彩超示：心包腔内未见明显液性暗区，体重增加 2kg，面色较前红润。9 月 29 日并发双侧基底节及左侧外囊多发腔隙性脑梗死，病情加重，身体转为衰竭，10 月 13 日抢救无效死亡。

按：该患者为晚期肺癌合并心包积液，呈恶病质状态，低白蛋白血症，入院时左侧背部皮下大面积瘀斑，预后极差，但经以炙甘草汤为主的中药治疗后，不仅皮下大面积瘀斑及双下肢浮肿短期内全部消退，而且体重增加了 2kg，出乎意料的是心包积液完全消失，患者生存质量较好，由完全卧床转为可下床轻微活动。患者咯白痰、心包积液均可视为停饮，桂枝、生姜温化水饮，这或许是心包积液得以消除的原因之一。大剂量的地黄、阿胶是重要的止血药，这是皮下瘀斑迅速消退的原因之一。患者以恶病质状态能继续生存半年之久，不能不说炙甘草汤在其中起到了重要的作用。类似患者未服药者生存不到 2 个月。

（医案来源：广州中医药大学第一附属医院　陶志广）

第九节　不完全性恶性肠梗阻

任何原因引起的肠腔内容物通过障碍统称为肠梗阻。恶性肠梗阻是指由原发性或转移性肿瘤造成的肠道梗阻，是晚期癌症患者的常见并发症之一。不完全性恶性肠梗阻多为慢性进行性梗阻、间歇性发作，根据其临床表现和古代医籍的描述可归属于“肠结”“呕吐”“腹痛”等范畴。

一、辨证论治

1. 瘀毒热结

大便数日不下，或便少干燥，腹胀腹痛，矢气则舒，或恶心呕吐，口干、口臭或口舌生疮。舌暗或有瘀斑，苔腻或黄腻，脉细数。

治法：化瘀解毒通腑。

主方：桃核承气汤加减。

常用药：大黄 12g（后下），芒硝 6g，桃仁 12g，枳实 15g，厚朴 12g，木香 9g，槟榔 10g，牡丹皮 15g，丹参 15g，蒲公英 20g。

2. 气机阻滞

腹胀腹痛，矢气则舒，嗳气时作，大便不畅，便前腹痛加重。脉弦细涩。

治法：行气通腑。

主方：小承气汤加味。

常用药：大黄 10g，枳实 15g，厚朴 15g，木香 12g，槟榔 15g，乌药 10g。

3. 阴津亏损

大便不畅，口干舌燥，消瘦乏力。舌红少苔或无苔，脉细或细数。

治法：滋补阴津。

主方：增液承气汤加减。

常用药：大黄 10g，芒硝 6g，地黄 15g，玄参 12g，麦冬 15g，枳实 12g，火麻仁 15g。

4. 寒结肠腑

大便不通，腹中冷痛，喜温畏寒，或呕吐清水，四肢不温，面色晄白，小便清长。舌淡，苔白，脉弦紧或沉迟。

治法：温里通腑。

主方：大黄附子细辛汤加味。

常用药：大黄 10g，附子 12g，细辛 3g，肉苁蓉 15g，枳实 15g，乌药 12g。

二、常用中成药

（1）通便灵胶囊：每次 5 ～ 6g，每日 1 次，口服或将胶囊内颗粒水溶后经胃管注入。

（2）麻仁润肠丸：每次 1 ～ 2 丸，每日 2 次，口服或用水溶后经胃管注入。

（3）西黄丸：每次 3g，每日 2 次，口服或用水溶后经胃管注入。

三、单方验方

（1）番泻叶 20 ～ 30g，开水冲后代茶饮，每次 100mL，1 次服完，每日 1 次。

（2）芝麻油或花生油 100 ～ 200mL，口服或胃管注入，每日 1 ～ 2 次。

（3）莱菔子外敷：莱菔子 60 ～ 100g，加醋适量，炒热后用纱布包裹，外敷于腹部，每日 1 ～ 2 次。

四、中药直肠灌肠疗法

主方：大承气汤加味，药用大黄、芒硝、枳实、厚朴、玄参等。

方法：浓煎成 100mL，每日灌肠 1 ～ 2 次，药物经直肠滴入后保留 2 小时。

五、针灸

主穴：天枢、中脘、大肠俞、上巨虚。

方法：留针 30 分钟，隔日 1 次，10 次为 1 个疗程。

加减：腹胀严重加脾俞；腹痛严重加内关、足三里、气海；呕吐严重加上脘、下脘、内关、足三里、合谷。

六、预防与护理

禁食水，给胃肠减压以减轻腹胀。体位选半卧位，以减轻对膈肌的压迫。严密观察病情变化，若病情加重，及时手术治疗。粘连性肠梗阻患者在缓解期应注意饮食，勿进食坚硬的食物，饮食以稀软食物为主。

（北京中医药大学第一临床医学院：胡凯文　左明焕）

◎ 医案 1

甄某，男，55 岁，2019 年 7 月 28 日初诊。乙状结肠癌根治术后 13 个月，因“腹痛、腹胀 3 日，恶心、呕吐 1 日”来诊。刻下：大便 3 日未解，排气减少，小便短黄，1 日未进食。查体：体温 37.8℃，全腹有压痛，肠鸣音亢进，可闻及气过水声。舌红有瘀点，苔黄厚，脉弦紧。X 线腹部平片检查示：腹部有多个气液平面。中医诊断：腹痛（气滞热结证）。治疗：行气导滞，清热化结。方用复方积雪草灌肠剂加味。处方：积雪草 60g，五指毛桃 50g，当归 30g，益母草 30g，生大黄 40g（后下），煅牡蛎 20g（先煎），槐花 20g，白花蛇舌草 20g，苦参 15g，黄芩 15g，桃仁 15g，赤芍 15g，大蓟 15g。1 剂，浓煎至 150mL，于当日下午 3 时行灌肠治疗。

2019 年 7 月 29 日二诊：灌肠 1 剂后，患者当日热退，解干结大便，腹胀、腹痛缓解，无呕吐，有排气。将原方生大黄 40g 改为熟大黄 30g，去黄芩、赤芍，再予 2 剂。嘱患者保持良好心理状态，于腹软时进行按摩以促进肠道蠕动。

2019 年 7 月 30 日三诊：患者诉排气增多，腹胀减轻，排出大量粪便，小便增多，食欲好转，可进少量流质饮食。继予中药口服调理脾胃气机，增强其运化和传导功能。嘱患者关注肠胃情况，加强自我监测。

按：该患者因肿瘤术后导致肠梗阻，术后体虚，腑气欠畅，首剂加大生大黄用量，且后下以增强通腑之功。1 剂药后，患者机体反应较好，故后改生大黄为熟大黄，以防攻下太过，损伤正气。《景岳全书》言“积聚渐久，元气日虚，此而攻之……愈攻愈虚，则不死于积而死于攻矣”，在肿瘤疾病的后期，患者多形体消瘦，阴阳皆虚，不耐攻伐，维护正气是治疗的关键，取“中病即止”之意即可。复方积雪草灌肠剂中，积雪草清热利湿，解毒消肿；《血证论·便闭》云“肺与大肠相表里，肺遗热于大肠则便结，肺津不润则便结，肺气不降则便结”，重用五指毛桃，取其“补肺行气”之意，上下同治，使肺得宣降，津液得行，腑气得通；当归活血止痛，润肠通便；槐花凉血清肝；生大黄泻下攻积，解毒逐瘀；煅牡蛎软坚散结，止痛；益母草活血；白花蛇舌草清热解毒；苦参逐水祛痈。诸药合用，扶正祛邪并用，攻破补养兼施，使气机通调、升降平衡。

（医案来源：广州中医药大学附属中山中医院　方灿途）

◎ 医案 2

隋某，男，60 岁，2015 年 5 月 26 日初诊。当年 3 月 23 日因肠梗阻行右半结肠切除术，术后病理检查示：回盲部中低分化腺癌，侵犯肠壁全层伴广泛坏死，淋巴结转移 1/9。4 月因术后肠粘连、肠梗阻再次住院治疗。刻下：自觉乏力，胃脘疼痛，吸气时疼痛明显，时有呕吐，畏寒，四肢发凉，自汗，纳差，小便可，眠差，大便 3 日未行，灌肠后排出少量质硬粪便。舌紫暗，苔白腻，脉沉细。腹平片示结肠不完全性肠梗阻。西医诊断：结肠癌，术后继发不完全性肠梗阻。中医诊断：肠结。辨证：中阳虚衰，气滞血瘀。治法：温中补虚，行气化瘀。方用四逆散联合大建中汤加减。处方：柴胡 10g，枳壳 10g，赤芍 15g，炙甘草 6g，鸡血藤 10g，当归 10g，茯苓 30g，浙贝母 10g，黄精 15g，太子参 30g，女贞子 10g，淫羊藿 10g，乌药 10g，熟大黄 10g，川椒 10g，干姜 6g。7 剂。每日 1 剂，水煎，早晚饭后半小时温服。

2015 年 6 月 2 日二诊：5 月 31 日拍腹平片显示不完全性梗阻较前吸收，患者胃脘疼痛较前好转，呕吐基本消失，纳食、体力状况较前好转，但大便仍较干，需使用灌肠剂，小便可，眠可。舌紫暗，苔白腻、边有齿痕，脉沉细。原方对患者不完全性肠梗阻有效，守方再进 7 剂。

2015 年 6 月 10 日三诊：患者自述胃脘疼痛基本消失，大便情况较前好转，灌肠剂每天 1 次，便色黄、质软、量可，饮食及体力状态进一步恢复，小便可，眠可。舌紫暗，苔白腻、边有齿痕，脉沉细。守方调整，去炙甘草改用猪苓 10g 进一步健脾化湿，去乌药改用石见穿 15g 加强活血化瘀散结，再进 14 剂。

2015 年 6 月 26 日四诊：患者自述现可自主排便，一天 1 次，基本可正常饮食。舌紫暗，苔薄白，脉沉细。拍腹平片示患者结肠梗阻基本消失。守方调整，去浙贝母改用土茯苓 15g，去干姜改用盐杜仲 30g，加强化瘀散结抗肿瘤之功效，再进 14 剂。

2015 年 7 月 16 日五诊：患者近 2 个月未再犯肠梗阻，大便较前好转，基本 1 ～ 2 日一行，余症状均见好转。

按：肠梗阻在中医学中属于“关格”“肠结”等范畴。患者结肠癌术后初诊以“痛、吐、胀、闭”为主症，且畏寒肢冷，结合舌脉，辨证为中阳虚衰、气滞血瘀。六腑以通为用，以降为顺，选用四逆散合大建中汤加减，以温中补虚、行气通闭。四逆散出自张仲景的《伤寒杂病论》，方中含有枳实芍药散和芍药甘草汤。枳实芍药散“主痈脓”，芍药甘草汤缓拘挛，可有效缓解患者腹痛及肠腑痉挛。患者腹痛呕吐，畏寒肢凉，为中焦虚寒，阴寒内盛，凝滞肠腑失运，表现出的“盛候”，实为“至虚”之象。大建中汤方中以川椒行气散寒止痛，下气除痹；干姜温中止呕。加熟大黄、乌药荡涤肠腑，通闭除胀。肠梗阻过程中肠壁扩张日久致血运异常，用药过程中需注重活血化瘀，故可加用鸡血藤、当归养血活血，益气通脉，且兼具当归建中之意，补虚活血止痛。此患者术后多次梗阻，就诊时正气虚衰，应用太子参、茯苓、女贞子、淫羊藿、黄精补肾健脾，加大补虚救本力度。中焦停运，化湿生痰，故用浙贝母化痰散结，饴糖恐加重痰湿，故舍弃。诸药合用，切中病机，连用 14 剂收获良效。三诊时患者肠梗阻情况好转，但脾虚不运，痰湿不化，故加用猪苓健脾化湿。四诊时患者梗阻基本解除，正气渐复，治疗需不忘抑瘤抗邪，故选用土茯苓、盐杜仲化痰散结抗肿瘤。不完全性肠梗阻易反复发作，解除后需嘱患者注意饮食起居，避免食用粗纤维食品，注意保暖，且继续调整用药以资调护。

（医案来源：北京中医药大学　曲骞）

第九章　放疗、化疗毒副作用

第一节　化疗致肝损害

肝脏是人体的重要器官之一，大多数抗癌药物均需经过肝脏的代谢、活化或灭活，一方面将这些抗癌药物转化成具有抗癌活性的产物，另一方面又将一些抗癌药物代谢为无活性的产物而排泄。因此，如果所用抗癌药物负荷超过了肝脏的代谢能力，或肝脏本身已经存在一定程度的功能异常，则容易引起肝损害。肝损害不仅限制抗癌药物的应用，影响患者的生存质量，而且严重的肝损害可直接导致患者死亡。

一、辨证论治

1. 气滞湿阻

胁下胀满或疼痛，饮食减少，食后胀甚，得嗳气、矢气稍减，小便短少。舌苔薄、白腻，脉弦或濡。

治法：疏肝理气，运脾利湿。

主方：柴胡疏肝散合胃苓汤加减。

常用药：柴胡 12g，香附 15g，郁金 10g，青皮 10g，猪苓 10g，茯苓 12g，白芍 12g，苍术 10g，厚朴 12g，沉香 3g，川楝子 10g，枳壳 10g。

加减：兼有黄疸可加茵陈、栀子，兼有里寒可加肉桂、小茴香。

2. 肝胆湿热

胁肋胀痛或灼热疼痛，口苦，胸闷纳呆，恶心，呕吐，小便黄赤，大便不爽，或兼有身目发黄。舌红、苔黄腻，脉弦滑数。

治法：清热化湿，理气通络。

主方：龙胆泻肝汤加减。

常用药：龙胆草 15g，栀子 10g，川楝子 10g，枳壳 10g，茵陈 15g，金钱草 30g，泽泻 10g，车前子 15g，黄柏 10g，甘草 6g。

加减：兼便秘可加芦荟、大黄。

3. 瘀血阻络

胁肋刺痛，痛有定处，痛处拒按，入夜痛甚。舌质紫暗，脉象细涩。

治法：活血化瘀，通络止痛。

主方：血府逐瘀汤加减。

常用药：当归 12g，川芎 15g，桃仁 6g，郁金 10g，红花 10g，赤芍 10g，延胡索 15g，三棱 10g，莪术 10g，枳壳 10g，川楝子 10g，柴胡 6g，甘草 6g。

加减：兼有头痛可加川芎、白芷。

4. 肝络失养

胁肋隐痛，绵绵不休，遇劳加重，口干咽燥，心中烦热，头晕目眩。舌红少苔，脉细弦数。

治法：滋阴柔肝，养血通络。

主方：一贯煎加减。

常用药：地黄 15g，枸杞子 15g，黄精 10g，沙参 15g，麦冬 15g，当归 10g，白芍 12g，甘草 6g，川楝子 10g，延胡索 10g。

加减：肝气不舒可加香附、郁金。

5. 脾肾阳虚

腹大胀满，形如蛙腹，撑胀不甚，面色苍黄，胸闷纳呆，便溏，畏寒肢冷，浮肿，小便不利。舌质色淡，舌体胖、边有齿痕，苔厚腻而滑，脉沉细。

治法：温补脾肾，行气利水。

主方：附子理中丸合五苓散加减。

常用药：人参 9g，白术 9g，干姜 9g，猪苓 9g，泽泻 15g，茯苓 9g，桂枝 6g，甘草 9g。

加减：黄疸加茵陈，肾阳虚较重用济生肾气丸。

6. 肝肾阴虚

腹大坚满，甚至腹部青筋暴露，形体消瘦，面色晦暗，小便短少，口干咽燥，心烦少寐，齿衄、鼻衄时有。舌红少津，脉弦细。

治法：滋养肝肾，凉血化瘀。

主方：六味地黄丸或一贯煎合膈下逐瘀汤加减。

常用药：沙参 12g，枸杞子 15g，当归 9g，地黄 12g，川楝子 6g，麦冬 15g，五灵脂 6g，川芎 6g，桃仁 9g，牡丹皮 6g，赤芍 6g，乌药 6g，延胡索 3g，甘草 9g，香附 5g，红花 9g，枳壳 5g。

加减：出现水肿用真武汤。

二、常用中成药

（1）茵连清肝口服液：每次 1 支，日服 2 次，适用于肝胆湿热证。

（2）丹栀逍遥丸：每次 1 丸，日服 2 次，适用于肝气郁滞证。

（3）复方苦参注射液：每次 20 ～ 40mL，加入葡萄糖液中静脉滴注，每日 1 次，适用于肝胆湿热证。

（4）茵栀黄注射液：每次 10 ～ 20ml，加入葡萄糖液中静脉滴注，每日 1 次，适用于各类证型的肝功能异常。

三、预防与护理

1. 预防

（1）化疗前了解患者的基本情况。首先要了解患者的用药史、饮酒史，以及有无肝功能不全等情况，并详细记录。每个化疗周期前进行血液学检查，明确有无肝功能异常，并对有可能促进肝功能损害的因素，如肥胖、脂肪肝、糖尿病等情况做到准确了解。

（2）化疗期间定时观察。化疗期间要定时检查肝功能，包括 ALT、AST 等酶学测定，注意有无黄疸、腹腔积液、恶心、呕吐、食欲减退等症状，判断是否与药物毒性有关。

（3）化疗后随访监测。临床有时可能遇到如下情况：在化疗前、化疗期间患者的肝功能一直正常，而在化疗结束后的 2 ～ 3 个月肝功能出现异常表现。出现这种情况多是由于肝细胞受到抗癌药物的打击，耐受力低下，处于隐匿性肝功能异常状态，一旦受到诸如饮酒过量、劳累等因素的影响，便表现出肝细胞损伤症状。因此，在患者化疗后的随访期间也应进行肝功能检查。

（4）剂量调整。既往肝功能不全的患者禁用或慎用对肝脏损害大的化疗药物，如果出现药物性肝损伤，则须根据损伤程度及时调整用药剂量或停药。一般而言，肝细胞损伤，尤其是给药后短期内出现的转氨酶升高，多为一过性，停药后可迅速恢复，如果能给予中药治疗，大多数患者可继续治疗，但对于较严重的肝损伤，最好停用化疗。

2. 护理

（1）饮食调节。肝损害急性期应卧床休息，以清淡饮食为主；恢复期可给予高蛋白、高维生素、低脂肪饮食。

（2）调畅情志。恬淡舒缓，遇事不怒，避免七情过激，则气血和畅，营卫通利。精神畅达则生机旺盛，有利于肝气的疏泄，肝血的通畅，肝体的柔和，对肝损伤的康复起着积极的作用。

（河南中医学院：将士卿　孙宏新）

第二节　化疗致骨髓抑制

化疗是恶性肿瘤综合治疗中较为重要的手段之一，具有一定的疗效。但是，化疗在发挥抗癌、抑癌作用的同时带来的一系列毒副作用也不容忽视。化疗药物对人体内增殖旺盛的细胞如骨髓细胞、胃肠黏膜细胞等有一定程度的损伤，表现为白细胞、血小板下降，甚至红细胞、血红蛋白下降等不良反应。化疗药物在抑制肿瘤细胞的同时，也抑制增殖旺盛的骨髓细胞，导致各种血细胞下降。该病可发生于接受化疗的患者中，血细胞下降的程度与患者的营养状况、体重、体质等因素有关，一般停药后即愈。该病的中医学病名为“血证”。

一、辨证论治

1. 心脾两虚

神疲乏力，心悸，气短，失眠，纳呆，食少，腹胀，便溏，头晕目眩，面色少华。舌质淡，苔薄白，脉细弱。

治法：益气补血，健脾养心。

主方：归脾汤加减。

常用药：白术 9g，茯神 9g，黄芪 15g，龙眼肉 12g，酸枣仁 12g，人参 6g，木香 6g，甘草 3g，当归 9g，远志 6g。

加减：阳虚肢冷加附子、黄芪、煅龙骨；纳呆腹胀加陈皮、谷芽、麦芽、神曲、山楂；失眠多梦加合欢皮、夜交藤、五味子、莲子心；中气下陷加柴胡、升麻、黄芪。

2. 气阴两虚

神疲乏力，心悸，失眠，自汗，盗汗，咽痛，口糜，面色少华，五心烦热。舌质淡，苔薄白，脉细弱。

治法：益气养阴。

主方：生脉饮合当归补血汤加减。

常用药：黄芪 15g，党参 15g，当归 10g，白术 10g，茯苓 15g，木香 10g，太子参 30g，麦冬 20g，五味子 10g，鸡血藤 30g，黄精 30g，龟甲 15g。

加减：阴虚发热加地骨皮、女贞子；气虚重用西洋参代替太子参。

3. 肝肾阴虚

头晕耳鸣，腰膝酸软，潮热盗汗，咽痛，口糜，阴蚀，五心烦热，烦躁易怒，健忘，遗精，尿赤，便秘。舌红，少苔或无苔，脉细数。

治法：补益肝肾。

主方：大补阴丸加减。

常用药：当归 10g，白芍 15g，熟地黄 15g，茯苓 15g，山茱萸 15g，泽泻 10g，牡丹皮 15g，山药 15g，黄柏 10g，知母 12g。

加减：手、足热加银柴胡、胡黄连；遗精加莲须、芡实。

4. 脾肾阳虚

头晕目眩，阳痿，遗精，夜尿频数，畏寒肢冷，腰膝酸软。舌质淡，舌体胖、有齿痕，脉沉细。

治法：温补脾肾，益气养血。

主方：右归饮合四君子汤加减。

常用药：黄芪 15g，党参 15g，白术 10g，茯苓 15g，熟地黄 15g，山茱萸 15g，山药 12g，当归 15g，菟丝子 15g。

加减：畏寒、便溏加补骨脂、吴茱萸、肉豆蔻；腰膝酸软加杜仲、续断。

二、常用中成药

（1）生脉饮口服液：每次 10mL，日服 3 次，适用于气阴两虚证。

（2）十全大补丸：每次 6g，日服 2 次，适用于气血两虚证。

（3）金匮肾气丸：每次 6g，日服 2 次，适用于肾阳虚证。

（4）清开灵口服液：每次 10mL，日服 3 次，适用于热毒炽盛证。

（5）黄芪口服液：每次 10mL，日服 2 次，适用于气虚证。

（6）健脾益肾冲剂：每次 2 包，日服 3 次，适用于脾肾两虚证。

三、药物外治

1. 穴位注射

（1）选双侧足三里穴，注射地塞米松 5 ～ 10mg，治疗化疗所致的白细胞减少症，每日 1 次。

（2）选大椎、双脾俞、肾俞、膈俞、足三里穴，注射醒脑静注射液，每次 2 穴，每穴 2mL，隔日 1 次。

2. 穴位贴敷

（1）人参 5g，补骨脂 10g，当归 10g，红花 10g，附子 6g，干姜 6g，血竭 3g，共研末，用生理盐水调敷于双侧脾俞、胃俞、肾俞等穴，治疗白细胞减少症。

（2）以扶正生血、镇痛祛邪、抗癌化瘤的博生癌宁透皮药贴，贴敷于相应穴位。

四、针灸

（1）隔姜灸大椎、双侧膈俞、脾俞、胃俞、肾俞穴，每穴 3 壮，每日 1 次。

（2）艾灸及温针灸：温针灸双侧足三里、三阴交，配内关、阴陵泉等穴，每日 1 次。

（3）采用 SKM – 1 型多源循经传导毫米波治疗仪，每日 1 次，主穴取双侧血海，副穴取双侧足三里，每次 20 分钟，每周 6 次。

五、预防与护理

1. 预防

（1）严格掌握适用证，下列情况不宜做化疗：①严重消瘦，呈恶病质患者；②肝肾功能明显异常；③严重心功能不全，心肌梗死，心肌缺血，心律失常；④白细胞计数低于 $3\times10^9/L$，血红蛋白计数低于 80g/L，血小板计数低于 $5\times10^{10}/L$ 者。

（2）在化疗过程中，应根据各种药物对骨髓抑制的程度制订给药剂量及方法。如有严重及中度抑制骨髓作用的药物，在白细胞计数为（2.5～3.5）$\times10^9/L$、血小板计数为（7.5～11.9）$\times10^{10}/L$ 时，剂量相应调整 50%；更严重者须停药。

（3）化疗期间支持疗法：①加强营养，注意合理的饮食补养及必要的静脉营养；②应用升白药物；③补充维生素类，如维生素 B_4 是核酸活性部分，对细胞生长尤其是细胞增生有促进作用；④预防继发感染；⑤预防出血，当血小板减少有出血倾向者可见皮肤瘀斑、软腭或眼底出血，可选用止血敏 0.5～1g，每日 3 次，口服。

2. 护理

（1）注意生活护理。注意起居有常，保持生活环境适宜，适当运动，不能过劳。注意休息，保持体力，保证饮食营养，适时增减衣物。

（2）应注意贫血的发生。化疗所致贫血与失血性贫血不同，往往发现得比较晚，所以在化疗后数周或数月，应注意患者面色、眼睑结膜的变化。

（3）化疗期间应注意出血的发生，护理方法为：①预防摔倒、外伤和外部压迫身体；②向患者说明出血的危险以及预防措施；③解除患者不安心理，以免紧张和焦虑造成血压升高；④测血压时间要短，采血时做好止血工作，预防口腔、鼻腔干燥，使用柔软的牙刷，排便时不要过度用力，避免受凉，进食易消化的柔软食物，忌辛辣之品，慎用解热镇痛药。

（4）做好心理护理。解释化疗的毒副作用以及疗效，注意精神心理调整，帮助患者克服悲观、紧张、恐惧等不良情绪，关心、帮助患者，使之树立战胜癌症的信心和勇气，积极配合治疗。

（河南中医学院：将士卿　孙宏新）

◎ 医案 1

杨某，女，52 岁，间断咳嗽 20 余年，2018 年 12 月咳嗽加重，行 CT 检查示右肺下叶背段新生物，行支气管镜活组织检查示小细胞肺癌。患者在第 4 个周期化疗后出现Ⅲ度骨髓抑制及消化道反应。初诊时已接受化疗 6 个周期。刻下：患者神志清，精神差，形体消瘦，面色萎黄，全身乏力，恶心呕吐，咳嗽气短，食纳差，夜休尚可，大便量少，小便正常。舌暗红，苔白腻，脉弦细。行血常规检查示：WBC：1.96×10^9/L；NEUT%：1.21×10^9/L；RBC：2.89×10^{12}/L；HGB：87g/L；PLT：83×10^9/L。治以健脾益气，活血化瘀，方选香砂六君子汤加减。处方：茯苓、木香、党参、厚朴、熟地黄、鸡血藤、苍术、炒白术各15g，陈皮、姜半夏、砂仁、当归各12g，甘草5g，大枣3枚。

患者服用4剂后，自诉恶心、呕吐症状较前改善，复查血常规：WBC：4.10×10^9/L；NEUT%：3.16×10^9/L；RBC：3.21×10^{12}/L；HGB：99g/L；PLT：96×10^9/L。可如期进行下一周期化疗。

按：本案中，患者形体消瘦，面色萎黄，贫血，患病日久伤及元气，化疗药物进一步损伤脾胃之气，脾胃虚弱，水谷之精难以充沛，气血无源以化生，导致气血两虚；加之患者本已血虚，无以载气，气虚无法行血，导致血液运行不畅，滞于脉道，形成瘀血、痰湿等病理产物，进而形成正虚瘀结。治以健脾益气、活血化瘀之法。脾胃调和则气血生化有源，元气得以充养，可御邪气外出，可减轻化疗不良反应。方中以香砂六君子汤健脾益气化湿，配以苍术、厚朴理气燥湿，当归、熟地黄、大枣益气补血，鸡血藤补血活血。在化疗过程中，耗伤正气，遂在临床治疗中以补气为根本，在应用大剂量补气药的基础上配以活血化瘀药，益气与行血并行，使人体气血条达，阴阳平衡，从而推陈致新，瘀去新生。

（医案来源：陕西中医药大学附属医院　李仁廷）

◎ 医案2

李某，女，56岁，2015年初诊。确诊为右乳腺浸润性导管癌并腋下淋巴结转移，2015年2月25日行保乳手术。术后行第2个周期化疗前复查血象示：WBC：1.39×10^9/L；NEUT%：0.69×10^9/L；RBC：2.45×10^{12}/L；HGB：98g/L；PLT：237×10^9/L。考虑化疗后骨髓抑制，推迟化疗，使用重组人粒细胞集落刺激因子升高白细胞1周，复查示：WBC：2.12×10^9/L；NEUT%：1.42×10^9/L；RBC：3.05×10^{12}/L；HGB：102g/L；PLT：186×10^9/L。遂求诊中医。刻下：患者疲倦乏力，腰困，纳食差，二便尚调，夜寐安。舌淡，苔白，脉细弱。辨证属脾肾亏虚，气血不足。治以健脾补肾，益气养血。处方：新开河参（另煎）10g，黄芪60g，当归10g，补骨脂10g，黄精15g，鹿角胶（烊化）6g，炒白术15g，鸡内金10g，炒谷芽

15g，春砂仁（后下）10g，莪术 10g，鸡血藤 30g。5 剂，水煎服。

二诊：5 剂服完后复查血常规示：WBC：4.6×10^9/L；NEUT%：1.72×10^9/L；RBC：3.55×10^{12}/L；HGB：112g/L；PLT：209×10^9/L。符合化疗条件，继续行辅助化疗。完成 4 个周期的辅助化疗后，出现顽固的骨髓抑制，经常规使用升白细胞药物和升血小板药物后多次复查血常规三系仍减少：WBC：1.16×10^9/L；NEUT%：0.82×10^9/L；RBC：2.55×10^{12}/L；HGB：71g/L；PLT：65×10^9/L。患者照常服用上方一周后血细胞提高缓慢，西医建议输注红细胞和血小板成分血，患者拒绝，要求继续中医治疗。处方：新开河参（另煎）10g，黄芪 60g，当归 10g，补骨脂 10g，黄精 15g，阿胶 30g（烊化，早晚各 15g），炒白术 15g，鸡内金 10g，炒谷芽 15g，春砂仁（后下）10g，莪术 10g，鸡血藤 30g，桂枝 10g，女贞子 10g。7 剂。

三诊：患者乏力、头昏症状明显好转，纳食改善，二便调，寐安，舌淡，苔薄白，脉弦细，尺脉沉。复查血常规示：WBC：3.79×10^9/L；NEUT%：1.89×10^9/L；RBC：3.75×10^{12}/L；HGB：101g/L；PLT：114×10^9/L。

按：一诊方中新开河参、黄芪大补元气，佐以小剂量当归益气生血；补骨脂、黄精和鹿角胶补肾填精，特别是鹿角胶是血肉有情之品，可以直接益精化生阴血；炒白术、鸡内金、炒谷芽和春砂仁健运中焦脾胃，使气血生化成为有源之活水；再搭配上小剂量活血通络药莪术和鸡血藤使血有生路，不至于生化无由。患者在多次化疗攻伐打击之下，元气大伤，肾精亏耗，气血生化乏源，在前方基础上再加入小剂量桂枝以振奋元阳、少火生气，改用阿胶养血补血，女贞子滋补肾精，正切合重度骨髓抑制的病机特点。王教授认为桂枝较附子无毒，对围化疗期肿瘤患者不会有伐正之虞。

（医案来源：广东省人民医院　王昌俊）

第三节　化疗致消化道反应

许多抗肿瘤药物都可引起不同程度的、不同类型的消化道反应，通常较骨髓抑制出现得早，最初的反应是口干，以后是食欲减退、恶心呕吐、腹痛腹泻、便秘，甚至见血性腹泻。烷化剂和抗肿瘤抗生素都会引起上消化道反应，且发生较快，一般在用药1小时至数小时内出现；抗代谢药常引起全消化道黏膜反应，包括口腔炎、胃炎、肠炎，少数患者有食管炎。本病的中医学病名为“呕吐”“腹泻”“便秘”“口糜”。

一、辨证论治

（一）恶心、呕吐

1. 胃热

呕吐酸苦，喜寒恶热，食后即吐。苔黄腻，脉数。

治法：清胃止呕。

主方：橘皮竹茹汤加减。

常用药：陈皮9g，半夏9g，茯苓6g，竹茹9g，黄连2g，麦冬9g，枇杷叶9g，旋覆花9g。

加减：胸胁胀满疼痛，加郁金、香附、柴胡；呕吐酸水较多，加左金丸及栀子、黄芩等。

2. 胃寒

呕吐清水、凉水，口内多涎，喜热恶寒。苔白，脉沉紧。

治法：温胃散寒。

主方：丁香柿蒂汤加减。

常用药：陈皮9g，姜半夏9g，茯苓6g，炙甘草6g，党参9g，丁香12g，柿蒂12g，生姜4片，大枣7枚。

加减：呕吐宿食、嗳气吞酸，加神曲、麦芽、鸡内金等；脘腹胀满，加木香、枳壳。

（二）腹泻

1. 脾虚湿盛

泻下稀便或水样便，倦怠乏力，口淡。苔白，脉细。

治法：健脾益气，利湿止泻。

主方：参苓白术散加减。

常用药：党参6g，茯苓9g，白术9g，白扁豆9g，陈皮6g，山药20g，砂仁6g，白芍12g，炒薏苡仁30g，羌活6g，川芎4g。

加减：脾阳虚衰、阴寒内盛，可用理中丸；久泻不止、中气下陷或兼有脱肛，可用补中益气汤。

2. 湿热

便下赤白，里急后重，口黏、苦。苔黄或黄腻，脉数。

治法：清热利湿，止泻。

主方：葛根芩连汤加减。

常用药：葛根 12g，黄芩 6g，黄连 12g，茯苓 15g，白芍 12g，当归 9g，陈皮 9g，白头翁 12g，牡丹皮 9g。

加减：湿邪偏重者，加藿香、厚朴、猪苓、泽泻；兼有食滞者，加神曲、山楂。

（三）便秘

1. 气虚

大便并不干硬，虽有便意，但排便困难，用力努挣则汗出气短，便后乏力，面白神疲，肢倦懒言。舌淡，苔白，脉细。

治法：益气润肠。

主方：黄芪汤加减。

常用药：黄芪 30g，火麻仁 15g，蜂蜜 30g，陈皮 12g。

加减：乏力汗出，加白术、党参；排便困难、腹部坠胀，可合用补中益气汤；脘腹痞满、舌苔白腻，加白扁豆、薏苡仁。

2. 血虚

面色无华，头晕目眩，心悸气短，健忘，口唇色淡。舌淡，苔白，脉细。

治法：养血润燥。

主方：润肠丸加减。

常用药：当归 15g，地黄 15g，火麻仁 12g，桃仁 9g，枳壳 12g。

加减：面白、眩晕，加玄参、何首乌、枸杞子；手足心热、午后潮热，可加知母、胡黄连；若阴血已复、大便仍干燥，可用五仁丸。

3. 阴虚

大便干结，如羊屎状，形体消瘦，头晕耳鸣，两颧红赤，心烦少眠，潮热盗汗，腰膝酸软。舌红少苔，脉细数。

治法：滋阴润燥通便。

主方：增液汤加减。

常用药：玄参 15g，地黄 20g，麦冬 15g，瓜蒌仁 5g，杏仁 10g，当归 15g。

加减：口干面红、心烦盗汗，加芍药、玉竹；胃阴不足、口干口渴，可用益胃汤；阴亏燥结、热盛伤津，可用增液承气汤。

（四）口糜

1. 热毒炽盛

口腔溃烂，色赤疼痛，饮食困难，心烦不安，口干欲饮，小便短赤。苔薄黄，脉数。

治法：清心凉血，泻火解毒。

主方：泻心导赤散加减。

常用药：黄连 9g，地黄 20g，竹叶 6g，通草 9g，甘草 6g。

加减：尿少，加车前子、滑石；口渴，加石膏、天花粉。

2. 虚火上浮

口腔溃烂、周围不红或微红，疼痛不甚，反复发作，口干不渴。舌红，苔少或花剥，脉细数。

治法：滋阴降火，引火归元。

主方：六味地黄丸加肉桂。

常用药：熟地黄 15g，山药 30g，山茱萸 12g，茯苓 12g，泽泻 10g，牡丹皮 9g，肉桂 3g。

加减：心阴不足，加麦冬、五味子；脾阴不足，加石斛、沙参。

二、常用中成药

（1）藿香正气液：每次 10mL，日服 3 次，适用于暑湿呕吐。

（2）四磨汤：每次 20mL，日服 3 次，适用于呕吐。

（3）补脾益气丸：每次 9g，日服 3 次，适用于脾虚泄泻。

（4）麻仁丸：每次 6g，日服 2 次，适用于肠胃燥热、脾约便秘实证。

（5）知柏地黄丸：每次 9g，日服 3 次，适用于虚火上浮证口糜。

三、中医特色疗法

（一）中药外敷（涂）

（1）鲜地龙数条，捣烂敷双足心，用布包扎，每日 1 次。适用于胃热气逆所致的呕吐。

（2）丁香 2g，吴茱萸 30g，胡椒 30 粒，共研细末，每次 9g，用醋调成糊状，敷贴于脐部，每日 1 次。适用于脾虚泄泻。

（3）中药膏穴位贴敷：丁香 10g，肉桂 10g，山楂 10g，半夏 10g，共研细末，生姜及甘油各半调和制成 1cm×1cm 大小，厚约 3mm，用针在药饼上扎数个小孔，用时将药饼置于神阙穴，另加内关、足三里各穴左右交替，然后用艾条灸 15 分钟左右。治疗呕吐、泄泻。

（4）取芒硝、大黄各 10g，厚朴、枳实、猪牙皂各 6g，冰片 3g，共研为细末，每取 3 ～ 5g，加蜂蜜调成膏状，敷贴于神阙穴，胶布固定，2 ～ 3 日换药 1 次。

（5）冰硼散，少许涂敷患处，每日 4 ～ 5 次。适用于热毒口疮。

（二）推拿

1. 呕吐

清脾胃，泻大肠，掐合谷，推六腑，运内八卦，清天河水，平肝，分阴阳，用于胃热气逆之呕吐。

补脾经，揉外劳宫，推三关，揉中脘，分阴阳，运内八卦。适用于脾胃虚寒之呕吐。

2. 腹泻

推三关，补脾土，补大肠，摩腹，推上七节骨，捏脊，重按肺俞、脾俞、胃俞、大肠俞。适用于脾虚泻。

3. 便秘

按顺时针方向以揉法为主，按摩腹部，3 ～ 5 分钟。

（三）针灸

1. 呕吐

穴位：可取中脘、足三里、内关，热盛加合谷，寒盛加上脘、大椎。

方法：实证用泻法，虚证用补法，每日 1 次。

2. 腹泻

针法：取足三里、中脘、天枢、脾俞，实证用泻法，虚证用补法，每日 1 ～ 2 次。

灸法：取足三里、中脘、神阙，隔蒜灸或艾条温和灸，每日 1 ～ 2 次，适用于脾虚泄泻、脾肾阳虚泄泻。

3. 便秘

穴位：以大肠的俞、募、下合穴为主，取大肠俞、上巨虚、支沟、照海为配穴，气秘加中脘、太冲，虚秘加脾俞、气海。

方法：诸穴均常规针刺，虚秘可用温针灸、温和灸、隔姜灸或隔附子饼灸。

四、预防与护理

1. 预防

饮食宜清淡、易消化、营养丰富。进食前后宜清洁口腔。呕吐患者应采取适当体位，避免呕吐物吸入。

持续腹泻者应避免刺激性饮食，进食少渣而含蛋白质、钾且热量高的食物，保证水分供应，根据病情使用止泻药。

预防便秘，增加饮食中纤维含量，喝充足的液体，适当活动。老年人或经常便秘的患者应减少长春花碱类药物的用量。出现便秘者可给予缓泻剂及开塞露纳肛。

保持口腔卫生，嘱患者进食后或服药后用生理盐水漱口。

2. 护理

对呕吐的患者，口服化疗药尽可能在睡前给药，并加服镇静药。止吐药应在给予抗肿瘤药前 8 ～ 12 小时开始使用。

泄泻耗伤胃气，可给予淡盐汤、米汤或米粥以养胃气。

对患者口腔的护理，常规为 1 : 2000 氯己定，用棉球擦洗口腔，从牙龈、牙齿的颊面黏膜、舌面、咬合面，上颚至舌部及舌下，依次擦净。

劝患者适当下床活动，摆脱化疗不适的阴影，使机体在化疗后尽快康复。

给患者创造良好的休息环境，保持病房内的整洁、安静。对一些爱好音乐的患者，化疗时可播放其喜欢的音乐以分散注意力，减轻化疗引发的恶心呕吐，同时要减少各种不良刺激。

（河南中医学院：将士卿　孙宏新）

◎ 医案 1

刘某，男，56 岁，2003 年 4 月 2 日初诊。1 个月前行结肠癌术后第一个疗程化疗，并同时服用升白细胞西药，疗效较满意，无明显副作用。目前第二个疗程刚完毕，白细胞在正常范围内，但患者逐渐出现恶心呕吐、厌食等症状。患者认为中医调理脾胃为长，遂前来求治。刻下：时有恶心干呕，时能呕出涎液，偶有胃脘不适，无食欲，且见食而厌恶。口淡黏腻而乏味，有时口干不欲饮，小便正常，大便 2 日一行。察其形体中等，精神倦怠，情绪安稳，能正确对待病魔，舌面满布白干厚腻之苔，脉细弱略数。辨证乃中焦湿浊郁遏，使胃失和降而不纳，且有化热趋势。其舌苔厚腻，湿邪正盛，戒之在补，人参、鹿茸、燕窝、虫草绝对不宜。而湿浊滋生之由，实为化疗损伤脾胃所致。经验证明，癌症患者心理素质稳定、脉象细弱者，其病情进展缓慢，若是性情急躁、脉象弦洪滑疾而躁者，其病情进展迅速，将很快突变、恶化。而本例患者属前者，也将此理告知患者，以增强其信心。分消中焦湿热，和降胃气，选方以黄连温胆汤为主加减。

处方一：黄连 10g，竹茹 15g，枳壳 15g，法半夏 15g，陈皮 15g，茯苓 15g，炙甘草 3g，代赭石 20g，生姜 15g，炒谷芽 30g，神曲 15g，藿香 15g，白蔻（后下）5g。4 剂，每日 1 剂，分 3 次服，每次少量频服，待胃气和不呕时再服。

处方二：南沙参 15g，茯苓 15g，炒白术 15g，炙甘草 3g，陈皮 15g，法半夏 15g，砂仁 10g（后下），木香 10g，白扁豆 15g，山药 15g，藿香 15g，炒谷芽 30g。嘱其在做第三个疗程的化疗前，每日 1 剂，服 4 ～ 5 剂，旨在预保脾胃，以减轻化疗对脾胃的损害。

2003 年 5 月 1 日，患者来电称，方一服完 1 剂后恶心欲呕的症状即消除，4 剂服完胃口转佳，饮食香，舌苔去大半只剩下薄白苔，患者感觉效果很好。方二在进入化疗第三个疗程前服完 5 剂，感觉这次化疗对脾胃的损伤减轻，没有恶心、呕吐反应，食欲尚可。患者询问可否服用一些补品。嘱其每日服虫草粉 3 ～ 5g，开水冲服；但不可服人参、鹿茸、燕窝等滋腻之品。

追访至 2005 年 10 月，效果很好。

按：本案患者结肠癌术后第二个疗程化疗后即出现明显的脾胃受损征象，如恶心呕吐，纳差，口中黏腻，舌苔白干厚，脉数，证属阳明湿热，湿重于热。黄坤载说“肝随脾升，胆随胃降”，湿浊壅阻阳明，胃气不能通降，故逆而向上，胆火亦必挟并，胆胃之火上逆，故而呕吐频繁。治必利胆和胃，清热除湿，方选黄连温胆汤加减，方中法半夏辛温，功善燥湿化痰，和胃止呕，竹茹甘寒，功善清热化痰，除烦止呕，二药一温一寒，共奏化痰和胃止呕之功；陈皮、茯苓健脾化湿、温中行气；枳壳苦寒，善开胸利膈；黄连解热除烦；代赭石、生姜，一降一升，和胃降逆；藿香、白蔻除湿醒脾；神曲、谷芽健脾消食。诸药合用，共奏分消中焦湿热、和降胃气之功。方与证对，故患者诉一剂止呕，四剂则湿浊大去，胃口转开。脾与胃以膜相连，脾喜燥恶湿，湿浊伤胃，脾气必伤，所以郭老又以参苓白术散健脾气，和胃气，除湿气，以作巩固之用，随访一年，效果良好。

（医案来源：成都中医药大学　郭子光）

◎ 医案 2

陈某，女，52 岁，2009 年 8 月 2 日初诊。既往糖尿病病史 5 年。2009 年 4 月 23 日因子宫内膜癌行子宫全切术。术后化疗 40 天，每次用化疗药物后胃脘隐痛不适，甚至牵及后背胀痛。刻下：胃脘隐痛，牵及后背胀痛，时有呃逆，夜卧不安，噩梦纷纭。晨起自觉脸部肿胀，中午减轻，神疲乏力，面色略黄，纳食欠佳，双手指有麻木感，汗多，无反酸烧灼感，二便通调，形体偏瘦。舌淡胖，边有齿痕，中有裂纹，苔白腻，脉弦细。证属气血两虚、脾虚湿阻、胃失和降。此为子宫内膜癌术后用化疗药物伤胃所致。化疗药物毒性较大，既损伤人体气血而致神疲乏力，面色略黄，又影响脾胃气机而致脾虚湿阻，胃失和降而胃脘疼痛。气血不足，双手血络不畅，则手指有麻木感，气虚不能敛汗，故易汗出。胃气不和则夜卧不安，噩梦纷纭。湿邪内生，阻碍气机，清气不升，浊气不降，水湿之邪上犯于面，故晨起自觉脸部肿胀，中午阳气盛，故症状减轻。治宜益气补血、健脾利湿、行气和胃。方以补中益气汤加减。处方：黄芪 15g，当归 12g，炒白术 12g，和胃散（包煎）20g，行气散（后下）15g，浮小麦 20g，泽泻 10g，茯苓 15g，半枝莲 15g，炒麦芽 15g，神曲 12g，防风 6g，炙甘草 6g，生姜 3 片，大枣 3 枚。7 剂，水煎，每日 1 剂，早晚饭后 1 小时口服。嘱其注意劳逸结合，保持心情舒畅，多食温性及易消化食物，忌辛辣、生冷等刺激性食物。

2009年8月9日二诊：患者服药后精神转佳，胃脘隐痛及后背胀痛等症状减轻，呃逆已止，睡眠好转。舌淡胖，边有齿痕，中有裂纹，苔白腻，脉弦细。药物对证，症状明显减轻，只是双手仍有麻木感，原方加鸡血藤15g以加强养血通络之力。7剂，水煎服，每日1剂，早晚饭后1小时服。

2009年8月16日三诊：患者服药后精神转佳，胃脘隐痛及后背胀痛等症大为减轻。稍微劳累就自觉神疲乏力。舌淡胖，边有齿痕，中有裂纹，苔白略腻，脉弦细。治疗后显效，仍以益气补血、健脾利湿、行气和胃之法治疗，二诊方加黄芪至20g，当归至15g，以增强益气补血之力。7剂，水煎服，每日1剂，早晚饭后1小时服。

据随访得知，患者上方加减服用1个月后，胃脘隐痛及后背胀痛诸症状基本消失。嘱其继续服药治疗以巩固疗效，注意劳逸结合，避免受凉，多食温性易消化之食品，忌辛辣生冷等刺激性之品。

按：本例胃脘隐痛及后背胀痛等症乃因化疗药物伤及脾胃气血而致气血两虚，脾虚湿阻，胃失和降，故治以益气补血，健脾利湿，行气和胃。用补中益气汤加减治疗后，患者症状基本消失。方中黄芪、当归合用益气补血，黄芪、炒白术、防风、浮小麦合用益气健脾、固表止汗，茯苓、泽泻、半枝莲合用利湿解毒，鸡血藤养血通络。诸药合用，胃气得复，气血调和，故胃脘隐痛及后背胀痛等临床症状基本消失。

（医案来源：甘肃中医药大学附属医院　王道坤）

第四节　放射性肺病

放射性肺病，是指在进行胸部恶性肿瘤的放射治疗过程中，部分肺组织受到不同程度的放射性损伤而出现的疾病。根据放射治疗肿瘤学协作组的评价标准，将发生在放射治疗开始后90日内的损伤称为急性放射性损伤，发生在90日以后的损伤称为后期放射性损伤。肺的放射性损伤在临床上统称为放射性肺炎。

祖国医学将放射线归属于热毒之邪，火热之毒骤然袭肺，初起表现为热盛津伤之象，渐现炼津为痰，出现痰热阻肺之象，日久气阴两虚、肺肾不足。

一、辨证论治

1. 热毒伤肺

火热毒邪灼伤肺脏，肺失宣肃。表现为口干唇燥，咽痛干咳，胸闷气急，发热心烦，喜冷饮。舌红，苔薄黄，少津，脉细数。

治法：清肺祛邪，益气养阴。

主方：百合固金汤合沙参麦冬汤加减。

常用药：桃仁 15g，红花 12g，杏仁 15g，地龙 15g，鱼腥草 30g，黄芪 20g，当归 12g，沙参 15g，麦冬 15g，赤芍 10g，地黄 15g，桔梗 10g，百合 15g，丹参 12g，黄精 15g，山茱萸 15g。

2. 痰热阻肺

火热毒邪灼津成痰，痰热阻肺。表现为发热口苦，咳嗽痰多，痰黏色黄，咳吐不爽，口干咽燥。舌红，苔黄，脉弦细滑数。

治法：清热解毒，润肺化痰。

主方：《千金要方》苇茎汤合小陷胸汤加减。

常用药：芦根 20g，薏苡仁 15g，鱼腥草 30g，金银花 20g，冬瓜仁 15g，瓜蒌 15g，百合 15g，黄连 12g，半夏 10g，桔梗 10g，桃仁 10g，丹参 10g，川贝母 10g。

3. 气阴两虚

病程日久，阴伤气虚，肺肾不足。表现为气短乏力，咳喘痰咸，口干咽燥。舌红或淡红，苔白，脉细数或细弱。

治法：益气养阴，佐以养血。

主方：升陷汤合金水六君煎加减。

常用药：黄芪 30g，知母 15g，升麻 9g，五味子 12g，山茱萸 15g，熟地黄 15g，当归 12g，党参 15g，白术 15g，茯苓 15g，甘草 6g，陈皮 10g，清半夏 10g，赤芍 15g。

4. 气虚血瘀

久病伤络，络脉瘀阻。表现为久咳不愈，胸闷胸痛，动则心慌气短，或端坐呼吸，下肢浮肿，疲乏无力，唇甲色暗。舌质淡暗，苔薄或苔少，脉细或细数或细涩。

治法：益气活血，补肾纳气。

主方：补阳还五汤加减。

常用药：黄芪 30g，当归 15g，赤芍 12g，川芎 10g，山茱萸 15g，海蛤粉 15g，紫菀 12g，款冬花 12g，桃仁 12g，茯苓 15g，桔梗 10g，炙甘草 10g，党参 15g，枳壳 15g。

二、常用中成药

（1）丹参注射液：每次 20 ～ 30mL，静脉滴注。适用于防治放射性肺炎。

（2）生脉注射液：每次 30mL，静脉滴注。适用于防治放射性肺炎。

（3）艾迪注射液：每次 80 ～ 100mL，静脉滴注。可降低放射性肺炎发生率，明显提高机体抗辐射能力。

（4）参芪扶正注射液：每次 250mL，静脉滴注。适用于气虚型放射性肺炎。

三、预防与护理

制订科学合理的放疗、化疗方案；改进放疗技术，尽可能缩小照射野，减少对正常组织的照射剂量；同时避免选用对肺组织有毒性的药物，如紫杉醇、CPT-11 等。

尽早应用中医药配合放疗，以防治放射性肺病。

通过对 KL-6、SP-A、SP-D 水平的检测可以早期发现放射性肺病，及时控制病情发展，尽量避免其发展到纤维化阶段。

（中日友好医院：黄金昶　贾立群）

◎ 医案 1

叶某，女，42 岁，2005 年 3 月 25 日初诊。患者行左乳腺癌手术，后连续放疗、化疗，近 2 个月来出现咳嗽不已，呈阵发性呛咳，动则喘促，检查拟诊为“放射性肺炎”，经用抗炎药物稍得缓解，但不稳定，并逢月经来潮则右乳房痛胀，平时饮食尚可，二便正常，舌苔滑黄，脉弦数。综合脉证，乃气阴两伤、肝气横逆、肺失肃降所致。治宜养阴清肃、镇逆肝气。处方：北沙参 20g，川贝母 10g，炒杏仁 10g，炙桔梗 10g，炙麻黄 3g，石膏 15g，炒黄芩 10g，金沸草 10g，代赭石 15g，车前草 12g，粉甘草 5g。7 剂，水煎服，每日 1 剂。

经诊3次，药更20余剂，患者咳嗽得平，唯因化疗而致气阴两伤，二火内扰则出现眠差、口腔溃疡、球结膜充血、脉细弦数。当以气阴两调，清平二火。处方：北沙参20g，杭麦冬15g，五味子10g，墨旱莲15g，熟女贞子15g，远志筒10g，酸枣仁30g，夏枯草15g，炒川连3g，车前草12g，甘草5g，淡竹茹10g。10剂，水煎服，每日1剂。连进数十剂，诸症转好，基本稳定，咳嗽未见反复，停药观察。

按：麻杏石甘汤虽仅四味，但配伍十分严谨。麻黄辛温、石膏辛寒，二药相制为用，既能宣肺，又能泻热，而其奏效又在于辛寒大于辛温，以监制麻黄辛温之性为辛凉之用，从而达到清热透邪、宣肺定喘之目的。方中以杏仁苦降助麻黄理肺止咳，甘草则调和诸药而安中。并根据病情演变，显见病久阴伤，化源不足，主用北沙参益肺阴以纠其偏，故本案用麻黄无须虑其伤阴之弊。临证选方用药，须灵活多变，方可出奇制胜。

考之本案始因乳房病变，行术后连续放疗，局部病灶得以控制，但肺系受累，咳嗽不已，反复加重，每发作时应用抗炎药物难以稳定，病延日久，肺气虚损，防御无力，咳嗽频繁，只好不时入院，深感痛苦。后求于中医治疗，视其呛咳喘促，右乳房痛胀，而经前尤为明显，舌红苔滑，脉象弦数，分析属肝气横逆、肺虚乘之、痰热壅遏、肃降失司之象。治先镇降肝气、清泻肺热，药以轻重并举，非重不已，因本例咳嗽病位在肺而病因在肝，故药取轻平，而代赭石镇逆当寓于此，有助麻黄、杏仁、石膏、甘草之力以平息咳喘。此外，桔梗升提化痰，配甘草名为甘桔汤，乃咳嗽首选之方；他用贝母、黄芩以清热润肺、镇咳化痰，取效益彰。上方出入，迭用数月，病情直线好转，基本解决了患者不时住院的痛苦，坚持治疗，疗效稳定。

（医案来源：安徽中医学院第一附属医院　徐经世）

◎ 医案2

程某，男，68岁，2018年11月7日初诊。患者半年前确诊为右肺中分化鳞癌，行手术及放疗；近2个月来，出现咳嗽、咳痰、胸闷不适，咳甚则痰中带血，西医诊断为放射性肺炎，住院行抗炎止血治疗1个月有余而未见咳嗽停止之势。患者心灰意冷，遂前来寻求中医治疗。刻下：咳嗽，咳黄色黏痰，痰中带血，胸闷不适，偶有胸痛，大便干，舌质红，苔黄腻，脉滑数。中医辨证属痰热阻肺、肺气失宣，治宜清热化痰、宣肺止咳，方以桑贝止嗽散、小陷胸汤合黛蛤散化裁。处方：桑白皮 15g，浙贝母 30g，杏仁 10g，桔梗 10g，炙紫菀 10g，百部 10g，白前 10g，陈皮 10g，白花蛇舌草 15g，黄连 5g，炒瓜蒌实 6g，法半夏 6g，青黛粉 8g，海蛤粉 15g，三七片 15g，甘草 6g，白及片 10g，栀子炭 6g。30 剂，水煎服，每日 1 剂，日服 2 次。

2018 年 12 月 5 日二诊：患者诉服药后咳嗽明显减轻，黄痰较易咯出，痰中带血已止，胸闷、胸痛不适等症状减轻，舌质红，苔黄略厚，脉滑数。上方去三七片、白及片、栀子炭，加矮地茶 10g。20 剂，水煎服，每日 1 剂，日服 2 次。

2018 年 12 月 26 日三诊：患者咳嗽大减，偶咳少许黄痰，纳可，二便尚调。守方，继服半个月而愈。

按：放射性肺炎是胸部恶性肿瘤放疗的常见并发症，临床主要表现为咳嗽、咳痰、咯血、气喘、胸闷、胸痛，其病程迁延、反复、缠绵难愈。本案患者表现为咳嗽、吐黄痰、痰中带血，且舌苔黄腻，脉滑数，显为痰热阻肺之证，治疗当以清热化痰、宣肺止咳为法。止嗽散乃清代医家程国彭所著《医学心悟》中之名方，程氏论及此方时云："盖肺体属金，畏火者也，过热则咳。"小陷胸汤出自《伤寒论》"小结胸病，正在心下，按之则痛，脉浮滑者，小陷胸汤主之"，由黄连、半夏、瓜蒌实三药组成，有清热化痰、宽胸散结之功，原为伤寒表证误下，邪热内陷，与痰热结于心下之小结胸证而设。因其具有清热化痰、宽胸散结之功，临床广泛应用于各种证属痰热互结的胸部疾患的治疗。该案中放射性肺炎患者，既见痰热互结之小陷胸汤证，又见肺气失宣之止嗽散证，故以小陷胸汤合止嗽散而用之，更加桑白皮、浙贝母、杏仁清热化痰，润肺止咳，并合用黛蛤散泻火清肺化痰。方证相符，故取速效。

（医案来源：湖南中医药大学　熊继柏）

附录

常用抗癌中草药简表

药名	性味	功能	主治	剂量
半枝莲	辛，寒	清热解毒，消肿	各种肿瘤	30～120g
半边莲	辛，平	清热解毒，利尿消肿	肝癌、胃癌、肠癌	30～60g
白花蛇舌草	甘、淡，凉	清热解毒，利尿消肿	各种肿瘤	15～60g
蒲公英	辛、甘，寒	清热解毒	肝癌、胰腺癌、癌性发热	15～50g
重楼	苦，微寒，小毒	清热解毒，消肿止痛	脑瘤、肺癌、肝癌、恶性淋巴瘤、白血病	15～30g
夏枯草	辛、苦，寒	清热泻火，软坚散结	甲状腺癌、乳腺癌、肝癌、良性肿瘤等	15～30g
鱼腥草	辛，寒	清热解毒，消瘤	肺癌、喉癌、鼻咽癌、甲状腺癌、乳腺癌、肝癌等	15～30g
蛇毒	甘、酸，寒	清热解毒，散瘀消肿	各种肿瘤	15～30g
白英	甘，寒	清热解毒，消肿利水	各种肿瘤	15～90g
凤尾草	苦，寒	清热解毒，凉血止血	肺癌、肠癌、肝癌、肝癌等	15～60g
天胡荽	辛，平	消肿止痛	各种肿瘤	15g
垂盆草	甘、淡、微酸，凉	清热解毒，消肿	各种肿瘤、癌性胸腹腔积液	15～60g
龙葵	苦，寒，有小毒	消热解毒，消肿利尿	胃肠道癌、泌尿系统癌、恶性淋巴瘤	15～60g

续表

药名	性味	功能	主治	剂量
野葡萄根	甘，平	清热消肿，凉血止血	肝癌、乳腺癌、淋巴瘤	30～60g
天葵子	甘，凉，有小毒	清热解毒，利水消肿	肝癌、乳腺癌、淋巴肿瘤、泌尿系统肿瘤	3～9g
鬼针草	甘，平	清热解毒，消瘀	食管癌等	15～30g
石见穿	苦、辛，平	活血止痛	消化道肿瘤	30～60g
山海螺	甘，平	排脓解毒	肺癌等	30～60g
鳖甲	咸，寒	清热散结	各种肿瘤	15～30g
全虫	辛、平，有毒	通络，散瘀，解毒	各种肿瘤	0.3～0.9g，吞服
壁虎	咸、寒，有小毒	祛风定惊，化瘀散结	脑瘤、神经系统肿瘤、肝癌	0.3～0.9g，吞服
蜈蚣	辛、温，有毒	祛风止痛，解毒消肿	脑瘤、软组织肿瘤、肝癌骨转移、癌性疼痛	0.3～0.9g，吞服；1～2条，煎服
水蛭	咸、苦，平，有毒	活血散瘀，软坚消肿	卵巢癌、肝癌、胃癌、宫颈癌等各种肿瘤	0.6～1.5g，吞服
土鳖虫	咸、寒，有小毒	活血散瘀	骨肉瘤、多发性骨髓瘤、肝癌	3～9g，煎服
蜂房	甘、平，有毒	解毒，消肿，活血	舌癌、牙龈癌、喉癌、肺癌、乳腺癌、骨肉癌等	9～15g
蜣螂	咸、寒，有小毒	消瘀散结	消化道癌、鼻咽癌、膀胱癌	9～15g
昆布	咸，寒	消瘀散结	各种肿瘤	3～15g
海藻	咸，寒	消瘀散结	各种肿瘤	9～15g
海带	咸，寒	消瘀散结	各种肿瘤	9～15g
虎杖	微苦，微寒	活血，止痛	各种肿瘤	9～30g

续表

药名	性味	功能	主治	剂量
芙蓉叶	微苦，凉	清热凉血，消肿排脓	乳腺癌、肺癌、胃癌、皮肤癌	9～15g
鬼箭羽	苦，寒	破血行瘀	各种肿瘤	15～30g
急性子	微苦，温，有小毒	软坚消瘀，活络通经	食道癌、胃癌	15～30g
山慈姑	辛、甘，寒，有小毒	消肿解毒	乳腺癌、甲状腺癌、皮肤癌、恶发性淋巴瘤、良性肿瘤等	9～12g
木鳖子	微苦，温有小毒	散瘀解毒	鼻咽癌、胃癌	0.3～0.9g
黄药子	苦、辛，寒	解毒消肿，化痰散结	甲状腺癌、食管癌、胃肠癌、乳腺良性瘤	15～60g
蟾皮	辛，平，有毒	排脓解毒	各种肿瘤	3～9g
穿山甲	咸，微寒	排脓解毒	各种肿瘤	15～90g
斑蝥	辛，微寒，有毒	攻毒散结	食管癌、肝癌、肺癌、胃癌、乳腺癌、皮肤癌	0.3～0.6g（大者1只，小者2只）
紫草根	甘、咸，寒	解毒透疹，清热凉血	绒癌、白血病、肝癌、肺癌等	15～30g
山豆根	苦，寒	清热解毒，利咽	口癌、咽癌、食管癌、喉癌、白血病、软组织肿瘤	9～15g
丹参	苦，微寒	活血祛瘀，凉血养血，安神	各种肿瘤	15～30g
苦参	苦，寒	清热燥湿，祛风杀虫	消化道肿瘤、肺癌、肝癌	9～30g
徐长卿	辛，寒	消肿解毒	各种肿瘤	6～12g

续表

药名	性味	功能	主治	剂量
天南星	苦、辛，寒，有毒	化痰散结	宫颈鳞癌、腺癌、食管癌、肺癌、神经系统肿瘤	内服10g，外用适量
三棱	苦、辛，温	破瘀行气，软坚散积	宫颈瘤、肝癌、胃癌、肺癌、甲状腺癌、乳腺癌、子宫良性肿瘤	9～15g
莪术	苦、辛，温	破瘀行气，软坚散积	宫颈瘤、肝癌、胃癌、肺癌、甲状腺癌、乳腺癌、子宫良性肿瘤	9～15g，吞服
半夏	辛、温，有毒	燥湿化瘀	宫颈癌、食管癌、胃癌、舌癌	9～15g，内服；外用适量
砒霜	辛，大热，有毒	蚀疮去腐	皮肤癌	外用
天冬	甘、苦，寒	养阴清肺	乳腺癌	鲜品30～90g
肿节风	辛、苦，平，有毒	清热解毒	消化道肿瘤	15～30g
石上柏	甘，平	清热解毒，止血	鼻咽癌、喉癌、恶性葡萄胎、绒癌	30～60g
青黛	咸，寒	清热解毒	白血病、癌性发热	1.5～3g
天花粉	甘、酸，寒	清热解毒，活血化瘀，通经利水	肝癌、宫颈癌、癌性胸腔积液等各种肿瘤	15～30g
蝉蜕	甘、微咸，寒	散热解痉	各种肿瘤	14～24g
野菊花	辛、苦，凉	清热解毒，清肝明目	各种肿瘤	15～30g
败酱草	辛、苦，微寒	清热解毒，活血消肿	各种肿瘤	30g
白头翁	苦，寒	清热解毒，凉血止痢	肠癌	30g

续表

药名	性味	功能	主治	剂量
马齿苋	酸，寒	清热解毒，止痢疗疮	肠癌	30～60g
淡竹叶	苦、淡，寒	清热利尿，除烦	泌尿系统肿瘤、癌性发热	15～30g
姜黄	辛，温	行气破血，通经止痛	肝、胆胰头癌	9～15g
郁金	辛、苦，寒	行气止痛，祛瘀利胆	肝癌、胆囊癌、胰头癌	15～30g
藏红花	甘，寒	活血祛瘀，凉血解毒	白血病、肝癌	0.9～3g
木瓜	酸，温	舒筋活络，和胃化湿	胃癌、骨肉瘤、癌性浮肿	9～15g
槲寄生	苦、甘，平	祛风湿，强筋骨，养血安胎	宫颈癌、乳腺癌、卵巢癌	30～60g
木通	苦，寒	降火利尿，通乳	膀胱癌、乳腺癌、舌癌	9～15g
刺五加	辛，寒	祛风强筋，活血止痛	骨肉瘤、肿瘤骨转移、放疗、化疗后的白细胞减少	15～30g
大蒜	辛，温	健胃止利，止哕杀菌	肺癌、宫颈癌、肠癌	9～15g
小蓟	甘，凉	凉血，止血	胆囊癌、膀胱癌	15～30g
泽泻	甘，寒	利水渗湿，泄热	膀胱癌、胃癌	30～60g
紫菀	辛、苦，温	化痰止咳	肺癌	15～30g
石韦	苦，微寒	利水通淋	肺癌、膀胱癌及放疗、化疗后白细胞减少	15～30g
断肠草	苦、辛，温，大毒	攻毒拔毒，散瘀止痛	肝癌、骨肉瘤、皮肤癌	谨遵医嘱
海蛤壳	苦、咸，平	清肺化痰，软坚散结	肺癌、胃癌、甲状腺癌	30g

续表

药名	性味	功能	主治	剂量
诃子	苦、酸、涩，平	涩肠止泻，敛肺利咽	肠癌、咽喉癌、肺癌	9～15g
野艾	苦，温	散寒温经，止血	胃癌、乳腺癌、骨肿瘤、肺癌	9～15g
防己	苦、辛，寒	利水消肿，祛风止痛	肾癌、膀胱癌、骨肿瘤、肺癌	9～15g
灵芝	淡，温	滋养强壮	各种肿瘤	30～60g
白术	苦、甘，温	健脾燥湿，利水止泻	各种肿瘤（脾胃虚弱）	15～30g
黄芪	甘，微温	补中益气，托里排脓	各种肿瘤（气虚）	15～30g
农吉利	苦、淡，平	清热解毒	皮肤癌、胆囊癌、食管癌	30～60g
黄芩	苦，寒	清热，解毒，泻火	肝癌、胆囊癌、喉癌、白血病	9～15g
仙人掌	苦，凉	清热解毒，消肿止痛，健胃	肺癌、胃癌、腮腺癌、癌性疼痛	30g
无花果	甘，平	清热润肺，止咳	肺癌、咽喉癌、肠瘤	30g
白扁豆	甘，微温	健脾化温	消化系统肿瘤	30g
乌梅	酸，平	敛肺，涩肠，生津，安蛔	肠癌、肺癌	9～15g
白茯苓	甘、淡，平	渗湿利尿	各种肿瘤	15～30g
猪苓	甘、淡，平	渗温利尿	膀胱癌、肾癌、前列腺癌等	15～30g
土茯苓	甘，平	清热，解毒，利湿	膀胱瘤、肾癌、宫颈癌	30g
鹅不食草	辛，温	散疮肿，解毒利窍	鼻咽癌、肺癌	15～30g
石菖蒲	辛、温，芳香	芳香化湿，开窍和中	消化道肿瘤、脑瘤	10～15g

续表

药名	性味	功能	主治	剂量
鸦胆子	苦，平	化湿清热，消积滞	体表肿瘤	外用
大蓟	甘，凉	清热解毒	各种肿瘤	15～30g
三七	甘、苦，温	化瘀止痛	各种肿瘤（瘀血型）	1～3g
马勃	辛，平	清热解毒，利咽止血	舌癌、咽喉癌、肺癌等	3～9g（包煎）
牛黄	苦、甘，寒	清热解毒，镇惊，祛痰开窍	脑瘤、肝癌、肺癌、白血病	0.3～0.6g
八角莲	甘、微苦，凉，有毒	清热解毒，活络散瘀	乳腺癌、腮腺癌、肺癌、卵巢癌、皮肤癌	3～9g
王不留行	苦，平	活血消肿，通经下乳	乳腺癌、泌尿系统肿瘤等	15～20g
僵蚕	咸、辛，平	化痰散结，息风解痉	神经系统肿瘤、恶性淋巴瘤、喉癌、肺癌	9～15g
瓜蒌	甘，寒	宽胸下气，化痰散结	肝癌、胰腺癌、乳腺癌、胃癌	9～30g
石打穿	辛、苦，平	清热利水，散结	食管癌、胃癌等多种肿瘤	15～30g
补骨脂	辛、苦，温	温肾壮阳	骨肉瘤、肿瘤骨转移、肺癌、肠癌	9～15g
龟甲	甘、咸，寒	滋肾降火，益肾健骨	肺癌、肾癌、肝癌、恶性淋巴瘤	9～15g
薏苡仁	甘、淡，微寒	健脾利湿，排脓	肺癌、肠癌、胃癌、绒癌、扁平疣	30g
射干	苦，寒	清热解毒，利咽消痰	咽喉癌、肺癌	9～15g
赤芍	辛、苦，微寒	凉血活血，消肿散结	各种肿瘤	10～15g

续表

药名	性味	功能	主治	剂量
威灵仙	辛、咸，温	祛风，除湿，通络，止痛	膀胱癌	15g
瞿麦	苦，寒	利水通淋，清热止血	泌尿系统肿瘤	30～120g
石蒜	辛、温，有毒	疔疮肿毒	体表肿瘤	1.5～3g
雄黄	辛、温，有毒	解毒杀虫	白血病、体表癌	内服0.3g，外用适量
麝香	辛，温	行气活血	各种肿瘤	0.06～0.3g

参考文献

白璧辉，谢兴文，许伟，等,2018. 谢兴文辨证论治骨肉瘤经验浅析 [J]. 江西中医药大学学报，30（5）：23–25.

卜令洁，安超，鲍伟倩，等，2021. 王沛教授治疗癌性疼痛的经验 [J]. 现代中医临床，28（1）：22–26.

曹洋，刘展华，陈志坚，2005. 陈锐深教授治疗大肠癌的经验 [J]. 中医药学刊，23（10）：1750–1751.

曹泽毅，1999. 中华妇产科学 [M]. 北京：人民卫生出版社 .

陈炳忠，田应芳，2018 . 中医治癌实践录 [M]. 北京：人民卫生出版社 .

陈海彬，周红光，李黎，等，2018. 六经辨证在恶性肿瘤临床治疗中的应用 [J]. 中医杂志，59（9）：797–799.

陈汉锐,2010. 林丽珠教授从“胸痹”论治恶性胸膜间皮瘤经验介绍 [J]. 辽宁中医药大学学报，12（9）：142–143.

陈慧，尤建良，2020. 尤建良教授疏肝利胆消积方治疗晚期胆囊癌术后经验浅析 [J]. 中医临床研究，12（1）：58–61.

陈楠楠，2016. 黄世林治疗急性早幼粒细胞白血病经验 [J]. 中医杂志，57（14）：1185–1187.

陈珮，2004. 黄振翘治疗慢性淋巴细胞白血病的经验 [J]. 北京中医，23（4）：209–210.

陈世伟，张利民，2001. 肿瘤中西医综合治疗 [M]. 北京：人民卫生出版社 .

陈四清，2014. 国医大师周仲瑛辨治疑难病证方略 [M]. 北京：人民卫生出版社 .

陈湘君，2004. 中医内科学 [M]. 上海：上海科学技术出版社 .

陈玉鹏，汤怡婷，鲍艳举，2021. 从厥阴论治癌性疼痛 [J]. 环球中医药，14（4）：711–713.

储大同，2004. 当代肿瘤内科治疗方案评价 [M]. 北京：北京大学医学

出版社 .

崔德利，2019. 经方治疗肿瘤相关并发症验案 4 则 [J]. 江苏中医药，51（1）：58–59.

邓海滨，谢振颖，周航，2015. 温阳利水法辨治胸腺瘤大量心包积液合并胸水验案 1 则 [J]. 上海中医药杂志，49（8）：30–31.

范焕芳，霍炳杰，李德辉，等，2019. 刘亚娴教授辨证论治甲状腺癌经验总结 [J]. 环球中医药，12（2）：218–220.

方邦江，周爽，顾宏刚，等，2004. 朱培庭教授从肝辨治胆道癌肿经验撷要 [J]. 江苏中医药，25（10）：22–24.

冯占荣，金东明，2011. 金东明教授伍用附贝萎治喉癌验案 [J]. 吉林中医药，31（1）：57.

高建忠，余晖，2014. 临证实录与抄方感悟 [M]. 北京：中国中医药出版社 .

高瑞晨，徐锐，熊超，等，2021. 曾灵芝主任医师治疗晚期肺癌临床经验 [J]. 中国中医药现代远程教育，19（1）：153–154.

顾恪波，2013. 孙桂芝辨治十五种恶性肿瘤临床实录 [M]. 北京：中国中医药出版社 .

顾勤，2008. 跟周仲瑛抄方 [M]. 北京：中国中医药出版社 .

郭麒，喻嵘，肖碧跃，等，2020. 国医大师熊继柏运用小陷胸汤合方治疗恶性肿瘤经验 [J]. 湖南中医药大学学报，40（3）：271–273.

郭尹玲，江泳，2017. 国医大师郭子光奇疑难证辨治 100 例 [M]. 北京：人民卫生出版社 .

郝现军，王冠民，2006. 临床验案 3 则 [J]. 天津中医药，23（6）：489–489.

贺兴东，翁维良，姚乃礼，2014. 当代名老中医典型医案集：第二辑：内科分册（气血津液肢体经络疾病）[M]. 北京：人民卫生出版社 .

贺兴东，翁维良，姚乃礼，等，2009. 当代名老中医典型医案集 [M]. 北京：人民卫生出版社 .

胡镜清，2017. 国医大师路志正临证精要 [M]. 北京：人民卫生出版社 .

胡琴琴，柴可群，陈嘉斌，等，2021. 柴可群基于病证结合辨治晚期胰腺癌经验 [J]. 浙江中西医结合杂志，31（5）：399–401.

黄邦荣，2013. 裴正学教授治疗大肠癌经验 [J]. 中医研究，26（5）：

56–58.

黄羚，李东芳，2020. 黎月恒教授治疗膀胱癌术后经验 [J]. 亚太传统医药，16（3）：82–83.

黄雯洁，鲁晓娜，舒鹏，2021. 舒鹏教授治疗宫颈癌经验拾萃 [J]. 天津中医药，38（4）：489–493.

黄雅静，温惠红，兰小和，2020. 王昌俊三辨法治疗阴道癌医案 1 则 [J]. 新中医，52（2）：199–201.

藿振田，1988. 李如英老中医治疗肿瘤术后久不愈合验案 [J]. 天津中医（1）：43–44.

贾梦冉，张稚淳，田劭丹，2020. 李佩文教授治疗肿瘤相关性出血应用药对经验 [J]. 环球中医药，13（2）：245–247.

金晨宇，傅丹旦，何若苹，2015. 何若苹对膀胱癌分阶段治疗经验 [J]. 浙江中医药大学学报（5）：335–337.

匡唐洪，刘云霞，2013. 刘云霞论治乳腺癌经验 [J]. 中华中医药学刊，31（4）：903–905.

李红霞，2005. 卵巢癌规范化治疗的几个问题 [J]. 现代医学，41(1)：1–3.

李杰，周洁，2013. 中医药治疗阴茎癌验案举隅 [J]. 长春中医药大学学报，29（5）：857.

李梦婷，沈敏鹤，阮善明，等，2011. 沈敏鹤诊治结肠癌经验 [J]. 江西中医药，42（7）：32–33.

李佩文，2001. 实用临床抗肿瘤中药 [M]. 沈阳：辽宁科学技术出版社 .

李善真，陈永春，1995. 中医治疗晚期肾癌的体会 [J]. 实用医学杂志，11（2）：832–834.

李士懋，田淑霄，2015. 李士懋田淑霄医学全集 [M]. 北京：中国中医药出版社 .

李想，贾英杰，2014. 贾英杰教授治疗胸腺瘤 [J]. 吉林中医药，34（7）：662–664.

李笑方，南勋义，党建功，等，1998. 鸦胆子油静脉乳剂对人肾癌影响的实验研究 [J]. 临床泌尿外科杂志，13（2）：82–84.

李忠，2002. 临床中医肿瘤学 [M]. 沈阳：辽宁科学技术出版社 .

梁丽艳，2011. 焦中华治疗癌症经验拾萃 [J]. 山西中医，27（3）：8–9.

林举择，梁荣华，黄旭晖，2018. 王昌俊教授治疗化疗相关性骨髓抑制

的经验 [J]. 环球中医药，11（8）：1310–1312.

林丽珠，肖志伟，张少聪，2016. 中医治肿瘤理论及验案 [M]. 北京：中国中医药出版社 .

林霜，2014. 魏克民对恶性腹水的辨证施治 [J]. 陕西中医学院学报，37（2）：17–18.

林天碧，王永奇，2012. 朱培庭治疗胆囊癌经验 [J]. 中国中医药信息杂志，19（5）：91–92.

林仲秋，2004. FIGO IGCS 妇癌分期和临床实践指南 [J]. 中国实用妇科与产科杂志，20（7）：442–444.

刘芳，周慎，2014. 刘祖贻医案精华 [M]. 北京：人民卫生出版社 .

刘嘉湘，1996. 实用中医肿瘤手册 [M]. 上海：上海科技教育出版社 .

刘璐，李仁廷，崔旭旭，2020. 李仁廷教授治疗化疗相关性骨髓抑制临床经验 [J]. 陕西中医，41（7）：954–956.

刘如秀，马龙，2017. 国医大师刘志明临证经验集 [M]. 北京：人民卫生出版社 .

刘瑞，2014. 花宝金运用气机升降理论治疗胃癌经验 [J]. 环球中医药，7（8）：604–605.

刘石坚，马凤彬，1998. 双乐室医集：何炎燊临床经验 [M]. 广州：广东高等教育出版社：134–136.

刘伟胜，徐凯，2005. 肿瘤科专病中医临床诊治 [M]. 北京：人民卫生出版社 .

刘绪银，张宏伟，2014. 国医大师张学文临床经验传承集 [M]. 北京：人民卫生出版社 .

刘雪君，李仝，2021. 从肝辨证论治复发性恶性黑色素瘤验案两则 [J]. 天津中医药大学学报，40（3）：353–356.

刘玉楠，扈晓靖 . 傅金英教授治疗低危妊娠滋养细胞肿瘤经验 [J]. 中医研究，2018，31（1）：42–44.

倪依群，赵景芳，2015. 肝胆肿瘤治验二则 [J]. 山东中医杂志，（4）：307–308.

彭海燕，刘沈林，2020. 从肺论治喉癌探析 [J]. 中国中医药信息杂志，27（6）：108–110.

濮忠建，黄开红，张宝良，2016. 张宝良治疗恶性胸腔积液经验 [J]. 光明中医，31（20）：2932–2934.

曲骞，吴煜，2017. 经方治疗结直肠癌并发症验案 3 则 [J]. 江苏中医药，49（3）：57–58，60.

邵傲凌，徐慧贤，2018. 王士贞运用泻白散加减治疗耳鼻咽喉科疾病验案举隅 [J]. 江苏中医药，50（3）：55–57.

宋巧玲，沈敏鹤，阮善明，等，2010. 吴良村治疗胃癌经验撷菁 [J]. 中华中医药学刊，28（2）：263–265.

孙燕，周际昌，2004. 临床肿瘤内科手册 [M]. 北京：人民卫生出版社 .

谭开基，曹洋，陈锐深，2006. 卵巢癌的中医治疗体会 [J]. 中医药学刊，24（3）：505–506.

汤钊猷，朱世能，曹世龙，等，2000. 现代肿瘤学 [M]. 上海：上海医科大学出版社：1180–1192.

唐旭东，2003. 唐由君运用清营汤治疗急性白血病高热经验 [J]. 山东中医杂志，22（9）：559–560.

陶志广，2010. 炙甘草汤治疗晚期肺癌的经验 [J]. 四川中医，28（1）：70–71.

王兵，侯炜，赵彪，等，2013 . 朴炳奎教授治疗舌癌临床经验探析 [J]. 世界中医药（9）：1076–1078.

王达，石志超，2020. 石志超教授辨治胆系疾病高热经验 [J]. 中国医药指南，18（26）：117–118.

王凤晓，胡冬菊，肖汇颖，等，2021. 经方治疗血液病及其治疗药物副作用验案 4 则 [J]. 江苏中医药，53（8）：71–73.

王辉，孙桂芝，2011. 孙桂芝教授治疗睾丸癌经验 [J]. 辽宁中医药大学学报，13（12）：131–132.

王辉，孙桂芝，2012. 孙桂芝治疗骨肉瘤经验 [J]. 世界中医药，7（1）：21–22.

王庆其，2014. 国医大师裘沛然学术经验研究 [J]. 北京：中国中医药出版社 .

王庆其，2017. 裘沛然学术经验集 [M]. 北京：人民卫生出版社 .

王三虎，2001. 古今专科专病医案 [M]. 西安：陕西科学技术出版社 .

王雪，李慧杰，曲倩倩，2014. 李秀荣治疗胆囊癌的经验 [J]. 江苏中医药（7）：20–22.

邬晓东，姜丽娟，2014. 周岱翰教授论治支气管肺癌临证经验特色举要 [J]. 新中医，46（12）：27–29.

武迎梅，2007. 中医治疗阴茎癌验案 1 则 [J]. 北京中医，26（6）：377–378.

向菊花，杨玲，向颜星，等，2017. 曹建雄教授运用附子粳米汤治疗卵巢癌恶性腹水 1 例 [J]. 中医药导报，23（9）：35–36.

谢文纬，1993. 中医成功治疗肿瘤一百例 [M]. 北京：科学普及出版社 .

徐丹华，陆为民，罗斐和，2014. 国医大师徐景藩临证百案按 [M]. 北京：人民卫生出版社 .

徐经世，2013. 杏林拾穗：徐经世临证经验集粹 [M]. 北京：中国中医药出版社 .

徐新宇，管鹏飞，应志康，等，2022. 崔云教授扶正清毒治疗前列腺癌经验 [J]. 浙江中医药大学学报，46（1）：6–11.

徐鑫，王赛，张孟哲，等，2016. 蒋士卿教授重用阳和汤治疗软组织肉瘤经验 [J]. 中医学报，31（3）：319–321.

薛木泉，1995. 妇科肿瘤化疗副反应及术后恢复期验案 2 则 [J]. 成都中医药大学学报（4）：33–34.

薛文翰，2004. 裴正学教授治疗白血病经验拾粹 [J]. 中医药学刊，22（8）：1385–1386.

薛武更，2017. 国医大师孙光荣“中和”思想与临证经验集萃 [M]. 北京：人民卫生出版社 .

闫诏，屠亦文，方邦江，2019. 方邦江教授治疗甲状腺癌术后经验总结 [J]. 现代中西医结合杂志，28（4）：437–439.

阳国彬，刘朝圣，2019. 国医大师熊继柏辨治肿瘤并发症验案举隅 [J]. 湖南中医药大学学报，39（9）：1061–1063.

尤建良，2005. 恶性黑色素瘤治验 [J]. 上海中医药杂志（10）：15–17.

郁仁存，1983. 中医肿瘤学：上册 [M]. 北京：科学出版社 .

袁宗军，2002. 中药治疗肾脏恶性肿瘤 [J]. 辽宁中医杂志，29（2）：94–95.

张伯礼，2012. 津沽中医名家学术要略 [M]. 北京：中国中医药出版社 .

张伯礼，王志勇，2015. 中国中医科学院名医名家学术传新集：验方集粹 [M]. 北京：人民卫生出版社 .

张润清，熊旭林，1988．中药白及粉肾动脉栓塞治疗肾肿瘤的临床观察 [J]．中华泌尿外科杂志，9（3）：155–156.

张欣，贾英杰，陈军，等，2010. 中药内服外敷治疗皮肤癌性溃疡 1 例 [J]. 江苏中医药，42（7）：40–41.

张彦敏，2017. 赵尚华元宗血津复辨证法治疗癌症临证实录 [M]. 北京：中国中医药出版社 .

赵良辰，伍家鸣，孟金成，等，2020.“复方积雪草灌肠剂”治疗恶性肠梗阻 [J]. 江苏中医药，52（12）：76–77.

赵绍琴，2012. 赵绍琴医学全集 [M]. 北京：北京科学技术出版社 .

中华医学会，2005. 临床诊疗指南：肿瘤分册 [M]. 北京：人民卫生出版社 .

中华医学会妇产科学会，中华妇产科杂志编辑委员会，1998. 妇科常见恶性肿瘤诊断与治疗规范（草案）[J]. 中华妇产科杂志，33（12）：749.

周蓓，郑同宝，2008. 周岱翰教授治疗恶性肿瘤验案 2 则 [J]. 新中医（11）：109–110.

周岱翰，2003. 临床中医肿瘤学 [M]. 北京：人民卫生出版社 .

周际昌，1999. 实用肿瘤内科学 [M]. 北京：人民卫生出版社 .

朱首伦，何志鹏，2021. 陈志强教授分期辨证论治前列腺癌经验 [J]. 河北中医，43（4）：541–544.

朱晓婷，赵远红，2009. 赵远红辨治恶性胸膜间皮瘤验案 1 则 [J]. 上海中医药杂志，43（1）：25–26.

GREENE F L，PAGE D L，FLEMING I D，et al，2002.AJCC Cancer Staging Manual 6th ed[M].New York：Springer–Verlag.